中国百年百名中医临床家丛书

邢 子 亨

邢睿贞 编著

中国中医药出版社

·北京·

图书在版编目（CIP）数据

邢子亨 / 邢睿贞编著 . -- 北京：中国中医药出版社，2002.03（2024.7 重印）

（中国百年百名中医临床家丛书）

ISBN 978-7-80156-327-9

Ⅰ.①邢… Ⅱ.①邢… Ⅲ.中医学临床—经验—中国—现代 Ⅳ.R249.7

中国版本图书馆 CIP 数据核字（2002）第 011573 号

中国中医药出版社出版

北京经济技术开发区科创十三街 31 号院二区 8 号楼

邮政编码　100176

传真　010-64405721

廊坊市佳艺印务有限公司印刷

各地新华书店经销

开本 850×1168　1/32　印张 9.5　字数 216 千字

2002 年 3 月第 1 版　2024 年 7 月第 2 次印刷

书号　ISBN 978 - 7 - 80156 - 327 - 9

定价　38.00 元

网址　www.cptcm.com

服务热线　010-64405510

购书热线　010-89535836

维权打假　010-64405753

微信服务号　**zgzyycbs**

微商城网址　**https://kdt.im/LIdUGr**

官方微博　**http://e.weibo.com/cptcm**

天猫旗舰店网址　**https://zgzyycbs.tmall.com**

如有印装质量问题请与本社出版部联系（010-64405510）

出版者的话

　　祖国医学源远流长。昔岐黄、神农，医之源始；汉仲景、华佗，医之圣也。在祖国医学发展的长河中，临床名家辈出，促进了祖国医学的迅猛发展。中国中医药出版社为贯彻卫生部和国家中医药管理局关于继承发扬祖国医药学，继承不泥古、发扬不离宗的精神，在完成了《明清名医全书大成》出版的基础上，又策划了《中国百年百名中医临床家丛书》，以期反映近现代即 20 世纪，特别是新中国成立 50 年来中医药发展的历程。我们邀请卫生部张文康部长做本套丛书的主编，卫生部副部长兼国家中医药管理局局长佘靖同志、国家中医药管理局副局长李振吉同志任副主编，他们都欣然同意，并亲自组织几百名中医药专家进行整理。经过几年的艰苦努力，终于在 21 世纪初正式问世。

　　顾名思义，《中国百年百名中医临床家丛书》就是要总结在过去的 100 年历史中，为中医药事业做出过巨大贡献、受到广大群众爱戴的中医临床工作者的丰富经验，把他们的事业发扬光大，让他们优秀的医疗经验代代相传。百年轮回，世纪更替，今天，我们又一次站在世纪之巅，回顾历史，总结经验，为的是更好地发展，更快地创新，使中医药学这座伟大的宝库永远取之不尽、用之不竭，更好地服务于人类，服务于未来。

　　本套丛书第一批计划出版 140 种左右，所选医家均系在中医临床方面取得卓越成就，在全国享有崇高威望且具有较高学术造诣的中医临床大家，包括内、外、妇、儿、骨伤、针灸等各科的代表人物。

本套丛书以每位医家独立成册，每册按医家小传、专病论治、诊余漫话、年谱四部分进行编写。其中，医家小传简要介绍医家的生平及成才之路；专病论治意在以病统论、以论统案、以案统话，即将与某病相关的精彩医论、医案、医话加以系统整理，便于临床学习与借鉴；诊余漫话则系读书体会、札记，也可以是习医心得，等等；年谱部分则反映了名医一生中的重大事件或转折点。

　　本套丛书有两个特点是值得一提的：其一是文前部分，我们尽最大可能地收集了医家的照片，包括一些珍贵的生活照、诊疗照，以及医家手迹、名家题字等，这些材料具有极高的文献价值，是历史的真实反映；其二，本套丛书始终强调，必须把笔墨的重点放在医家最擅长治疗的病种上面，而且要大篇幅详细介绍，把医家在用药、用方上的特点予以详尽淋漓地展示，务求写出临床真正有效的内容，也就是说，不是医家擅长的病种大可不写，而且要写出"干货"来，不要让人感觉什么都能治，什么都治不好。

　　有了以上两大特点，我们相信，《中国百年百名中医临床家丛书》会受到广大中医工作者的青睐，更会对中医事业的发展起到巨大的推动作用。同时，通过对百余位中医临床医家经验的总结，也使近百年中医药学的发展历程清晰地展现在人们面前，因此，本套丛书不仅具有较高的临床参考价值和学术价值，同时还具有前所未有的文献价值，这也是我们组织编写这套丛书的初衷所在。

中国中医药出版社

2000 年 10 月 28 日

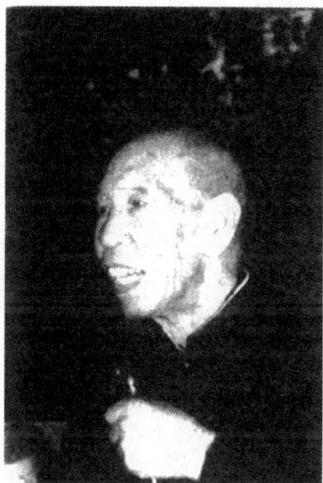

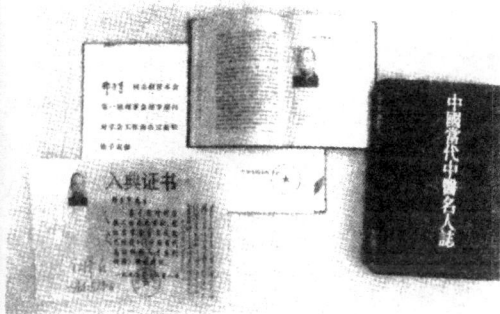

邢子亨先生 1992 年被收录入《中国
当代中医名人志》

邢子亨老先生九十大寿留念

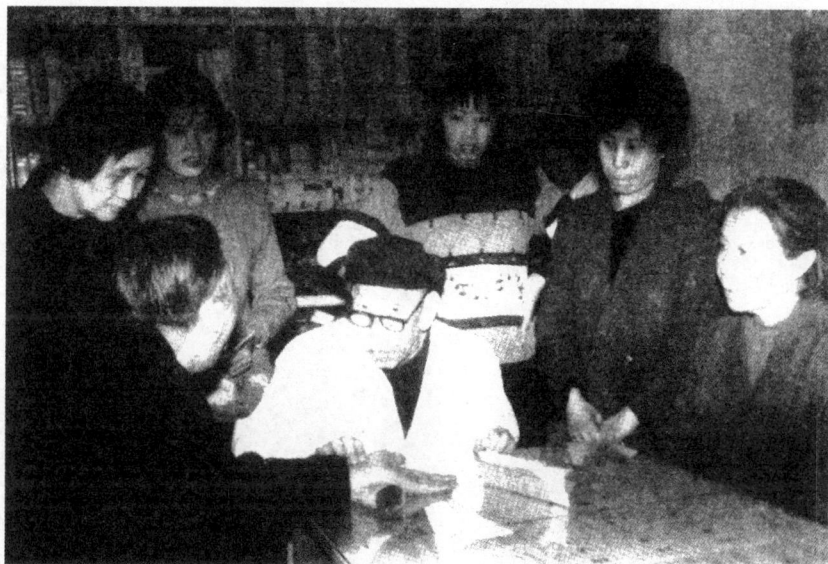

邢子亨先生在诊治患者

内容提要

邢子亨先生是我国著名中医专家，主要悬壶于山西地区，医德高尚，医术精湛，医案丰富，著述甚丰。

本书系统总结邢子亨先生的学术思想及其七十余年之临床经验，分医家小传、专病论治、诊余漫话和年谱四个栏目从不同角度进行整理，内容翔实，资料珍贵，诚可为中医、中西医结合临床从业人员的良师益友。

目　录

医家小传

中医专家邢子亨，号一樵，1907 年 9 月生于山西省定襄县镡村。7 岁在本村入学，他记忆好，悟性高，课余熟读《论语》《孟子》等，扎下古文根底，为他后来研读古代医药典籍打下了基础。四年小学毕业，因家庭经济拮据，无力升学，而年幼不宜就业，故仍留校就读。父亲务农，又工绘画雕塑，且通医道，在校一位老师是本族叔翁，亦通医道，子亨先生耳濡目染，内熏外陶，便对医学产生了兴趣。一年里，他读了《濒湖脉诀》《王叔和脉诀》《汤头歌诀》，还学了《陈修园医书》《医宗金鉴》等，由于医学知识的积累，对医道渐有所悟。15 岁起，跟从本村开业行医的邢庭芝先生学习临床知识，所学的医学理论结合实践，医道志趣越浓，医术日进，自此确立了悬壶济世之志向。

子亨先生的两位兄长，都在太原事事，由于这个依靠，他于 1926 年 19 岁时考入了山西医学专门学校中医班。四年毕业后，恰蒋阎冯大战，省城纷乱，生计难维，且因父母年事已高，无人侍奉，先生决定回乡行医。1937年双亲相继去世，日寇铁蹄践踏定襄，烧杀抢掠，民生涂炭。先生不但柴米难支，性命亦难保，于是再次到太原寻兄避难谋生。此时太原亦已沦陷，同乡故友多已逃散，生计亦难维持。

某日，一位穷乡友谈及一位相识，有孩子十余岁，患病日久，治疗无效，想请他去医治。先生详诊后，与之服药数剂，病即痊愈。家人与亲友大喜，有口皆碑，四处传扬，先生医名远播。太原上肖墙百万恒药铺一店员为病家女婿，见先生是杏林高手，就介绍他作了该铺的坐堂大夫。由于先生行诊医术高明，为人诚笃谦和，不但与铺家相处和谐，患者亦视之为华佗再世，于是慕名而来求诊者日增，药铺生意也日见兴隆。

但好景不长，百万恒铺面被日本人强占，药铺只得搬迁，先生亦随其漂泊。后在朋友帮助下，借资数百元买下了太原市红市街体信堂药铺，应诊卖药。随其临床经验不断丰富，先生医术更精，前来求诊者盈门，日不得暇，生计亦见好转。时过不久，蒋阎独裁，挑起内战，省城太原重陷水火之中。先生只会医人体之疾，难治国家之乱，无奈憾慨等之。太原解放前夕，工商凋敝，粮价飞涨，难以度日。先生有几位亲友在北平，于是1948年春携妻挈子避难异地，靠亲友资助，在北平悬壶行医。直到1953年春，战争创伤已经愈合，社会秩序井然，百姓安居，工商乐业，他才返回太原，以行医术济世之道。1954年政府号召成立联合诊所，他欣然参加太原市第一联合诊所。1956年应召入山西医学院第二附属医院就职。生活无忧，愿遂志就，从此先生便全身心投入祖国中医事业。临床之余，先生首先认真研读古典医籍，开卷于《内经》《伤寒》《金匮》，继之于《千金要方》《本草纲目》，中医经典无不精读。先生常说："读书要读到无字句处，方为精到。""学而不思则罔。"他总是把书本和自己的思想结合在一起，读中想，想中读，读想中记，总能文有所解，理有所悟。临床之余著书立说，著有《中医基础学》《中医常用药物集要》《中医常用方剂选解》《中医临床辑要》《伤寒论浅解》《金匮要略浅解》《医话》等，其中《邢子亨医案》已于 1982 年由山西人民出版社出版发行。撰写论文百余篇，发表于全国医学杂志及海外杂志上。

在中医学说的理论上，先生有自己独到的见解。他说："一笺处方即一篇论文也。"脉络相通不能脱节。徒治标而不抓主因主症，药与方不能有机联系，则系有药无方，而成广络原野、叠床架屋之弊；若只治本而不兼清标证，墨守成方不能化裁，虽有方而无对症之药，则是有方无药，难收速效。此属处方之弊。治病必须构思周到，诊察入微，制方严密，用药贴切，方可收效卓著。在临床实践中，对常见病、多发病亦有自己独特的辨证施治和方剂用药。如把《伤寒论》中的桂枝汤变通成为葛根解肌汤，有疏通解肌和营卫之功，而无辛温、酸敛之虑，对外感身痛具奇妙之疗效；化裁《太平圣惠方》中之茯神散，拟出养心汤，经多年临床验证，为治疗各种心脏疾病之良方，世称"邢氏养心汤"。

先生对不少疑难病症亦有独到的诊治方法，常收起死回生之奇效。如对心肾疾患、肝硬化、出血性疾患、牛皮癣、糖尿病、脊髓空洞症、再生障碍性贫血、白血病、硬皮病等，经先生诊治，均有获神奇疗效的病例。

如一饭店厨师，62 岁，粗短肥胖，超重体型，腴腹叠颈，项背圆润，血压高至 220/140 毫米汞柱，而下肢痿弱，不能支撑，更难行走，只能卧床。先生予以诊治，谓"脾气虚弱，肝气逆上，以致皮肉坠重，血压升高"。于是以大剂补脾益肾平肝潜阳药，只服 4 剂，血压下降，步履复常，其神奇之医术，一时传为美谈。

邢老先生的医学成就已在全国铸鼎，海内外多种名医"辞书"已收录立传。他先后历任山西医学院第二附属医院中医科副主任、主任，并获主任医师、教授职称。曾任中华全国中医学会第一届理事、山西分会常务理事、《山西中医》杂志顾问、山西中医业余大学顾问、光明中医函授学院山西分院顾问、农工民主党山西省筹备组成员、农工民主党山西省委员会顾问等职。

先生于 1999 年仙逝，享年 92 岁。

专病论治

感　冒

漫谈感冒的治疗

感冒通常是指伤风、风湿、春温一类的疾病而言。所谓伤风，即是感冒风寒之轻证；风温，即是内有温热复感风邪而发病；春温，即是春时感冒风寒而病热，有时亦小有流行。感冒治疗不当亦可缠绵不愈，甚则引起其他疾病，故当注意治疗。此类疾病是多发疾病，人人皆难幸免，治不及时往往诱发旧病，或与宿疾绵缠一起，致成误诊。余每见肺结核患者因感冒加重而误诊为肺结核恶化，阴虚发热病人有时因感冒风邪不解久成劳热，亦有感冒轻症因误治而成重症，诸如此类不胜枚举。根据临床体验，善治感冒则杂病之治法亦可扼其大纲。感冒属气化病变，人体气化与机能是不可分割的整体，且淫邪外感先伤气化，气化失调之后乃及气血经络脏腑。人身除情志劳损致病之外，大率是属于外感影响气化失常之病，故治感冒当属治病之重要环节，万勿忽视。如能把感冒早期治愈，则疾病可以减少大半，古人谓风为百病之长确有深意。

治疗大法，当执简以驭繁，审清致病之因，辨明六经气化之义，初感邪在表者当从太阳论治，勿使邪气内传，邪入阳明急清燥热勿使入腑，邪涉少阳急扼表气勿使内入阴经，则邪易外解不伤脏腑。因于寒者用辛温以发散，因于热者清热以透表，驱邪安正防止传变，则正气不伤，抗邪有力，庶可以药到病除，收到早期治愈之效，免于缠绵复杂之变。

兹将常用效方附后，可以随症加减，使主次不乱，则可收显著之效。

解表清热方：主治感冒风热和春温发热、身困、微恶风寒等症。

葛根 12 克　连翘 15 克　银花 15 克　桑叶 9 克　桔梗 9 克　浙贝母 10 克　荆芥 9 克　淡豆豉 15 克　牛蒡子 9 克　桑枝 12 克　甘草 9 克　薄荷 5 克　芦根 12 克

咽痛加射干 9 克，板蓝根 12 克，蝉蜕 9 克。

咳嗽加前胡 9 克，天冬 12 克，杏仁 12 克，瓜蒌 15 克。

身痛加鸡血藤 20 克。

头痛加菊花 12 克，僵蚕 12 克，生石决明 20 克，兼有风寒加苏叶 9 克。

夏月感暑邪，自汗发热不退去荆芥，加香薷 9 克，滑石 15 克，猪苓 12 克。

寒热如疟加常山 9 克。

兼有湿邪阻滞中焦加苍术 9 克，川朴 9 克，炒槟榔 12 克。

高烧不退加丹皮 15 克，犀角 9 克。

肺　炎

肺炎以肺脏壅闭不通为病本

　　肺炎属于感冒范畴，无论风寒与风热外感，侵犯肺脏，以致肺脏壅闭不通者，皆可发生肺炎。但其症状表现是肺热壅闭，故肺炎是痰火壅闭之症，纵因风寒外感，亦是风寒外闭，肺火不得外达，致使肺部痰火壅闭不通而成肺炎。如因风热犯肺，属于温病范畴，温邪从口鼻而入，与太阳表热合邪，表气不通，肺热壅闭，即成肺炎。肺炎症状，常表现为高烧咳嗽，胸痛，呼吸急促，咯痰不利，或咯痰呈铁锈色，小儿有时鼻翼煽动。严重者邪热侵犯心脏，引起心衰而休克。肺热而外感风寒者，外寒束表而内热不得外散。肺热而再感风热者，两热相并，邪热结于肺部，热甚而痰火内闭。所以，治肺炎以清热豁痰为主，兼除其致病之邪。风寒外闭者，先散风寒以宣肺；热甚而痰火闭结者，清热豁痰宣肺使邪热外散。如麻疹合并肺炎，以透疹为主，兼清热豁痰宣肺，万勿使痰火内闭，肺气壅塞，而致成危症。如肺部壅热，营卫不通，气血凝聚而成脓者即是肺痈，虽与肺炎有所区别，但结热于肺之病理相同，亦当清热祛痰利肺，佐以排脓之药，使肺气清宣，邪热外散，病即可愈。如肺气壅阻，痰火内结，以致壅实不通，即成危症。

肺炎辨治三法

1.清肺化痰通络法

此法适用于肺炎初期兼有表热者，以清热解表为主，辅以理肺化痰之药，使表热解，则肺热亦轻，再加理肺化痰之药，则痰火外泄，肺络通畅，自无壅闭之危。

方药：

葛根15克　连翘18克　银花18克　蝉蜕9克　僵蚕12克　瓜蒌15克　橘络12克　浙贝母12克　桑白皮12克　淡豆豉12克　桔梗9克　甘草9克　芦根15克

高烧不退者加羚羊角6克或加紫雪3克。

2.滋阴清肺化痰法

此法适用于咳喘已轻，痰粘色黄，余热未净者。

方药：

瓜蒌15克　桔梗9克　浙贝母9克　炙杷叶12克　麦冬12克　辽沙参12克　橘络12克　桑白皮9克　牛蒡子9克　丹皮12克　生白芍9克　甘草6克　冬瓜子18克　芦根15克

如热甚伤阴，营阴已虚者，加生地15克，元参15克，地骨皮18克，龟板15克。

3.强心清肺补气法

此法适用于休克型肺炎，除用急救方法外，宜用强心清肺补气之药。

方药：

西洋参 6 克　辽沙参 15 克　石菖蒲 9 克　麦冬 12 克　橘络 9 克　甘草 6 克

如虚脱大汗不止，四肢逆冷，脉微欲绝者，急以参附汤回阳救急，方用人参 9 克，附子 6 克。

昏迷不省者加苏合香丸半丸。

【病案选录】

案一：感冒，肺部结热

张某，男，54 岁，干部。

1975 年 12 月 4 日初诊：曾高烧 3 日，近 1 周体温稍降，咳嗽、胸痛，吐黄痰黏稠不爽，有时有铁锈色痰吐出，吸气时胸部憋闷，舌苔薄白，中微黄，脉弦数。西医诊为左肺下大叶性肺炎。中医辨证为邪热结于肺部，外感之邪未尽。拟清肺化痰止咳通络之剂。

方药：

瓜蒌 20 克　枳壳 6 克　桔梗 10 克　浙贝母 10 克　银花 15 克　连翘 15 克　桑白皮 12 克　天冬 10 克　麦冬 12 克　枇杷叶 10 克　冬瓜子 20 克　石斛 15 克　杭菊花 12 克　甘草 6 克　芦根 12 克　橘络 9 克

12 月 7 日二诊：胸憋症状消除，出气不觉烧灼，痰渐稀而利，胸部已不疼痛，仍咳嗽有痰。遵上方减滋阴清热之银花、天冬、石斛、菊花，加橘红、杏仁以止咳化痰。

12 月 11 日三诊：肺热已清，咳嗽大减，吐痰清利，舌苔已退，脉亦平调，偶咳。遵前方继服 2 剂以清余热，1 周后痊愈。

按：本例初病发烧是因感冒引起，因邪热未清结于肺部故出现咳嗽、胸疼、吐黄痰，热甚伤络故咯铁锈色痰，故治疗应清解肺热，兼清肝胃，佐以祛痰止咳通络之药，使痰火外泄，肺络通畅，疾病悉除。

案二：感冒停食，肺部结热

刘某，女，5岁。

1977年9月5日初诊：患病5日，咳嗽，胸满，气喘息高，腹胀满，食少便干，大便3日未解，舌苔微黄，脉数。西医诊为肺炎，治用青霉素等抗生素未效。中医辨证为感冒停食，肺胃结热，表邪已解，为阳明里热渐炽之征。拟和中利便清肺之剂。

方药：

瓜蒌10克　枳壳3克　莱菔子6克　苏子6克　陈皮6克　神曲6克　大黄6克　甘草3克

9月7日二诊：服后便通胃和，腹胀除，肺气宣利，喘息已平，精神见好，食欲稍增，病减大半，惟余邪未清，仍咳嗽，再以清肺和胃之剂以除余邪。遵上方，去大黄、苏子、莱菔子，加麦冬、枇杷叶清肺止咳。

2剂后，咳嗽止，食欲增进，精神复常。

按：本例是感冒停食肺胃结热，热郁胸中而病肺炎，因此治法以宽胸利便消食为先，便通热解之后，再继以清肺止咳之剂，则痰火去而肺部清利。

案三：寒邪闭肺，热郁于里

张某，女，5岁。

1981年2月10日初诊：精神萎靡，目不欲睁，面色惨淡㿠白，手足厥冷，喘息抬肩，呼吸急迫，微咳，舌苔薄白，脉象浮紧。中医辨证为寒邪束肺，外闭皮毛，阴阳格拒。拟散寒宣肺之剂。

方药：

炙麻黄 1.5 克　杏仁 6 克　陈皮 6 克　前胡 6 克　桔梗 5 克　莱菔子 6 克　冬花 6 克　甘草 3 克

嘱服 1 剂。

翌日二诊：喘息轻，转面赤，咳甚，手足发热，脉浮稍数，舌红无苔。外闭之寒邪已解，内郁之肺热显露。改为解肌清肺止咳之剂。

方药：

葛根 6 克　连翘 10 克　桔梗 3 克　薄荷 2 克　枳壳 2 克　浙贝母 10 克　枇杷叶 6 克　白前 5 克　甘草 3 克　芦根 10 克

服药 2 剂病即痊愈。

按：本例是肺内有热，外感风寒，寒邪外闭，内热不得外散而成肺炎，因此治当先散外寒，外寒解后再清肺热。此方以葛根解肌，连翘解表清热，桔梗、枳壳、浙贝母清肺祛痰，枇杷叶、白前清肺止咳，甘草、芦根宣肺泻火，少佐薄荷以散风，使风热外解，肺气清肃，疾病自愈。

【按语】

肺炎多因肺部有热再感外邪，邪热郁于肺部，痰火内闭，不得宣通，而成肺炎。或由于外感风寒，外寒束表，内热不得外散而致。临床所见属热者较多，故邢老在治疗肺热咳嗽时多用自拟之经验方，以瓜蒌、枳壳、桔梗、贝母为主，辅以对症之药。瓜蒌宽胸散结，舒胸中之大气，又能清热润肺，化痰止嗽。贝母有二：川贝母润肺化痰止咳，阴虚肺燥者相宜；浙贝母清热散结，化痰止咳，外感风热或痰火郁结者相宜。瓜蒌、贝母配伍，一舒一化，使痰无留聚。枳壳行气宽膈，能通能降。桔梗祛痰排脓，善开提肺气。枳壳、桔梗配伍，一降一清，使气无阻塞。四药相合，能调助

肺之生理功能，而除肺热咳嗽之病，再随症加减，故能收药
到病除之效。

哮　喘

初病治肺　久病治肾

哮喘是一种发作性的，且具有过敏性的常见疾病，可发
于任何年龄。中医学对哮喘的病因、症状、治疗等均有详细
的论述。《金匮要略》有"咳而上气，喉中水鸡声"的描述。
《景岳全书》谓："喘有夙根，遇寒即发，亦名哮喘。"前人
认为：哮症痰鸣如鸡声，声粗胸满，喘症呼吸急促，张口抬
肩，不得平卧，哮必兼喘，故通称哮喘。哮喘一般在冬春之
交发作，也有在秋天发作的，严重者一年四季均可发作。发
病原因分内伤与外感两大类，或因肺气不畅，内有伏痰；或
因外感风寒失于表散，肺气壅闭不通而致；严重者肺气败
绝，痰涎壅盛，亦病喘。外感喘咳，病根在肺；内伤喘咳，
常伴有肾气虚损。哮喘以痰喘为主，而痰的来源主要是由于
肺肾功能的失调，尤其是肾气的盛衰对本病的影响颇大。本
病的治疗，邢老认为：实证有邪者以祛邪为主，虚证有痰涎
壅滞者，当补气以祛痰，务使肺气宣通，邪气不留。患病日
久，脾肾两虚者，为防止复发，巩固疗效，治宜扶正补脾肾
为主。

【病案选录】

案一：痰火郁闭，肺气不利

杨某，男，58岁，工人。

1974年10月24日初诊：年高体弱，肺素有热，近日偶感风寒，症见面红耳赤，巩膜充血，抬肩喘息，不能平卧，痰鸣声重，喉中有如鸡鸣之音，胸憋，痰粘不利，舌质紫暗无苔，脉弦。西医诊断为支气管哮喘。中医辨证为痰火郁闭，肺气不利。拟清热宣肺祛痰之剂。仿定喘汤、苏子降气汤意化裁。

方药：

炙麻黄5克　杏仁9克　白果仁9克　苏子9克　前胡9克　桔梗9克　瓜蒌15克　桑白皮12克　辽沙参12克麦冬12克　陈皮12克　半夏10克　炙紫菀12克　炙冬花12克　炙甘草6克

10月28日二诊：喘轻而痰盛，纳气不爽。仍以前方去麻黄、杏仁，加宽胸降气之枳壳、莱菔子，清肺止咳之炙杷叶。因水道不利，又加车前子以利水。连服6剂。

11月6日三诊：痰利，喘轻，胸亦不憋，已能平卧，舌质由青紫色而转红。系肺气宣通，心阴得以敷布之兆。以后仍遵前方随症加减继服，遂得以康复。

案二：中焦不通，肺失宣降

申某，女，30岁，农妇。

1972年8月26日初诊：病已数日，咳嗽喘促，胸憋腹胀，呕吐不能进食，大便不畅，舌苔微黄，脉沉。辨证为中焦不通，肺失宣降。拟和中降气、理肺祛痰之剂。仿二陈汤、三子养亲汤意化裁。

方药：

橘红 10 克　半夏 9 克　茯苓 12 克　枳壳 6 克　桔梗 9 克　莱菔子 10 克　炙紫菀 10 克　炙冬花 9 克　炙甘草 6 克

8 月 29 日二诊：呕吐止，咳喘减轻，胸腹憋胀亦减。仍遵前方加宽中降气之苏梗 12 克，白芥子 6 克，厚朴 9 克，荔核 15 克，加纳气止喘之沉香 6 克，和胃消食之神曲 12 克，炒麦芽 12 克，使中焦通畅，大便得通，痰浊不生，则肺气自然清肃宣降，而无痰喘之病。

9 月 2 日三诊：中焦得通，腹胀已消，食纳见好，胸亦不憋，喘息稍平，舌苔薄白。仍遵前方加减调治，连服数剂，诸症悉除。

案三：肺肾俱虚，金水不生

范某，男，36 岁，干部。住院号：86098。

1973 年 12 月 6 日初诊：病已月余，经治疗未奏效，仍喘咳痰多，息高气粗，呼吸困难，张口纳气，言谈时尤甚，气不顺接，胸憋，大便干，舌燥少津，脉沉弦细。中医辨证为肾虚痰郁，肺气不宣。拟宣肺祛痰纳气之剂。

方药：

炙麻黄 5 克　杏仁 9 克　白果仁 9 克　枳壳 6 克　橘红 12 克　半夏 9 克　苏子 9 克　桑白皮 12 克　旋覆花 9 克（包煎）　厚朴 9 克　炙紫菀 9 克　炙冬花 9 克　枸杞 12 克　山萸肉 12 克　炙甘草 6 克

12 月 10 日二诊：咯痰已利，咳嗽稍减，纳气仍费力。又加辽沙参以补肺气，五味子以助纳气之力，继服 4 剂。

12 月 14 日三诊：喘咳渐好，吸纳亦顺，大便已不干，食欲稍进，言谈时已能接续，精神转好。再以麦味地黄汤加止咳化痰药善后。

【按语】

《难经》谓："呼出心与肺，吸入肾与肝。"呼出之气发于胸中，吸入之气纳于下焦。上下之气相交，升降之机通畅，痰饮不阻，则肺气宣降而无咳喘之病。故邢老认为，治疗咳喘当注意痰阻胸中、肺气不利之因。如肾气不虚，虽咳喘尚可纳气，若肾气亦虚，则吸气难以下纳，因而气短更甚。致成咳喘之因很多，外感内伤均可发生。《素问·咳论》云："五脏六腑皆令人咳，非独肺也。"凡风寒火燥之邪干于肺经，皆可以发生咳喘。若无痰饮留阻，多是短暂之病，如咳喘日久不愈，多因外感之邪并痰饮而为病。前人谓：脾为生痰之源，肺为贮痰之器，肾为元气之根。此三脏与痰饮咳喘之病关系最大。所以，邢老认为，治疗久病咳喘，理肺化痰为治标，补肾健脾为治本。治标须兼顾本，治本亦当理标，当视其病情缓急，施以适当之治疗。此三例中，案一为痰火郁闭，肺气不利之证；案二为中焦不通，肺失宣降；案三系肺肾俱虚，金水不生之重症。根据前人"初病治肺，久病治肾"，"实喘治肺，虚喘治脾肾"的经验，予以辨证施治，收到良好效果。方中取麻黄、白果仁一散一收，桔梗、前胡一升一降，以宣利肺气，治痰嗽气喘，辅之以补肾纳气之品治疗病本，实为治哮喘之良策。

心脏诸疾

心脏疾患与肺肾息息相关

心脏为人身最重要之器官，主藏神，又主生血，为血液循环之枢轴。人身血液周流以心脏为动力。心主营，肺主卫，营行脉中，卫行脉外，营卫常相依而流行。肺主呼吸，人身之气与天地之气交流全赖肺气之呼吸。肾居下焦，主藏精，为生化之根源。气血为荣生之要素，肾与心肺之关系至为密切，所以邢老认为，心脏疾患往往与肺肾相关。肾精不足可以影响心虚，肺气不足可以影响心衰，心气虚弱亦可波及肺肾，脏虚相及即成虚弱之病。加之劳伤亏损，更易致心脏虚衰。其他外淫邪气或伤于营卫，或伤于气血，或损于脏气，都可以波及心脏而成心脏疾病。临床所见症状往往是虚实并见，寒热错杂，或因外邪而损伤脏气，或因本虚而招来外邪，病情极为复杂，故在辨证之时必须详审病情，分清虚实寒热，或先标而后本，或治本以及标，随其缓急而救治，但以保持心脏功能为根本之治法。

自拟养心汤治疗心脏诸疾

邢老以《太平圣惠方》中茯神散及《证治准绳》之养心汤化裁自制"邢氏养心汤"，治疗各种心脏疾患，尤其在冠心病的临床治疗上，取得良好效果。邢老谆谆告诫：方药虽效，但须加减有法，辨证明确。用方的根本大法，在于赞助心脏之生理功能而除致病之因素，病因消除，功能恢复，自无疾病可言。然五脏互为攸关，如不结合脏腑相关之理，既有临床上将心绞痛误为胃脘痛，误诊误治而使患者冤屈丧命的惨痛教训，亦有临床数十年来走过的运用红花注射、丹参输液等通而不补，或补而不通，难以达到赞助生化功能的弯曲之途径。

养心汤方：

当归15克　炒白芍15克　茯神20克　龙骨20克　炒枣仁20克　人参6克（或太子参20克　沙参20克）丹参20克　红花6克　枸杞15克　炙甘草6克

心前区疼痛加檀香10克，郁金10克，沉香5克（后下），或苏合香丸1丸（冲服）。

胸憋加瓜蒌20克，薤白12克，佛手12克，枳壳6克。

阳虚加附子6克，桂枝10克。

阴虚加生地15克，麦冬15克，五味子10克，或加黄精15克，玉竹15克。

肾虚加山萸15克，女贞子15克。

自汗加生芪24克，牡蛎20克，浮小麦30克。

心原性水肿加防己15克，苍术12克，茯苓皮20克，生薏米30克，桑白皮20克。

心原性肝硬化者，加鳖甲30克，青皮10克，三棱10克，莪术10克，土元6克。

肺心病咳喘者，加紫菀15克，冬花15克，苏子10克，莱菔子15克。

肾虚不能纳气者，加冬虫夏草10克，鹿茸1.5克，蛤蚧粉 5 克（冲服）。

心经结热者，加天竺黄 12 克，胆南星 10 克，莲子心 10 克，连翘心 10 克，栀子 15 克。

心肌炎者，加银花 15 克，连翘 20 克，丹皮 20 克，生地 20 克。

一、养心汤治疗冠心病

冠心病是因心肌供血不足而引起的心脏疾患。"血为气母"，"气为血帅"，心脏因血液营养不足而发生心气虚弱，心肌因供血受阻而发生疼痛和憋胀。古代医籍中即有对该病的相关论述，如《素问·脏气法时论》谓："心病者，胸中痛，胁支满，胁下痛，膺背肩胛间痛。"《素问·痹论》谓："心痹者，脉不通。烦则心下鼓，暴上气而喘，嗌干善噫，厥气上则恐。"《灵枢·厥病》载："真心痛，手足青至节，心痛甚，旦发夕死，夕发旦死。""厥心痛，与背相控，善瘈，如从后触其心，伛偻……厥心痛，腹胀胸满，心尤痛甚……厥心痛，痛如以锥针刺其心，心痛甚……厥心痛，色苍苍如死状，终日不得太息……厥心痛，卧若徒居心痛间，动作痛益甚，色不变。"并有"肾心痛"、"胃心痛"、"脾心痛"、"肝心痛"、"肺心痛"的描述。汉代张仲景《金匮要略·胸痹心痛短气病脉证治》中除有"胸痹之病，喘息咳唾，胸背痛，短气""胸痹，不得卧，心痛彻背者""胸痹，心中痞，气结在胸，胸满胁下逆抢心""胸痹，胸中气塞，短气""心中痞，诸逆心悬痛""心痛彻背，背痛彻心"一系列病证的描述以外，更有瓜蒌薤白白酒汤、瓜蒌薤白半夏汤、枳实薤白桂枝汤、茯苓杏仁甘草汤、橘枳姜汤、桂枝生姜枳实汤、乌头赤石脂丸等对症的治疗方药，这些方药，至今仍被许多医家选用治疗冠心病，故可把《胸痹心痛短气病脉证治》看作是张氏对冠心病的专论。其第一节："师曰：夫脉当取太过不及，阳微阴弦，即胸痹而痛，所以然者，责其极虚也。今阳虚知在上焦，所以胸痹心痛者，以其阴弦故也。"此节阐明胸痹心痛之病理及脉法之要义。脉乃血脉而应阴阳，以脉辨阴阳虚实为诊脉之大法。"夫脉当取太过不及"，太过则为邪实，不及则为正虚。阳微则阳气不足，阴弦则阴气有余。阳在上，阴在下，阳微则胸中之阳气不足，阴弦则下焦之阴邪上逆，阴邪上逆，阳虚不能化，则阴邪乘于阳位，故"阳微阴弦即胸痹而痛"。"所以然者，责其极虚也"，是指心阳极虚，不能温化阴气。故谓"今阳虚知在上焦"。上焦为心阳施化之所，心阳虚则不能化阴霾之邪，以致阴邪上逆，阳气不得通畅，阴邪痹于胸中，心阳被阻，故胸痹而心痛，所以胸痹心痛者以其阳虚故也。阴弦则肝阴之邪上逆而阳和之气不足，阴邪阻阳故生痹痛，此即胸痹心痛之病理。第二节："平人无寒热，短气不足以息者，实也。"此节与上节对举，以明胸痹短气之症亦有因邪实阻滞者，不可皆责以虚治。虚实误治祸在反掌。因此，示人临症辨治不可偏执，必须详审病理，求得病因，予以探本之治，万勿虚实倒施，遗人夭殃。谓"平人无寒热"，则营卫和而无外邪，"短气不足以息"，似属虚证，但平人则素无虚证，既无虚证，而短气不足以息，即当考虑胸中有邪实阻滞，胸中有邪实阻滞，气道不利，亦可发生短气不足以息之症。故本节又提出短气不足以息之实证以为辨证之鉴。即如今之无痛性心肌梗塞、年轻人之无症状性冠心病之列。

冠心病，其致病之原由有内外因两种：内因多是积劳损伤或久病脏气失调；外因多是淫邪侵袭或饮食、情志所伤。

内外因互相影响，内因更为主要，所以冠心病属于虚性病证。无痛性心梗、无症状性心肌缺血，亦是本虚标实之证。

中医认为：心生血，主藏神，其充在血脉，为血循环之枢轴，运血之动力。心主血属营，肺主气属卫，营行脉中，卫行脉外，营卫相依而流行。故《难经》谓："损其心者，调其营卫。"肾为人身藏精生化之源，人身气血资于肾精之生化。故心脏往往与肺肾相关，肺气不足，可以影响心脏功能衰竭，肾精不足可以影响心虚。

治疗冠心病，应以保持心脏功能为根本。补养心脏功能要"补"与"通"相结合。补，即补其生化之机，张弛之力；通，即助其运血之功，量速之适。心脏为生血运血之脏器，但其本身更不能离开血液之营养。心脏之营养不足，即可使心肌失养而致淤阻、梗塞、坏死。心脏之气血不足则使心气虚弱而致心衰，营运无力而亦致瘀滞、梗塞等症情产生。因此，补心以补养气血为主，补养气血，则心脏气血充足，血液运化有源，辅以活血通络，则脉络通畅，心肌供血无阻。通补结合，气血流通，自无疼痛憋胀之虞。再补肾以赞生化之源，理肺以助运化之功，则心脏机能可以逐步恢复而收治愈之效。

至于冠心病发病的诱因，临床常见有以下几个方面：

1. 精神意志方面

《内经》谓："心藏神……心主神明。"《灵枢·邪气脏腑病形》曰："愁忧恐惧则伤心。"《灵枢·本神》曰："怵惕思虑则伤神，神伤则恐惧流淫而不止。因悲哀动中者，竭绝而失生。喜乐者，神惮散而不藏。愁忧者，气闭塞而不行。盛怒者，迷惑而不治。恐惧者，神荡惮而不收。"这些记载，都说明了人的精神意志的变化，都能影响心脏功能而诱发冠心病、心绞痛、心肌梗塞。

如20世纪70年代初期，实行干部离退休制，即有一大批干部，因一时不能接受此现实，愁忧思虑、心情抑郁而患急性心绞痛、心肌梗塞而住院治疗者甚众。

有急性心肌梗塞住院已得到控制，基本向愈，在老友探视时因碍于情而不能谢客，多言伤气，情绪激动，而致梗塞复发加重使其殒命者。

有远戚或近亲偶至，大喜过望，突发梗塞而猝死者。

有某营业员未带工作帽，上级突然检查，因惊恐而猝死者。

2. 饮食起居方面

有暴饮暴食、膏粱厚味，使多气多血之胃充盈而使心脏供血受阻猝死在餐桌下者。

有热水烫浴，耗气散血，因严重缺氧而猝死于洗澡间或洗澡后1~2小时者。

有因大便干结，努憋排便而猝死于厕者。

有因行房事而猝死者。

由于冠心病发生心脏意外者多，且很多猝死，抢救都来不及，且有发病年轻化的趋势，所以，临床上对已知原因如高龄、糖尿病、高血压（高心病）、高脂血症、吸烟、情绪激动等冠心病危险因子，都应注意预防与治疗，对无症状性心肌缺血性改变，尤其对左束支传导阻滞，原因不明的心衰患者，更需特别提醒注意，以预防猝死等意外发生。

身体肥胖是引发糖尿病、高血压、高脂血症、心脑血管疾病、周围血管疾病的危险因素，因此，适当运动，使厚味膏粱摄入产生的能量得以运化，不至于使脂肪堆积，则可防患于未然。到病已成，再减肥，再治疗，则为时晚矣！摄生之首，不可不知。

缺血性心脏病，特别是心肌梗塞，与"瘀血"有很密切的关系，但不能只认作是瘀血疾患，治疗时只考虑活血、稀释血液。临床数十年来可以看到，只用红花、丹参等制成液体以溶解、稀释血液，妄图治愈冠心病，却只见因血液稀释，血行加速而徒加强心泵功能及血流速度，使心功能衰竭加剧，毛细血管因血液稀释渗出肌腠而形成皮肤瘙痒症。医家应注意认识缺血性心脏病的三大要素：动脉硬化及高脂血症（中医痰浊的范畴），血栓（瘀血形成），心脏、血管的挛缩（气滞）。兼顾及协调好这三方面，才能更好地达到治愈冠心病的目的。养心、化瘀、理气，视疾病程度，孰多孰少，通补恰当，实医工之智矣！

【病案选录】

案一：肾阳不足，心肺两虚

麻某，男，55岁，高干。入院日期：1972年9月4日。住院号：83107。

1972年9月20日初诊：自诉多年在高原寒冷地区工作，1969年春天，在劳累后发生阵发性胸中刺痛、憋闷不适感，双臂肘关节以下时时感觉酸困，经治疗好转。1972年8月病情加重。现症：面色苍白，言语迟缓，气怯神衰，肢冷畏寒，全身困乏，两下肢酸困、憋胀，心前区憋痛，睡眠不好，食欲不振，咳嗽痰多，舌淡苔薄白，脉缓弱而涩。血压90/60毫米汞柱。血清胆固醇488毫克%。心电图示：陈旧性后壁心肌梗死，缺血型改变。西医诊断为冠心病、慢性支气管炎。

病症分析：本例是心肾阳虚、气血不足以致心肌失养。《灵枢·营卫生会》谓："营出于中焦，卫出于下焦。"肾阳虚不能化生精血，故见面色苍白。卫阳虚则气怯神衰，肢冷畏寒。营卫心肾俱虚，故全身疲乏，下肢酸困。血虚不能上荣于舌故舌淡。心肾阳虚故脉缓弱而涩。拟补肾通阳、养心理肺之剂。

方药：

当归 15 克　茯神 15 克　远志 9 克　红花 6 克　人参 6 克（另煎）附子 6 克　炒白术 12 克　山萸 12 克　龙骨 15 克　瓜蒌 12 克　薤白 18 克　橘红 12 克　桂枝 9 克　牛膝 5 克　木瓜 15 克　炙甘草 6 克

方解：当归、茯神、远志养心补血；红花活血；附子、山萸补肾阳；桂枝、龙骨强心；人参、白术助中气；瓜蒌、薤白通胸中之阳；橘红理气化痰止咳；牛膝、木瓜补肝肾壮筋骨；炙甘草缓中和诸药。以药物之功能助生化之机能，望已衰之机能得以再复。1 周 4 剂。

10 月 4 日二诊：胸已不憋，精神见好，四肢不冷，已不畏寒，脉搏稍振，血压有上升，达 110/80 毫米汞柱，仅活动时偶感心慌。仍遵前方加减。

方药：

归尾 18 克　赤芍 9 克　红花 6 克　炙甘草 6 克　人参 6 克（另煎）附子 5 克　肉桂 6 克　薤白 12 克　肉苁蓉 12 克　沙参 12 克　枸杞 15 克　牛膝 15 克　木瓜 12 克　陈皮 12 克　炒白术 12 克

服药 2 月余，心肾阳气充足，气血生化有源，营卫通畅，血压上升。血胆固醇由原 448 毫克％降至 220 毫克％，已复正常值。面色已变红润，说话已有力，肺部亦清利，身体基本康复。

案二：心肾俱虚，心经结热

赵某，男，50岁，干部。入院日期：1975年4月4日。住院号：90973。

1975年5月6日初诊：本年2月，发现背部憋痛，有烧灼感，呈阵发性，每次发作5~6分钟可自行缓解。延至3月份，病情加剧，发作时间延长达10分钟左右，发作时大汗淋漓，坐卧不安，烦躁呕吐，胸背憋痛，本单位医院曾按胃疾患处理无效，来二院就诊，诊为陈旧性下壁心肌梗塞。至4月2日，病情加重，气短，耳鸣，自觉身体两侧、腰及下肢有热气自上而下流动，全身烧灼感，发作达30分钟不解，急诊住院。4月10日下午，突然发生心房纤颤，心率108次/分或130次/分不等，服地高辛控制，停用后又增，严重心律不齐。心电图示：房性早搏未下传，窦房阻滞，窦性停搏。西医诊为心绞痛，陈旧性后壁心肌梗塞，阵发性心房纤颤。

目前患者已入院1月，上述症状仍在发作，精神、食欲均不好，兼有心悸、自汗、脉不齐，胸部憋闷不适，舌绛而涩，舌体稍胖，苔白，脉促。

病症分析：本例是心肾俱虚，心经结热，影响心脏气血不足，功能失调。因此心气虚衰而纤颤。心血不足，脉络阻滞，故心痛。少阴经结热，故觉其循行部位有热流，全身有烧灼感。肾虚水火不得相济，则心经之热气下行。拟滋阴养心、补肾敛汗之剂。

方药：

当归12克　茯神15克　龙骨15克　炒枣仁18克　莲子心9克　辽沙参12克　太子参12克　麦冬12克　五味子9克　女贞子12克　丹参12克　黄芪24克　牡蛎24克　炙甘草6克　浮小麦24克

方解：当归、茯神、龙骨、枣仁补心安神；沙参、太子参、麦冬、五味子、女贞子、莲子心补肺肾清心火；丹参养血活血；黄芪、炙甘草、牡蛎、浮小麦固气养阴敛汗。

5月9日二诊：出汗已少，心悸也轻，心房纤颤未发，再以前方加山萸12克，服3剂。

5月12日三诊：自汗已止，精神好转，食欲增进，去固表敛汗之黄芪、牡蛎、浮小麦，经络中热流感轻减而去掉清心之莲子心。

方药：

当归12克　茯神15克　龙骨15克　炒枣仁18克　沙参12克　麦冬12克　五味子6克　枸杞15克　山萸12克　丹参12克　炙甘草6克　琥珀6克（分2次冲服）

方解：当归、丹参养血活血；枣仁、茯神、龙骨、琥珀镇静安神以养心；沙参、麦冬益肺气养阴；枸杞、山萸、五味子补肾。使金水相生，心肾相交，心得所养，气血流通，脉络无阻，结热自除。

5月19日四诊：服药后，经络中热感消除。纤颤绞痛再未发作，睡眠好，纳食增，诸症皆除。惟感身体尚虚，出院携方继服。

【按语】

以上仅举两例，一为中原内地之人，因公居于高原缺氧地区，寒冷季节时间较长。每到冬季（20世纪60年代），工委大楼无取暖设备，虽铺盖数层鸭绒褥被，也时常冻醒，久之因寒凝之邪侵袭而致肾阳不足，引致心肺两虚，而成冠心病。一因心经结热，心肾不交而为心肾俱虚之冠心病。寒热邪结虽有别，但梗死之情同，而治亦有异。《金匮要略》所述之真心痛、肾心痛、胃心痛、脾心痛、肝心痛、肺心痛等，对临床有指导意义，当细玩味。

二、养心汤治疗风湿性心脏病

风湿性心脏病，是因外邪影响心脏而发生之心脏病变。风湿之邪侵犯人体，多伤及肌肉或关节，逐渐随血液波及于心脏，损伤心脏瓣膜，形成二尖瓣狭窄，闭锁不全，心脏淤血肿大，而渐至变形。风心病人，多有风湿热或关节炎数年甚至十数年的病史，才波及于心脏。病成之后，影响血循环，血运障碍，渐波及肝脏而出现腹大水肿，心瓣膜之赘生物脱落使经络瘀阻而成半身偏瘫或形成脉管炎。

此种病变，虽因外邪影响，最后造成心瓣膜器质性病变，但损伤心脏功能，出现心衰等情况却与其他心脏病相同，因而在早期治疗当补心兼去风湿。根据《太平圣惠方》心脏中风之茯神散加减，自制养心汤作为治风湿性心脏病之剂，如有兼证，再加对症之药。如病情发展至心功能衰竭阶段，则与其他心脏病的心衰治法相同。

方药：

当归　白芍　茯神　远志　炒枣仁　龙齿　沙参　丹参
红花　苍术　生薏米　防风

面肿无汗加麻黄、杏仁；

自汗甚加生芪、牡蛎、浮小麦、五味子；

心原性水肿加桑白皮、茯苓皮、赤小豆、防己；

食欲不振加陈皮、焦三仙；

咳喘甚者加紫菀、冬花、苏子、莱菔子；

肾气虚者加山萸、枸杞；

痰涎甚者加橘红、川贝母；

便秘者加冬瓜子、郁李仁。

【病案选录】

案一：风心病，心肺俱虚，肝郁血瘀

李某，女，51岁，纺织工人。入院日期：1972年4月26日。住院号：82101。

1958年生第5子时发现心慌、气短、下肢浮肿，未予治疗。1971年10月，病情加重，住二院治疗2个月。1972年4月20日，又因病情加重收住入院。西医检查：体温36.5℃，心率106次/分，血压120/70毫米汞柱。气促咳嗽，须端坐呼吸，夜不能寐。两侧颈静脉怒张，肝在右锁骨中线肋缘下3~4横指触及，中等硬度，有压痛，肝颈反流征（＋）。两下肢Ⅲ度可凹性水肿，腰骶部亦有可凹性水肿。西医诊为风心病二尖瓣狭窄，心功能Ⅲ级，心房纤颤，心原性肝硬化，慢性支气管炎。

1972年5月6日初诊：患者病情危重，咳嗽气促，抬肩喘息，不能平卧。咯泡沫样痰，质粘而不利。自汗不止，头痛齐颈，汗出如油，经常以手绢在颈、胸前、项背后放置溻汗，数分钟即需更换。唇紫舌绛，色暗，苔薄白，胸中憋痛，心悸，呕吐，不能饮食，脉弱细数。

病症分析：心肺虚则心悸，气短，咳痰不利，自汗不止。营卫不和，气血郁滞，出纳失司，则胸部憋痛。血瘀日久，心脏扩大变形，子病及母，波及肝脏，使之郁血肿大，质地变硬。因心肝郁血营气不和，肺气郁滞卫气不行，故唇舌因缺氧而紫暗。治当先补心肺之虚，兼止汗利痰消肿，以养心汤加减。

方药：

当归12克　茯神12克　远志9克　沙参12克　橘红12克　半夏9克　炙紫菀9克　炙冬花9克　苏子9克　莱

菔子9克　茯苓皮24克　泽泻9克　附子5克　生芪24克
炙甘草6克　浮小麦24克

方解：当归、茯神、远志养心；沙参补肺气；橘红、半
夏、紫菀、冬花祛痰止咳；苏子、莱菔子降气平喘；黄芪、
附子、炙甘草助阳固气止汗；茯苓皮、泽泻利水消肿。诸药
合成补心肺祛痰止咳固阳止汗之剂。

5月13日二诊：症状有所好转，汗出减少，浮肿见消，
喘咳略轻，心悸气短均减轻，已能平卧几分钟，呕吐不已。
前方去芪、附、半夏，加杏仁9克止咳平喘，宣利肺气，五
味子6克敛汗，沉香6克纳气。

5月20日三诊：病情大有好转，惟体气太虚，咳喘未
愈。又拟养心助气止咳之剂。

方药：

当归12克　茯神12克　远志9克　沙参12克　参须
6克　附子6克　冬虫夏草9克　龙骨15克　元肉12克
炙麻黄1.5克　白果仁9克　莱菔子9克　炙紫菀9克　炙
冬花9克　茯苓皮18克　车前子12克（布包煎）　炙甘草
6克

5月24日四诊：上药服后睡眠、食欲、精神大好，浮
肿全消，已获转危为安之效。

此后，以上方随症加减调理月余，日渐康复，已能平卧
安睡4～5个小时，喘咳减轻。

7月中旬，因饮食不慎，出现腹泻，呈水样大便，泻势
较猛，幸未发生心衰。急制利水止泻之剂。

方药：

陈皮12克　茯苓12克　炒白芍15克　苍术9克　炒
扁豆24克　肉桂6克　茯苓皮18克　泽泻9克　炙甘草

6 克

服药后，泄泻止，食欲好转，但喘咳复发。又拟助气养心祛痰止咳之剂，酌加丹参、鸡血藤活血消瘀以缩肝。

方药：

当归 12 克　茯神 12 克　远志 9 克　龙骨 15 克　红人参 6 克（另煎）　山萸肉 12 克　丹参 12 克　鸡血藤 15 克　牛膝 9 克　橘红 12 克　半夏 9 克　苏子 9 克　白芥子 9 克　炙紫菀 9 克　炙冬花 9 克　肉桂 6 克

以后即遵此方随症出入，调理年余，诸症消除，能平卧安睡，肝脏回缩，颈静脉不显怒张而出院。

按：此患者为转危为安之典型病例，住院年余，曾发病危通知数次。身瘦如柴而呕吐不能食，喘咳不能卧，呼吸困难，依枕而坐，跪爬吸纳，几经抢救，幸免于绝，但病情反复，未脱险境，后以中药救治，病渐好转，救治之方数则，实可供临床参考。

案二：风心病，热瘀血阻，脉络不通

张某，女，33 岁，工人。入院日期：1975 年 8 月 8 日。住院号：92056。

患者发现风心病 2 个多月，不规则发烧亦 2 个多月。西医检查：体温波动在 37～39℃之间，心率 96 次/分，律齐。心尖部可闻轻微收缩期吹风样杂音，舒张期雷鸣样杂音。肝肿大，肋下 2 厘米，脾可及边。自 9 月 1 日下午以来，感到左下肢麻木，热敷后无效。昨晚感下肢疼痛，活动受限。左脚面潮红，腘动脉和脚背动脉搏动消失。上肢血压 108/0～20 毫米汞柱，双下肢血压 130/60 毫米汞柱。血色素 8.5 克/升，血沉 91 毫米/小时，白细胞总数 10500/立方毫米，中性粒细胞 90%。血培养为白色葡萄球菌。西医诊断为风心病二尖瓣狭窄，亚急性细菌性心内膜炎。

1975年9月10日初诊：患者脚面潮红，其他部位肤色如常，下肢麻木、疼痛、憋胀，不能着地，左下肢较重，寸口脉弦细数，跗阳脉不显，太溪脉（胫后动脉）消失。

病症分析：心脏素虚，外邪侵袭，热瘀血阻，故脚面潮红。络脉不通则觉麻木、疼痛、憋胀。气血阻涩，则跗阳脉不显，太溪脉消失。脉细为血不足，数则有热。拟活血清热通络消炎之剂。

方药：

归尾24克　赤芍12克　红花6克　桑枝15克　鸡血藤24克　苏木9克　牛膝18克　木瓜15克　乳香9克　没药9克　银花15克　连翘15克　冬瓜子24克　生薏米24克　青木香12克　甘草6克

方解：归尾、赤芍、苏木、红花活血消瘀；桑枝、鸡血藤、乳香、没药通络止痛；银花、连翘、冬瓜子、生薏米、青木香、甘草清热消炎；牛膝、木瓜疏通经络，引血下行。

9月15日二诊：身热减轻，脚面潮红有退散。仍予前方继服。

9月20日三诊：发烧已退，跗阳脉微现，疼痛减轻，麻木感由股向下退移，只小腿觉麻木。仍以通络消炎为治。

方药：

当归18克　赤芍12克　桑枝18克　鸡血藤24克　丹参18克　红花6克　牛膝18克　地龙12克　银花15克　连翘24克　地丁12克　生薏米24克　青木香12克　甘草6克　丝瓜络15克

9月25日四诊：疼痛全消，麻木减轻，下肢各处脉搏已现，已能下地活动。心脏疾患亦见减轻，睡眠好，食纳亦佳。仍遵上方再服 4 剂。

共诊疗 5 次，即获痊愈。

按：本例为热阻血瘀，以致脉络不通，因而下肢脉搏不起，与脉管炎相类，故用大剂活络清热消炎之剂以通脉络，使脉络通畅，血无瘀阻，自然脉搏复起，疼痛麻木均愈，心脏亦因炎症消除而机能恢复。所以治病当求其本，病因消除，症状自可消退。

【按语】

①治心兼要养肺、益肾。

心为君主之官，是人生化与生命的主宰，心力衰竭即有生命之危。所以，治疗心脏病，以保持心脏功能为主，不论内伤与外感，只要影响到心脏即须防止危至心衰。养心汤的方义，即在于首先保持与养护心脏功能。方剂的组合以补心安神为主，使心得以将养，佐以对症之药。临症化裁，亦须根据方义，以调补心脏功能为主，辅以对症治疗之药。再者，心与肺肾关系最为密切，在心脏虚衰之时，亦当兼顾肺肾。必须使生化有源，运化无阻，心脏机能才可逐渐恢复。另外，驱邪与补正亦要恰当地掌握，驱邪万勿伤正，补正勿致留邪。补养心脏与活血通脉二者不可偏用，如过补而不通则气血壅滞而生热，过通而不补则血源不足反致心脏虚衰。所以，舒气活血之药，必须在补气养血的基础上配合使用，不可只通而不补，以竭其源；亦不可只补而不通，壅而生热；更不能一味强心，此即犹如羸马驱鞭，促其早亡。

调治脏器之病，是借药物之功能以助脏器之机能，不能用药物来代替其机能，这是中医治病的原则。

用养心汤治疗心脏病，既可补助心脏机能，又辅以活血通络之药，使生化有源，供血无阻，心脏自无衰竭之危，而功能得药之助可以逐渐恢复。治风心病，虽不能恢复已经受损的心脏瓣膜及那些器质性的改变，但能减轻症状，提高生活质量，也能防止病变传变与影响他脏。遵此治病求因大法，则临床能收到显著之疗效。

风心病严重者，自汗如油，从额而下，齐颈而还，动则尤甚。每需用手绢置放颈胸前渴汗，十数分钟一换，是心衰至极之表现。经云：汗为心液。人在羞惭、惊吓紧张时亦有汗冒出，此从心而发者也，所以《素问·经脉别论》有"惊而夺精汗出于心"的记载，并有"生病起于过用"的告诫。临床上只讲供血不足，不讲供精、供气，治心不补肾、不补肺，单治心，效果并不好。

风心病、肺心病患者，一因常年心脏泵出血液及回流的不畅，一因肺功能低下升降出入的不协调，均使心脏郁血肿大、变形。子病及母而出现心源性肝脏肿大，甚至肝硬化形成，进而导致腹水产生。其因异，其果同。到脏器互相影响渐至衰弱之时，实难调治。虽调治得当，亦难保养。一曾住二院治疗3年的患者，心衰很难控制，强心剂多用一点则稽留中毒，少用些许则心衰失控，汗出如油。中西合作，控制3年，渐趋稳定，便在一次全院例行的大扫除时，从阳面病室搬到阴面病房，只一上午，则因阴冷环境而外感风寒，翌日即死于非命。将养之难若此。有的因祈求医师多抽些腹水，减少憋胀闷之苦，而不久毙命。

②急则治标，有故无殒。

曾治一产妇，27岁，因风心病心衰，孕十月行碎胎引产术后，少腹满如敦状，自脐以下至阴部呈黑紫色，喘息不得卧。急请邢师会诊，适吾亦在侧。师曰：此即《金匮要略》妇科杂病所载之"少腹满如敦状，小便微难而不渴，生后者，此为水与血俱结在血室也"。当攻水破血以消蓄结之水血，拟消瘀利水剂。药用：归尾15克，赤芍12克，川芎15克，桃仁6克，土元6克，红花5克，木通9克，茯苓15克，泽泻12克，车前子12克（布包），生薏米30克，茯苓皮18克，冬瓜皮15克。

2剂则小便爽利，腹满敦状减轻，瘀黑之少腹非再满处黑紫，而成斑片状。已不喘息。再宗上方继服，而瘀黑色变成赤红、深红色。再数剂，敦状少腹已无坠沉之感，已能平卧。收效之速，妇科医师均为之咋舌。产后用此逐瘀重剂，学徒惊讶。师曰：此亦有故无殒亦无殒也。后加补气药，获痊愈出院，心衰亦安而无恙。

三、养心汤治疗肺心病

慢性肺原性心脏病，是因肺气虚弱后影响到心脏机能失调而形成肺心俱病。属于中医痰饮、咳喘、水气病的范畴。如《金匮要略·痰饮咳嗽病脉证并治》中"咳逆倚息，短气不得卧，其形如肿"的支饮，即相当于现代医学的慢性支气管炎、支气管哮喘、肺气肿、肺原性心脏病等。其致病原因，多因咳嗽痰多而引起。肺司呼吸，脏腑之气皆上朝于肺，脾气散精上归于肺，肺虚感邪往往影响痰饮形成留结于肺，阻碍呼吸清肃出入升降功能而病咳嗽。《素问·咳论》谓："五脏六腑皆令人咳。"火咳则伤肺。肺与心有血气相依之关系，心营肺卫，吐纳相关。肺气不足往往影响心气亦虚，心气不足则心衰。心肺气血不足则心肺俱病。且肺气之鼓荡是血循环之动力。心肌本身与身体各组织细胞能源的供给与代谢产物的排放，全仗赖肺与心的功能。肺气虚弱势必影响心血之流通，所以久咳、久喘之肺疾每每影响心脏而成肺心病。初时影响心脏功能，渐而血流不畅，影响到心脏器质性改变，甚至于波及到肝肾，而成心原性肝肿大，心原性肝硬化，心原性水肿……因此，治疗肺心病当以养心理肺化痰止咳为主。养心即可以保持心脏功能，理肺化痰止嗽平喘，可以清除肺病之源。如波及于肝肾兼治肝肾。但治肝肾与治肾不同，心病波及于肝，多致肝脏郁血而肿大。心肺波及于肾，多致水道不利而浮肿。且肾为生气之源，心肺之机能有赖肾精之生化，肾气不足可以影响心肺气虚。所以治肺心病必须注意肺、心、肾三脏之相互关系。

治疗慢性肺原性心脏病，用邢氏养心汤合调肺止嗽饮为基本方剂。养心汤补养心气以保持和加强心脏功能，调肺止嗽饮宣肺化痰止嗽以恢复肺脏功能，使心肺功能增强，自无肺心病之发生。喘促纳气困难者，正如《难经》所谓之"呼出心与肺，纳入肾与肝"，补下焦肝肾之功能以助吸纳之正常，肾气虚者补肾气以助心肺之机能更为重要。如有其他兼证，可以随其表现之症状而灵活加减。

方药：

当归 12 克　炒白芍 12 克　茯神 15 克　远志 10 克　龙骨 15 克　炒枣仁 24 克　沙参 15 克　太子参 15 克　瓜蒌 15 克　枳壳 10 克　桔梗 10 克　川贝母 12 克　紫菀 12 克

方中当归、白芍养血，中医谓"心生血""肝藏血"，宗"虚则补其母"意，养血柔肝，增加血源，以生动力。茯神、远志、枣仁、龙骨补心安神，合枸杞、山萸益肾养精，沙参、太子参益气补肺，调理心、肺、肾之功能，使心得养而血运有力、收缩、舒张平衡，而喘促得以安息。瓜蒌、枳壳、桔梗调肺之功能，一疏一降一升，使胸膈舒展，吸纳有序，呼吸道不能闭塞，肺气不能郁滞，正常行其"相傅之官，治节出焉"的职能，以调整氧的吸入和二氧化碳等废物的排出。川贝母合茯神、紫菀、冬花化痰止嗽，一生一利以减少呼吸道分泌物的产生，使已分泌出的物质得以稀释，排出时滑利通畅。宣肺化痰，调治时宣、化、降、升，使远近、大小呼吸道不至于阻塞、狭窄，增强了肺泡换气功能，使呼吸道畅通，自无咳喘之病。

心慌自汗加黄芪 24 克，牡蛎 18 克，五味子 10 克，浮小麦 24 克。

痰多胸憋加莱菔子 12 克，白芥子 9 克。

浮肿小便不利加茯苓皮 24 克，桑白皮 24 克，泽泻 6 克，生薏米 30 克，车前子 10 克。

紫绀甚、肝肿大者加丹参 15 克，红花 6 克。

消化不良加厚朴 9 克，焦三仙各 12 克。

肾虚不能纳气加冬虫夏草 6 克，鹿茸 1.5 克，蛤蚧粉 5 克（冲服），沉香 5 克。

如肺心病病人，由于外感影响，心包结热，往往出现谵语，烦乱，昏迷，两目上窜，气促痰鸣，舌绛无苔，甚者舌如猪肝样，脉象弦细而数，即属于痰火闭结之证，西医称为肺性脑病。治法与肺心病大异，当清热豁痰宣窍急开其闭，选羚羊角散加减。

方药：

羚羊角 6 克（另煎）　钩藤 9 克　石菖蒲 6 克　郁金 9 克　橘络 12 克　瓜蒌 18 克　天竺黄 9 克　胆南星 9 克　桔梗 9 克　甘草 6 克

方用羚羊角、钩藤清肝息风；石菖蒲、郁金、瓜蒌、橘络、桔梗、天竺黄、胆南星通络开窍涤痰，清胸膈心肺之结热；木通、甘草清心泻火利水使热有排路。

热甚昏迷不醒者加牛黄 1 克（冲服）或安宫牛黄丸 1 丸，以开窍醒脑。

抽搐加僵蚕 12 克，全蝎 5 克，桑枝 15 克。

兼有外感加葛根 12 克，连翘 15 克，芦根 12 克。

气喘神衰加西洋参 6 克，沙参 12 克。

以上两证，虚实悬殊，治法迥异，辨治有误，祸不旋踵，故辨治不可不慎。如痰火实闭之证而用温补之药则加剧其闭，反之，虚衰之证而用攻伐之药亦促其危。更有心肺虚脱、肝风内动之危证，颇难挽救，如肺心脑病者是。急以补肾养心、祛痰息风之剂以冀万一，开窍醒脑是为首务。辨之不可不详，治之不可不慎。

【病案选录】

案一：心肺肾虚，支饮咳喘

齐某，男，61 岁，工人。入院日期：1973 年 9 月 15 日。住院号：86021。

1973 年 9 月 23 日初诊：1962 年出现咳嗽、咯痰、气短，稍有心烦，夜间不能仰卧，每于感冒后加重，冬季增剧。近 2 个月来，不能躺卧，出现下肢浮肿。心率 118 次 / 分，偶发早搏。心电图示：肺型 P 波，后壁心肌梗塞。唇、指紫绀明显，颈静脉怒张，眼睑浮肿。肝大于右锁骨中线肋下三横指。肝颈反流征（＋），腹水征（＋），尿少，尿蛋白（＋＋＋）。结膜充血，抬肩喘息，言微难复，痰多不爽，食纳极差，夜间气短更甚，需要吸氧。舌绛涩，苔厚腻，脉浮虚而促。西医诊断：冠心病，肺心病，心衰。

病症分析：心营肺卫息息相关。感冒后肤表受邪，营卫不和，波及心肺，又因喘咳多年，内脏失调，心肺肾俱虚，肺肾虚吸纳无力，故抬肩喘息。肺为水之上源，肺气虚衰，不能通调水道，水道不利，水气不化，留于肌腠，故出现浮肿。津液留聚，故生痰。肺气虚，故痰吐不利，喘促甚剧，呼吸不能接续，故言语不续，言微难复。心肺气虚，气血郁滞，日久心肺郁血梗塞淤阻，肝脏亦因郁血而肿大。气血运行不畅，水湿不能运化，则内停或四溢，故产生腹水及水肿。肾虚，精不能藏，蛰封失司，则蛋白漏出。肾虚，膀胱气化不行，则小便不能排出而尿少。拟养心理肺、补肾纳气、祛痰止咳之剂。

方药：

当归12克　茯神12克　远志6克　炒枣仁18克　枸杞12克　元肉12克　瓜蒌15克　桔梗9克　川贝母9克　沙参12克　炙紫菀10克　炙杷叶12克　橘红12克　炙甘草6克

方解：当归、茯神、远志、龙骨、枣仁养心安神；枸杞、元肉补脾肾；瓜蒌、桔梗、贝母、沙参、紫菀、枇杷叶清肺化痰止咳；橘红合茯神理气化痰；甘草强心，并和诸药调中。

9月27日二诊：服药后诸症见好转，睡眠较好。宗前方去远志、龙骨、元肉，加山萸12克、胡桃肉12克以补肾纳气，加苏子7克、莱菔子12克以平喘宽膈。

10月5日三诊：心已不慌，咳痰亦减。仍遵上方服用。

10月12日四诊：病已大好，心功能有所恢复，但喘息未平，仍以养心定喘为治。

方药：

当归12克　炒枣仁20克　沙参12克　丹参12克　红花6克　炙麻黄5克　杏仁9克　白果仁6克　桑白皮12克　枇杷叶12克　陈皮12克　茯苓12克　焦三仙各6克

炙甘草 6 克

10 月 19 日五诊：喘咳已平，紫绀消失，夜间已能平卧，肿胀全消。上方去麻黄、桑白皮、焦三仙，加人参 5 克，远志 9 克，莱菔子 9 克。

调理半年，肝脏回缩，胸已不憋，食欲增进，宿疾基本治愈。

案二：心肺俱虚、胸中结热

何某，男，64 岁，干部。入院日期：1974 年 10 月 18 日。住院号：89558。

1974 年 11 月 20 日初诊：患慢性支气管炎 30 多年，每年冬季加重，春夏减轻。稍有感冒病情即加剧。1973 年 11 月，因感冒、咳嗽痰多、心慌心悸、胸憋气短、口唇指甲紫绀、尿少、全身浮肿急诊住院，经抢救好转，于 1974 年 5 月出院。近 1 周来，又因感冒咳嗽使病情加重，咳白色泡沫样痰，带有血丝，气短心慌，不能平卧，颜面浮肿，口唇紫绀，颈静脉怒张。两肺布干湿啰音，腹胀，有轻度腹水，肝右肋下可及边，剑突下四横指。心电图示：多发性室性早搏，陈旧性前间壁心肌梗塞。西医诊断：慢性支气管炎，肺气肿，肺心病。住院 1 个月，感染未能控制，咳喘，痰白粘，烦躁不安，胸腹内灼烧，球结膜充血，袒衣露胸，喜凉恶热，神情痴呆，多怒少言，夜不能卧，舌苔黄厚稍腻，脉促间歇多。

病症分析：肺气不宣，心气不畅，营卫不和，胸中结热，心肺受热邪伤灼，故见胸腹内灼烧，袒胸露乳，匍伏凉席，喜凉恶热；热扰神明，心脑缺氧，故烦躁不安，神情痴呆，夜不能寐；心肺虚衰，故心慌气短，咳嗽痰多；气血运行阻滞，氧供不足，废质不能排出，故口唇指甲紫绀；心虚有热，故脉促不整，频发早搏；久病心脏郁血肿大，子病及母，而使肝脏郁血肿大。拟清热豁痰、清心除烦之剂。

方药：

瓜蒌18克　桔梗9克　川贝母9克　栀子9克　天竺黄9克　胆南星9克　莲子心6克　连翘心9克　麦冬12克　龙胆草9克　菊花12克　郁金9克　朱砂5克（分2次冲服）甘草6克

方解：瓜蒌、桔梗、川贝母、麦冬清肺化痰止咳，栀子、莲子心、连翘心、郁金清心解郁通窍，天竺黄、胆南星、龙胆草、菊花清心肝之火而除烦涤痰，朱砂、甘草和中宁神除烦。

11月24日二诊：病情稍有好转，咳痰稍利，喘嗽减轻，烦躁略安，已能入睡。再以上方加黄连9克、石菖蒲6克清心开窍除烦。

11月28日三诊：神志尚不太清，时时沉睡，口舌干燥，仍是心肝火盛之故。再拟清热豁痰开窍之剂。

方药：

橘络9克　川贝母9克　石斛12克　沙参12克　桔梗9克　花粉15克　石菖蒲6克　郁金6克　连翘12克　木通9克　西洋参5克（另煎）羚羊角3克（另煎）钩藤6克　炙甘草6克

12月5日四诊：痰火清，神志已清楚，已能安卧，胸中灼热感减退，咳喘亦平，紫绀消退，脉亦缓和，早搏转为偶发。前方再加丹参12克，红花5克，瓜蒌15克，以改善循环，缩小肿大之肝脏，除却宿疾。

以后遵上方逐减清心除烦药，渐加养心活血药，以解心肝之郁。经治半年，病情大好，精神恢复，宿疾均有减轻，出院调养。

【按语】

《内经》谓："出入废则神机化灭，升降息则气立孤危。"在心肺这样生化之宇的脏器方面，更显重要。故案一可以心肺肾调治，图以缓；案二出现肺性脑病，昏睡躁烦，急以醒脑为治，调已趋孤危之气，使痰不壅塞，呼吸道通畅为急务，是"急则治标"法也。

《难经·十四难》虽谓"损其肺者益其气"，但临床补气时却要注意要补肺气，用人参、太子参、西洋参、沙参益气养阴润肺。除自汗固表可用黄芪外，肺气虚者不可用益中气之黄芪、党参之类。临床见有用党参作为生脉散主药而治冠心病，久服使患者中满腹胀、呃逆不止者。党参补中气而不能补肺气，中气因补益而满胀，此错补之贻患也，慎之。

肺病、心脏病与生物的节律及发病与向愈的时间性，有指导治疗疾病在什么时间服药效果最好的意义，但经人为调理，已经用药恢复，自身调节呈现紊乱的时候，这一规律受到破坏。一些学者对生物节律与疾病进行研究，如《日本医学介绍》2000 年（第 21 卷）第 2 期即有专辑讨论。

对于疾病与时间的研究，在《内经》时代即有记载，如"肺病者，下晡慧，日中甚，夜半静""心病者，日中慧，夜半甚，平旦静"。这些论述对肺心病的预防与调治也有一定意义，有待进一步研讨。

肝脾肿大

疏气活血　视病情适调比值

　　肝脾肿大属于中医所谓癥瘕、积聚、臌胀的范畴。癥和积是按之有形，固定不移，痛有定处，痛胀较盛，病在脏，属血分；瘕和聚是形状不定，聚散无常，痛无定处，攻窜作胀，病在腑，属气分。《难经·五十五难》谓："积者五脏所生，聚者六腑所成也。"《难经·五十六难》中曰："肝之积，名曰肥气。""脾之积，名曰痞气。"隋代巢元方《诸病源候论》卷十九中，对"积聚病诸候"有六论，对癥瘕病诸候有十八论。唐朝孙思邈《千金要方》第十一卷肝脏专篇中"坚积聚第五"有七癥八瘕之叙述。《金匮要略·疟病脉证并治》中谓："病疟……不瘥，此结为癥瘕，名曰疟母。"这是疟疾病久治不愈，疟原虫侵袭肝脾令其肿大而成为虫臌的写照，与丝虫病、血吸虫病导致肝脾肿大成为坚癥机理一致。所以说，肝脾肿大是癥瘕、积聚、臌胀中的一个病症。

　　但凡是腹腔内不管上下左右属脏属腑有包块形成，不论是功能性或器质性的，不论是气聚或者是血积，都属于癥瘕积聚的范畴。

　　现代医学上引起肝脾肿大的各种疾病，胃肠道或腹腔、腹壁的肿瘤，子宫的肌瘤，卵巢的囊肿，胃肠功能紊乱的鼓肠充气，肠系膜淋巴结核等，都可以癥瘕积聚论治。

　　癥瘕积聚，多由七情郁结，饮食内伤，虫毒侵淫，痰湿交阻，寒热失调，气滞血瘀，导致肝脾受损，脏腑失和，日久气机阻滞，瘀血内停，渐积成病。肝脾为藏血统血之脏，肝脾气滞血瘀日久，每致肝脾肿大。肝脾肿大，藏统失司，血循环受阻，影响水道渗利，多有腹胀水肿，甚至影响生化功能，血液检查亦每有改变。所以，治疗此类疾病，先以舒气活血、软坚消积为主，调治之时，散结、软坚视其病情适当调用，或三分气药七分血药，或七气三血，或对半用之，使气血疏通，瘀血消散，积块自可消除。继以调理肝脾肾的功能使其复常，肝脾肾机能恢复正常，则生化功能亦会很快恢复。

凉血软坚　攻而勿伐
凉血勿凝　消散为主

　　凉血软坚汤方：

　　归尾　赤芍　丹参　丹皮　鳖甲　柴胡　青皮　三棱　莪术　腹皮　槟榔　茯苓　泽泻　泽兰叶

　　归尾、赤芍、丹参养血活血以消瘀；丹皮、鳖甲凉血软坚柔肝脾；柴胡、青皮舒肝；三棱、莪术攻坚散结止痛；腹皮、槟榔降气除胀；茯苓、泽泻、泽兰叶行水通经以散水停。

　　肝脾火郁，触之坚硬者，加土元、水蛭、没药，或桃仁、红花、山甲、皂刺。

　　血热者加栀子、茜草、生地、元参。

　　血小板减少者加阿胶、鱼鳔珠、旱莲草。

　　白细胞低下者加沙参、太子参（或西洋参）、龟板。

好饮者，湿聚痰凝加枳椇子、浙贝母、橘红、牡蛎等。

热毒瘀结者加银花、半枝莲、连翘。

便血吐血者加槐花、大蓟、小蓟、仙鹤草。

久疟致肝脾肿大者加常山、草果仁截疟。

小儿肝脾肿大呈蛙腹者消食杀虫，加使君子仁、苦楝皮、胡黄连杀虫治疳疾。

【病案选录】

案一：肝脾结热，水湿内停

褚某，男，62岁，干部。入院日期：1974年1月18日。住院号：87221。

1974年1月28日初诊：患者2月前发现左上腹有一肿块，未介意。近20天来，自觉肿块明显增大，伴阵发性刺痛，可自行缓解。精神、食欲尚好。查体：肝大2厘米，脾大肋下14厘米，质硬。腹壁静脉曲张。腹部膨隆，有腹水。神情稍有躁烦，语言躁急。二三日不大便，腹部憋胀，触左中腹较硬。舌苔黄腻，脉弦。西医诊断：①脾大待查。②骨髓硬化症。③慢性粒细胞性白血病。

病症分析：神情躁烦，语言躁急，三日不大便，腹内发烧、憋胀，是中焦已有结热。腹内肿块阵发性刺痛，是脾脏结热肿大瘀阻之征。脉弦腹满是肝脾结热，水气不能运化，水湿内停。故拟清肝理脾、利水消胀之剂。

方药：

陈皮12克　大腹皮12克　厚朴15克　猪苓12克　茯苓25克　泽泻12克　沉香6克（后下）　槟榔15克　木通9克　车前子9克（布包）　黄芩9克　大黄6克　大小蓟各12克

2月1日二诊：大便通，腹胀减，腹内烧灼感减轻。上方去大黄、黄芩、大蓟、小蓟，加清热活血之药。

方药：

归尾 12 克　赤芍 9 克　丹皮 12 克　栀子 12 克　猪苓 12 克　茯苓 18 克　泽泻 9 克　生薏米 24 克　木通 9 克　槟榔 9 克　厚朴 9 克　枳壳 6 克　大腹皮 12 克

2 月 7 日三诊：二便通利，腹水渐消，腹内已无灼热感，精神好转。遵前方继续服用。

3 月 20 日十诊：因感冒周身发烧，腹内又灼热憋胀，小便短少。急拟解表清热利便之剂。

方药：

葛根 12 克　连翘 15 克　瓜蒌 18 克　枳壳 6 克　藿香 15 克　厚朴 9 克　茵陈 18 克　茯苓 24 克　猪苓 24 克　泽泻 12 克　木通 9 克　车前子 9 克（布包）　大腹皮 12 克　黄芩 9 克　大黄 9 克

3 月 23 日十一诊：服药后，外邪解，内热亦清，腹内灼热感消除，质硬之脾脏亦稍变软，且见明显缩小，肝肋下只可及边。又以第二方继服。

调理半年，肝脾回缩较满意，腹水全消，腹内再无灼热感。8 月 20 日出院，疗效满意。

案二：久疟肝脾肿大，心气虚弱

杨某，女，60 岁，家庭妇女。

1975 年 8 月 7 日初诊：十多年来，每年要发作疟疾 1~2 次，寒战，浑身发抖，不能说话，十几分钟后可自行缓解。发作期间，肝肿大甚显著，病过后又有所回缩。近半月来，每日或间日发作 1 次。患者形体消瘦，面色黧黑，时觉心慌头晕，身困乏力，肝脾肿大，舌苔白腻，脉象沉细。

病症分析：阵发性寒战，每日或间日发作 1 次，属于疟疾。肝脾肿大是由久疟形成，疟邪潜伏不解，肝脾因热结血瘀而肿大，《金匮要略》中称为"疟母"。心慌头晕是心气虚弱，肝经郁火之故。面色黧黑、身困乏力是血瘀不行之征。治宜截疟以除病原，养心以安心神，舒肝清脾、活血消瘀以缩肝脾肿大。仿鳖甲煎、达原饮意以攻疟邪巢穴。拟舒肝清脾、截疟养心之剂。

方药：

当归15克　茯神12克　龙骨18克　钩藤9克　鳖甲15克　常山9克　草果仁9克　黄芩9克　炒槟榔9克　僵蚕12克　白蒺藜9克　菊花12克　何首乌18克　鸡血藤15克　南红花6克　炙甘草6克

8月10日二诊：寒热不作，心亦不慌，头晕稍轻，精神好转。前方去僵蚕、钩藤，加青皮6克理气散结以消肝脾肿大。

8月15日三诊：肝脾稍有回缩。仍以前方去常山、草果、黄芩，加丹参15克，丹皮15克，继服。治疗月余，肝脾回缩，恢复正常。

案三：小儿肝脾瘀热肿大

汤某，男，4岁。

1975年5月14日初诊：1年前发现腹部膨隆，四肢未见消瘦，食欲尚好，面色苍黄不泽，精神欠佳，大便时稀时干，小便黄。肝脏肿大，剑突下6～7厘米，右肋缘下4～5厘米。血象：血色素11克，白细胞计数45000/立方毫米，嗜酸粒细胞68%，淋巴细胞14%，多核细胞16%。西医诊断为嗜酸性粒细胞增多症。

病症分析：腹胀膨隆，面色苍黄，消化不良，大便失调，小便黄，是肝热脾虚之征。虽形体尚未消瘦，但病已年余不愈，肝脏肿大，已成小儿疳瘕之证。幸食欲尚好，未至消瘦，还有可救之机。拟清肝消瘕之剂。

方药：

当归9克　炒白芍9克　青皮4克　川楝子9克　郁金6克　金钱草9克　槟榔6克　厚朴6克　柴胡3克　枳壳6克　胡黄连6克　芜荑4克　使君子仁5克　陈皮6克　炒扁豆12克　鸡内金6克（冲服）

5月20日二诊：腹胀减轻，小便色清。仍以上方赤芍易白芍，续服3剂。

5月26日三诊：病情大好，腹胀渐消，大便正常，面色稍润，精神见好，肝脏有所回缩。再以前方去川楝子、郁金，加丹参9克，丹皮9克，草果仁6克。嘱可较长时间服用，以消肝脏之肿大。

案四：脾虚血瘀，中运失调

张某，男，36岁，教师。

1975年4月20日初诊：全身疲困乏力，小腿呈可凹性水肿近半年，腹胀食欲差1年。肝未触及，脾大4厘米，质硬。白细胞计数4000/立方毫米，血小板计数80000/立方毫米。舌绛苔腻，脉弦无力。西医诊断为脾功能亢进。

病症分析：腹胀食欲差是脾虚中运不健。中运不健，水湿下沉，故小腿浮肿。脾主统血，与肝脏互为功用，肝失疏达，脾失健运，中焦阻滞，气血不和，气滞血瘀，脾脏因瘀阻而肿大，属于中医癥瘕范畴。肿大后功能亢进，血小板、白细胞破坏吸收加速，故使血细胞检查时数值降低。治当舒肝理脾消瘀，以健中运之机。先疏气活血使气血疏通，则肝脾肿大可消，再疏肝理脾，则肝脾和调而中运健。拟活血消瘀破积之剂。软坚汤加减。

方药：

归尾20克　赤芍12克　丹参15克　鳖甲18克　青皮6克　三棱3克　莪术3克　大腹皮12克　枳壳6克　莱菔子12克　炒槟榔9克　陈皮12克　炒麦芽24克　茯苓皮25克

4月26日二诊：食欲增进，腹胀、浮肿见轻。三棱、莪术各增至5克，加大软坚之力，继服4剂。

5月2日三诊：病情逐渐好转，精神稍振。上方加生白术12克，生薏米24克，连服6剂。

5月12日四诊：脾脏柔软，腹已不胀，下肢无浮肿，两腿已有力。前方去攻破之三棱、莪术，加青木香12克、五灵脂12克以和气血。

调治月余，脾脏回缩，肋下可触及1厘米，白细胞计数维持在5000~6000/立方毫米之间，血小板计数增至185000/立方毫米，身体康复，上班工作。

【按语】

肝脾肿大与肝硬化有相同之症，亦有相同之病理，但亦有相异之处。虽然都是由于气滞血瘀，渐积而病，但硬变多因于瘀，肿大多属于热。《内经》谓"热甚则肿"。病机十九条有"诸胀腹大，皆属于热"的论述。肝脾肿大症，多见于热病或热性病后期，因热结血瘀而病肿大，多数是热病中的一个证，而不是一个主病。因此，治疗肝脾肿大，多以清热消瘀为主，但亦当求其病因而治疗。如疟疾肝脾肿大，疟疾缠绵不愈，肝脾已经肿大，仍当以治疟为主，兼清肝脾之热。又如案三，系小儿疳积，小儿贪食水果、冷饮过度，饮食失节，损伤脾胃，影响消化功能，致成脾虚，再兼肝脏瘀热，则肝热脾虚。木邪侮土，脾虚消化不良，冷饮结滞，则腹满而胀。肝脏结热日久热瘀而肿大。肝脾同病，其外症则见面色苍黄不泽，肝热则小便黄赤，脾虚则大便失调。严重者面黄肌瘦，低烧不退，腹如蛛、蛙，精神疲惫，食纳渐少。再迁延失治每有危及生命之虞。治疗此病以健脾清肝为主，健脾以扶正，清肝以除热邪。不能舍因而治标，只消肝脾肿大。其他热性病发现肝脾肿大，亦当治本，兼治标症。病因是本，症状是标，善治者标本兼顾，攻补恰当。同时，一脏有病，防其波及他脏，调其相生之机，制其乘克之逆，则重病可以逐渐转轻，不至于恶化。以往认为，小儿疳病难治，大率是因误服攻下克伤脾胃之药，或苦寒伤胃之剂，致使中气败伤，屡攻屡败，仍不醒悟，终致不救。如果病已危重，亦当调其脏器机能，使其逐渐恢复，即有可愈之机。如一味攻伐祛邪，戕伤正气，脾胃败绝，则成不治之症。

《内经》有教曰："大积大聚，其可犯也，衰其大半而止，过者死。"并谓："无盛盛，无虚虚，而遗人夭殃，无致邪，无失正，绝人长命。"《素问·标本病传论》有治疗标本的机动性的教导，临床应深研熟记。

还有一些没有什么不适症状，只是体检做 B 超检查时诊断为"脂肪肝"的，有时只需要减肥，控制高热量、高脂肪饮食，戒酒，加强运动量，即能改善，无需特殊治疗。

临床还见有丝虫病、血吸虫病出现乳糜尿与肝脾肿大者，与疟疾肝脾肿大机理一致。如在出现乳糜尿时即积极治疗，不致影响到肝脾肿大，较为好治；若已肿大，缩小较难；若出现淋巴水肿，肢如象腿，则病已成。

曾治一丝虫病乳糜尿患者，杨某，女，41 岁，干部，住院号为 82565。1972 年 6 月 21 日初诊，小便浑浊十余年，时轻时重，肝脾稍有肿大，近日浮肿增剧，腰困乏力，头晕心悸，尿蛋白阳性及红白细胞多数。幼时曾在安徽居住多年，经反复检查，无丝虫蚴，仍诊为乳糜尿。邢师认为此为白浊范畴，因脾肾虚湿热下注所致。脾肾虚，渗利封藏失职，故小溲不能分清，浑浊而下。肾虚，水气不化，故浮肿，腰困乏力。湿热郁于血分，故使肝脾轻度肿大。拟滋肾健脾、分清降浊、清利湿热之剂。方选萆薢分清饮加减。药用：

萆薢15克　石菖蒲6克　猪苓12克　茯苓15克　泽泻9克　石韦9克　石莲子24克　生白术12克　生薏米24克　生山药15克　车前子12克（布包）　丹参15克　丹皮15克　牛膝15克　楮实子15克　桑寄生15克

调理月余，尿清肿消，肝脾回缩。

湿热下注，清浊不分，与脾肾功能有直接关系。肾司下焦主二便，职司封藏；脾为湿土，主运化津液。湿甚，运化失调，则津液不得敷布，肾虚封藏失职则精微物质渗出而不能吸收。《内经》谓："下焦者，别回肠注于膀胱而渗入焉。""故水谷常并居胃中，成糟粕而俱下于大肠而成下焦，渗而俱下，济泌别汁，循下焦而渗入膀胱焉。"下焦肝肾又主小便，湿热下注，影响济泌别汁之功能，则津液中之较大细胞如蛋白、脂肪、白细胞、红细胞、糖等大量渗出，小便呈浑浊之象，甚则如膏如脂，致有营养之物质随小便而排出，既影响了津液渗灌之功能，亦丢失了水谷所化之营养精华，造成小便浑浊而身体虚弱。治宜调补脾肾，辅以清肝脾利湿热分清降浊之药，增强吸收运化渗泄之功能。湿热清除则不影响下焦渗利，肾固藏摄组织细胞，不妄张弛，则精华得以吸收而不得透渗排出，脾土健运则津液能运化而敷布吸收，凉血活血则肝脾不致郁热而肿大，加强了中焦如沤、下焦如渎的功能，既使不应排出的营养物质不得渗出，解决了"渗"的问题，又清热利湿分清降浊，调整了肾与膀胱的排尿作用，解决了"利"的问题。因此浮肿消，泌浊清，湿热解，肝脾缩。通补并用，渗利兼施，气血两顾，故获愈神速。草薢、石莲子、菖蒲，生白术、薏米、山药，猪苓、茯苓、泽泻，及丹参、丹皮、牛膝，合用之巧，渗利清通、分清泌浊之兼，实应为后学者效仿之制。

急性肝炎

湿热相交　民病黄疸

急性肝炎，小儿与年轻人易染，多由湿热郁结阳明，结毒影响肝胆疏利，郁蒸于肌肤、巩膜而成急性黄疸型肝炎；无黄疸型肝炎，是毒邪影响于肝，而胆道尚且通利，不致入血成黄者。

《内经》谓"湿热相交民病黄疸"，是说气候影响生物的发病。1979 年太原地区夏秋大热，且又阴雨连绵数十日，农民所种之白菜萎黄腐烂，收成大减，是冬，流行小儿急性黄疸型肝炎。《伤寒论》阳明病篇有发黄专论，其发黄原因谓："阳明病，无汗，小便不利，心中懊恼者，身必发黄。""阳明病，被火，额上微汗出，而小便不利者，必发黄。"又有太阴脾虚，寒湿在里的阴黄，谓之寒湿发黄，非时气所发，没有传染性，《金匮要略》有"谷疸、酒疸、女劳疸"之分。如今又有因食南瓜等摄入过多之黄色色素、胡萝卜素瘀结而全身肌肤黄染，惟巩膜不黄者，均非肝炎、黄疸之列。

清热解毒　利湿退黄　此为治肝病之要

急性肝炎属于外感发黄、湿热发黄。《素问·刺热》谓："肝热病者，小便先黄，腹痛多卧，身热。"这就是急性肝炎的早期诊断。湿热之邪外侵，饮食积滞内伤，肝胆郁滞，湿热内郁，胆红质不由肠道疏泄，回流入血而小便先黄，查尿三胆（+），即成肝炎。胆汁不能疏泄于肠道，则消化功能受阻，而出现腹满腹痛，不欲饮食，胆汁回流入肝入心，迷走神经兴奋而出现多卧、嗜睡，肠道不消化食物停滞，郁热不解，肝胆郁热不得排出，故出现身热。湿热熏蒸，巩膜首先黄染，络瘀湿热，则全身黄染，甚者，热越而生呕吐。

治疗大法：《伤寒论》有旨谓："小便利者，不能发黄。"人身发黄之理，皆因湿热，如黄痰、黄汗、黄带、黄涕……小便利，湿可排，热可清，湿热不能胶结，则"黄"不能形成。中医又有"湿热生虫"之谓，有水分滋养，有温度的生发长养，则生虫。细菌、病毒、微生物即"虫"之义。所以湿热可以结成"毒"而为害，清利湿热，使"毒"无生化环境，自可灭也。

所以，制茵陈解毒饮治疗急性肝炎，利胆退黄和中清湿热。

方药：

茵陈　猪苓　茯苓　泽泻　银花　连翘　板蓝根　山楂　炒麦芽　生薏米　甘草

方中茵陈、猪苓、茯苓、泽泻利水退黄；银花、连翘、板蓝根清热解毒；山楂、麦芽和中消食；薏米、甘草健脾清热。

大便色白如白陶土、狼粪者是胆道不通，加大黄、枳实。

兼外感发热者加葛根、薄荷。

腹痛甚者加柴胡、郁金。

【病案选录】

案一：湿热阻滞，肝胆失于疏泄

王某，男，7岁。

1976年2月20日初诊：5日前，发热恶寒，前医以外感治疗，热退而现巩膜黄染，腹胀不欲食，尿急尿频，尿短赤，舌苔黄稍腻，脉象弦数，尿三胆（＋），谷丙转氨酶800单位。西医诊为急性黄疸型肝炎。

病症分析：发热恶寒，尿频尿赤，是外感风热，小便不爽之症。热退而巩膜黄染，腹胀不能食，是湿热已结于里。《伤寒论》谓："伤寒瘀热在里，身必发黄。"此证外邪已解而热郁于里，故舌苔黄腻而脉弦数。拟清热利湿、疏利肝胆之剂。

方药：

茵陈12克　木通6克　黄芩6克　猪苓10克　泽泻6克　车前子9克（布包煎）　丹皮10克　栀子6克　金钱草9克　银花9克　甘草6克

2月23日二诊：已不尿急尿频，巩膜黄染消退，仍腹胀、不欲食、尿色黄，是湿热之邪虽解而中运不健。上方去黄芩，加陈皮6克、枳壳3克、莱菔子6克以宣通中焦。

1周后诸症皆除，半月后化验肝功能恢复正常。

案二：肝脾不和，湿热郁滞

彭某，女，6 岁。

1973 年 3 月 25 日初诊：病已四五日，大便白粘，腹胀，不能食，小便黄赤，舌红苔薄黄，脉象滑数。

肝功能化验：麝香草酚浊度试验 11 单位，麝香草酚絮状试验（＋＋），谷丙转氨酶 462 单位。西医诊为急性无黄疸型肝炎。

病症分析：腹胀不能食是中运不宣。小便黄赤、大便白粘是湿热中阻，肝胆疏泄不利。脉滑数是邪热内结。拟舒肝理脾、清利湿热之剂。茵陈解毒饮加减。

方药：

茵陈 15 克 猪苓 10 克 茯苓 10 克 泽泻 10 克 苍术 6 克 陈皮 10 克 川楝子 10 克 枳实 5 克 木通 10 克 大黄 6 克 甘草 6 克

3 月 29 日二诊：大便已转黄润，食欲仍差，是肝胆已利，中运不和。前方去大黄，加山楂、炒麦芽、神曲各 6 克以健中运。

4 月 2 日三诊：食欲已好，纳食增多，小便色已淡，大便正常。肝功能化验：转氨酶正常，麝香草酚浊度试验 9 单位，麝香草酚絮状试验（＋）。患儿已无任何不适。前方去川楝子、枳实，加连翘 9 克、板蓝根 9 克、金钱草 10 克以清余邪病毒。

急性黄色肝萎缩及亚急性肝坏死

《金匮要略·黄疸病脉证并治》中第十一节谓："黄疸之病，当以十八日为期，治之十日以上瘥，反剧为难治。"临床可见有患急性黄色肝萎缩者，初如感冒，高烧二三日后全身发黄，躁烦不安，骂詈恼怒，七八天后加重，出现嗜睡、昏迷、甚至抽搐、死亡。此因表证热邪不解，热邪入里，郁热而发黄。正如《素问·刺热》谓："肝热病者，小便先黄，腹痛多卧，身热。热争，则狂言及惊，胁满痛，手足躁，不得安卧。庚辛甚，甲乙大汗，气逆则庚辛死。"这一生物节律与疾病的关系，《内经》《伤寒论》中均有阐述，确有其临床意义。

表证郁热发黄，七八日高烧不退昏迷者，急当注意发生黄色肝萎缩。初如外感，便溏泄泻，全身黄染，注意亚急性肝坏死。此症往往百分之百死亡。临床往往认为此为肝昏迷重症。这时如用解表清热开胸豁痰宣窍之剂，即可转危为安。此种症状，虽亦属肝昏迷症状，但与肝病晚期发现之昏迷不同。肝病晚期发现昏迷者，多为肝功能衰竭，肝风内动，必然精神短少，皮肤枯燥，乃五脏制化，失于平调，脏气将绝，所以很难挽救。而急性发作者，是一时闭结，火热生风，多是厥阴心包症状，神志昏迷而神气尚存，皮肤不枯，有时胸部拒按而痛，此属闭厥之证。可用清热息风、豁痰宣窍之剂以开其窍，再兼解表之药以解外邪，使表热退而里热也解，在瞬息之间可以清醒。

方药可用葛根、银花、连翘、瓜蒌、石菖蒲、郁金、半夏、犀牛角、玳瑁、柴胡、青皮等。

慢性肝炎

治肝之病　以舒为主　虚不宜补

慢性肝炎往往很久不愈。临床表现除肝大外，外症不很明显，自觉症状多是疲乏无力，消化不良，大便不规律，有的肝区疼痛，甚至脾脏亦肿大。化验检查，肝功能多不正常。邢老认为，其致病之因，多是肝郁气滞，人在思想不遂、心情不舒之情况下，气郁血结，食欲不振，渐致精神抑郁，两胁疼痛。中医谓，木郁克土，因肝性舒达，不达则郁而伤脾，肝气郁滞影响内脏气血循环受阻，所以容易引起肝脏郁血而肿大。肝脏气血不和，故胁肋疼痛；气郁不舒，故精神疲倦。根据临床经验，用逍遥散加减治疗慢性肝炎多收良好效果。如因肝脾结热而致肝脾气血郁滞者，用清肝饮以清肝脾结热，亦是逍遥散之变法。如肝脾肿大者，以肝脾俱为藏血之脏，血郁故肝脾肿大，则当舒气活血以清肝脾之郁血。病情严重者，酌加活血行气消坚之药，使气血通畅，坚积消除，则肝脾自可复常。但攻之不可过急，须攻补兼施，以舒为主，万勿损伤正气致伤肝脾功能。补之亦慎用填涩之药，勿使气血壅阻不得通畅。前人谓肝病难治，肝无补法，即因肝性舒达，肝主藏血，郁则为病，舒则条达。所以，邢老认为治肝之病以舒为主，虚不宜补，实不可过攻，必遂肝脏条达之性，适其肝脾制化之机，乃为治肝病之善法。参芪温补之药，多不宜于肝郁之病，纵有因脾虚而肝郁者，亦宜少加参术补脾之药与舒肝之剂合用，不可纯用温补，因肝病温补多致热郁，热郁则气血不畅，失其肝脏条达之性，而滞少阳生发之机。肝与脾之关系至为密切，肝病及脾，脾病及肝，在病机上往往相互影响，但治法上脾病肝病迥然不同。治脾宜补，治肝宜舒，肝郁而病脾者以舒肝为主，调脾为辅，脾虚而肝郁者，补脾之中必兼舒肝，否则肝郁克土，脾亦不能调。《金匮要略》即提出治肝之病必先实脾。在脾脏不虚的情况下，虽不必补脾，但亦需顾及木邪克土之机。肝郁而实者，则当先舒而后调之，不能不舒而先用调补助益之法。另一方面，脾实之病亦当注意舒肝。若脾实肝郁则失其运化之机，而成滞实之证，亦宜疏通利导使脾土不郁。

舒肝理脾治疗慢性肝炎

邢老认为，慢性肝炎多因肝脾郁滞兼湿热内瘀，以致肝脾功能失常，故病情较为复杂，必须使肝脾调和，肝气条达，湿热不致内郁，才可逐渐治愈。故自拟舒肝理脾饮以舒理肝脾以治肝。

舒肝理脾饮方：

当归　赤芍　柴胡　青皮　元胡　川楝子　焦山楂　鸡内金　茯苓　生薏米　半枝莲　板蓝根　甘草

肝肿大者加丹参、红花、三棱、莪术、鳖甲、郁金，肝区痛甚者加没药、灵脂。

背困乏力者加桑枝、鸡血藤、续断、杜仲。

恶心呕吐者加竹茹、枳实。

腹胀腹满者加厚朴、莱菔子、槟榔、腹皮。

肝功能异常久不复常者加苏木、土元、桃仁、泽泻。

便秘者加大黄、郁李仁。

便稀加白术、山药、扁豆、草果仁。

【病案选录】

案一：肝脾郁滞

刘某，女，40岁，工人。

1976年8月20日初诊：1年多来，全身疲困乏力，食欲不振，肝区不适，时有刺痛，腹胀，消化不良。西医以保肝药治疗无效。肝功能化验：麝香草酚浊度试验8单位，麝香草酚絮状试验（＋＋）。舌苔滑腻，脉象沉弦。

病症分析：全身疲困乏力，食欲不振，肝区不适，时有刺痛、腹胀、消化不良，是肝郁气滞、肝胃不和、脾不健运之征。肝区不适，时有刺痛，是肝脏瘀热。脉象沉弦，是肝郁而邪热不得外达。拟舒肝调中之剂。

方药：

当归12克　炒白芍12克　柴胡7克　丹皮12克　川楝子12克　郁金10克　厚朴10克　青皮10克　枳壳6克　广木香6克　炒槟榔10克　焦三仙各6克

8月30日二诊：病情大有好转，食欲增进，腹胀明显减轻，肝区疼痛不适感消除。前方加丹参12克，红花5克，继服6剂。

以后，遵上方随症加减，治疗2月，病获痊愈。

案二：肝郁脾虚，气滞血瘀

张某，男，36岁，汽车司机。

1995年3月10日初诊：疲困乏力、肝区疼痛、脘胀腹满、恶心2个月。查肝功能异常：麝香草酚浊度试验12单位，麝香草酚絮状试验（＋＋），谷丙转氨酶正常，

HBsAg256单位。其面暗萎黄，脉象弦细稍数。

病症分析：面色晦暗，澳抗阳性，是肝经气血郁滞；脉象弦细数是血热有瘀；疲困乏力，脘胀腹满，乃木不疏土，运化受阻，肝脾不和之兆。拟舒肝理脾、化瘀解毒之剂。

方药：

当归15克　赤芍15克　丹参15克　红花5克　柴胡12克　青皮10克　元胡12克　川楝子12克　郁金12克　半枝莲15克　草河车12克　山楂12克　泽泻12克　生薏米30克　炒麦芽20克

每周4剂。

3月20日二诊：肝区疼痛减，腹胀轻，纳食增进。上方去元胡、川楝子，加茵陈15克，土元6克，清肝胆之瘀热，以消萎黄。加丝瓜络12克以消络中之瘀热。

3月30日三诊：面色已显红润，腹胀已消，身体已不劳困。上方加丹皮15克清血分之瘀热。

以后遵上方加减出入，2月后，肝功能复查HBsAg（－），其他项目亦趋正常。毒消热清，内环境改变，使病毒无适合繁衍之环境，则HBsAg亦转阴。

【按语】

《金匮要略》首篇《脏腑经络先后病脉证》中以肝病为例，提出治疗疾病的大法："夫治未病者，见肝之病，知肝传脾，当先实脾，四季脾旺不受邪，即勿补之。中工不晓相传，见肝之病，不解实脾，惟治肝也。"说明治肝补脾的要妙。

肝脾关系相制相助而为用，关系极为密切，肝病可及脾，脾病可及肝，在病机上往往互相影响。但治法上肝病脾病迥然不同，治脾宜补，治肝宜疏。肝郁而病脾者以舒肝为主，调脾为辅。脾虚而肝郁者，补脾之中必兼舒肝。脾实之病亦当注意舒肝，若脾实肝郁，则失其运化之机，而成滞实之证，因而，在脾实不运之时亦宜疏通利导使脾土不郁。前人谓木能疏土，即此意也。所以，肝脾同病者，必辨明其是脾病影响于肝或是肝病影响于脾，分别先后缓急而调治，不可乱施攻补。否则，以补脾之法治肝易使肝郁不达，以舒肝之药治脾易使脾气更虚，舒补失当，病不能愈。

再一方面，情志为用，肝主怒而脾主思，怒则气逆，思则气结，肝脾不和而为病。因此，治肝脾之病，又当和其情志。情志产生于气血，气血与情志有密切之关系，血气多少与情志疾病均有关联。所以中医学在生理病理治法上均注意五脏情志气化生制之关系。此又是中医学志意精神与脏器机能相结合之机理，在医学上实有极重要之价值，应当进一步深思而研究之。

前人谓肝病难治，即是谓人生一世志意不遂，急躁忿怒之事屡有，多思善虑之情常发，最易出现肝病，肝病出现后难以调治。又谓"肝无补法"，即是谓肝性舒达，肝主藏血，郁则为病，舒则条达。所以治肝之病以舒为主，虚不宜补，实不可过攻，必遂肝脏条达之性，适其肝脾制化之机，乃为治肝病之善法。肝病脾虚不能用参芪术温补之药，因肝病用温补多致热郁。气有余便是火，补气药不可用，如需用时亦宜少加参术等补脾药与舒肝之剂合用，不可纯用温补。肝脏体阴而用阳，不是不能补，补血药可以用，补气药则慎重。

用药以当归、赤芍、丹参养血柔肝，补中寓通。丹参一味，可抵四物，养则血源充足，通则肝体可柔，血无郁滞，合丹皮之凉血清肝又有消瘀之功，则血中无热可积。湿热生虫，无热无湿留聚，则"虫"无生存环境，病毒、细菌、衣原体等皆"虫"之义也。合柴胡、青皮、茵陈疏利肝胆，使肝中代谢产物有路可排。半枝莲、泽泻等清热解毒，利水化湿，助肝肾令邪从水道外泄，则"虫""毒"无繁衍场所，HBsAg 自可由阳转阴。清理肝胆湿热，改善内环境，疏通胆道，通利水道，是调理慢性肝炎的大法。凉血不使凝滞，疏利不能大泻，解毒不用霸道药物，中西一理，用之慎矣！

　　临床肝功的化验值，只作为一个指标来参考，转氨酶高者，热毒犹盛，转氨酶已降者，热毒已轻。肝功能值由高转低者，抑或趋于正常者，则肝功能已复康。但要注意临床可见有病情恶化，病情进展者，虽化验肝功能加号减少或已消除，阳性者已转阴，却是说明病已濒危。曾见一早期肝硬化病人，住院 1 年，化验肝功全部正常，却在出院 2 个月后肝功衰竭，吐血而亡。临床一定要考虑到，化验值趋正常者，并不一定意味着肝脏彻底复康。因为病毒的繁殖，有高峰与休整期、活动期的差别，人体亦有抵抗力增高与降低的阶段。

肝　硬　化

活血柔肝治肝硬化

　　肝硬化属于中医"臌胀"病的范畴。肝硬化之发生，据中医观点，不论六淫外感，病毒侵袭，七情内伤，或者过度疲劳，急躁生气，情志内郁，饮食起居失常，酗酒美食，所有一切病邪，影响到肝脾不和，关系到内脏血气循环受阻，肝脾生克制化失衡，皆可波及于肝脏。气血阻滞，门脉循环障碍，肝渐肿大而硬，腹部膨胀，即成肝硬化症。有因肝炎日久不愈而成肝硬化者，亦有未发现肝炎症状而即发现肝硬化者。无论由肝炎转变而成，或由气血郁滞而成，其病邪之积，已非一日。如能早期诊断早期治疗，使气血通畅，营卫调和，则门脉循环无阻，不致成肝脏硬化。症稍久延，门脉循环稍有障碍，稍觉腹部胀满，尚可疏通肠胃、调理气血使肝功能恢复。若已成臌胀则营卫阻涩，气血壅滞，水气不行，津液漏出，溢而为肿。脏气损伤，难能速复，须缓缓调治，养血活血，柔肝软坚，健脾和中，利水渗湿，则肝脾生化之机恢复，相生相制而行其正常功能，则肝硬化之病可愈。

活血柔肝汤方：

当归 15 克　赤芍 12 克　丹参 15 克　红花 6 克　丹皮 10 克　鳖甲 15 克　青皮 6 克　川楝子 12 克　郁金 10 克　莱菔子 15 克　槟榔 10 克　生薏米 30 克

方中当归、赤芍、丹参、红花养血活血；丹皮凉血消瘀；鳖甲、青皮、川楝子、郁金舒肝理气，软坚散结；莱菔子、槟榔和中降气以除腹满；生薏米健脾利水，渗湿解毒。

血瘀甚者加土元、苏木。

硬化甚者加三棱、莪术。

兼黄疸者加茵陈、泽泻。

血分瘀热甚者加栀子、泽兰。

腹水重者加猪苓、车前子、赤小豆，或二丑、商陆。

毒热不散者加银花、半枝莲、板蓝根。

腹胀者加厚朴、大腹皮、沉香。

便稀者加生白术、山药。

纳差者加山楂、炒麦芽。

四肢、皮肤水肿者加冬瓜皮、茯苓皮、桑白皮。

酒精中毒引致者加枳椇子、葛花。

热毒痢疾者加黄芩、白头翁、黄连。

吐血便血者加血余炭、茜草、地榆、仙鹤草。

血小板减少者加鱼鳔珠、阿胶、旱莲草。

【病案选录】

案一：肝郁脾虚，气滞血瘀，水湿内停

赵某，男，54岁，干部。入院日期：1975年11月28日。住院号：92987。

1年前，因头晕恶心纳差，去市某医院就诊，发现肝功能不正常，经治疗，效果不显著。10天前，感冒，发冷发烧，腹胀腹大，市某医院诊为"肝硬化腹水"，转入我院。

12月15日初诊：面色苍暗，舌绛，舌两边瘀暗呈紫色，腹大，自觉憋胀甚，掌心发红而有瘀点，疲困乏力，小便不利，食纳减少，脉象弱弦稍数。拟舒肝理脾、行气活血、利水渗湿之剂。活血柔肝汤加减。

方药：

归尾15克　赤芍9克　枳壳9克　青皮6克　陈皮12克　厚朴9克　炒槟榔9克　大腹皮12克　莱菔子12克　生薏米24克　元胡9克　川楝子12克　炙甘草6克

12月18日二诊：腹胀稍减，小便增多。上方加丹参12克，丹皮12克，以加强消瘀之力，兼清血分瘀热。

12月23日三诊：面色稍华，舌暗紫有减退，腹憋见轻，小溲已利，食欲增进，精神好转。肝功能化验较前好转，麝香草酚浊度试验16单位，麝香草酚絮状试验（＋＋）。但头晕乏力，出汗多，乃心气不足，肝阳上逆热越之故。又拟清肝理脾、养心止汗之剂。

方药：

当归 12 克　炒白芍 12 克　茯神 12 克　龙骨 24 克　牡蛎 20 克　丹参 12 克　丹皮 12 克　茜草 12 克　黄精 18 克　生白术 12 克　陈皮 12 克　炙甘草 6 克

12 月 30 日四诊：出汗已止，精神亦振，二便通调，腹水大消，面色已不苍暗，头晕见轻。再从病本上治疗，以初诊时方加减服之。

方药：

当归 12 克　赤芍 9 克　丹参 12 克　丹皮 12 克　元胡 9 克　川楝子 12 克　枳壳 6 克　青皮 6 克　生薏米 24 克　生白术 12 克　茯苓 12 克　青木香 9 克

经过两个多月的治疗，腹水全消，腹围复常，肝脾显著缩小，肝功能恢复正常，肝硬化症基本治愈，二便自调，食纳增加。1976 年 3 月 8 日出院。

案二：肝郁脾虚，肝胃不和，水湿内停

朱某，男，41 岁，干部。入院日期：1975 年 3 月 13 日。住院号：90769。

1963 年发现身困乏力，喜甜食，厌油腻食物，肝功能化验不正常。1974 年 10 月，门诊检查肝脾肿大，白细胞计数 8600/ 立方毫米，血小板计数 55000/ 立方毫米，以早期肝硬化收住入院。

4 月 2 日初诊：肝病病容，面色苍暗，手背、颈项有蜘蛛痣，精神欠佳，腹大已有腹水，下肢浮肿，小便不利，胃脘不舒，有时呃逆，食纳减少，舌绛干涩，脉弦稍数。拟柔肝活血、和胃理脾、利水消肿之方。

方药：

归尾 20 克　赤芍 9 克　丹参 12 克　红花 6 克　丹皮 12 克　鳖甲 15 克　青皮 6 克　川楝子 12 克　郁金 9 克　桃仁 6 克　旋覆花 12 克（布包）　代赭石 15 克　大腹皮 12 克　茯苓皮 24 克　防己 12 克　赤小豆 18 克

4 月 6 日二诊：呃逆止，小便利，腹胀见轻。前方去覆花、赭石，加利水渗湿之生薏米 24 克。

4 月 10 日三诊：腹水减少，下肢浮肿沉困感均减轻，食欲增进，面色稍华。再以前方去防己、赤小豆，加柴胡 6 克以舒肝，姜黄 6 克以行气血，栀子 9 克以清血热。

4 月 16 日四诊：腹胀除，腹水消，站之稍久亦无下腹沉坠之感。再以前方去柴胡，加生白术 12 克以健脾渗湿。

连诊十余次，肝脾已有缩小，面色渐显红润。血小板计数升至 125000/ 立方毫米。于 6 月 5 日出院。

案三：寒热结滞，肝脾不和，肾虚关门失调，水湿内停

张某，男，29 岁，工人。入院日期：1973 年 12 月 28 日。住院号：87049。

1967 年患肝肾综合征。腹泻时轻时重，下肢轻度浮肿。1973 年 9 月腹泻加重，日五六次，呈黄色稀便，夹有不消化之物，逐渐食欲下降，小腹憋胀夜间尤甚，尿量减少，下肢浮肿。12 月 28 日来二院就诊：肌注时，注射之针孔出血不止。经检查：脾脏肿大至左肋下 11 厘米，边钝，质中等度硬，全身皮肤有散在性小出血点，右小指、左手背有蜘蛛痣，颈静脉轻度怒张，腹围 75 厘米，腹壁静脉怒张呈下行性。西医诊断：肝硬化腹水，脾功能亢进，慢性肾炎。

1974 年 1 月 10 日初诊：面色黧黑，便稀，日便 3~4 次，大便有里急后重感，舌绛，舌苔稍腻，脉弦细稍数。

方药：

归尾12克　赤芍9克　鳖甲20克　青皮6克　猪苓12克　茯苓12克　泽泻9克　丹皮12克　川楝子12克　郁金6克　白头翁9克　木瓜12克　黄连6克　干姜5克　炒扁豆20克　广木香6克

1月15日二诊：大便稍好转，日便2～3次，已无里急后重下坠感。再以前方去干姜、川连、白头翁，加厚朴9克、白术15克、藿香9克、大腹皮12克以和中理脾除胀止泻。

1月20日三诊：腹胀渐轻，便次减少，日便2次，浮肿渐消。去藿香、猪苓，加生薏米30克、山药15克，加强健脾渗湿之功，并防久利伤阴之弊。以后即以此方加减继服。

经过3个月的调理，大便正常，已成形，日便1次，腹已不胀，食欲增进，脾脏明显缩小，肋缘下可触及约5厘米。白细胞计数4800/立方毫米，血小板计数92000/立方毫米，肝功能化验正常，已无颈静脉和腹壁怒张之象。尿量亦正常，下肢已不浮肿。尿蛋白有时（＋），有时（±）。1974年3月20日出院。

出院时，为拟柔肝和血健脾补肾之剂，以善其后。

方药：

归尾12克　赤芍9克　丹参12克　鳖甲15克　陈皮12克　青皮6克　生薏米24克　炒扁豆20克　茯苓20克　泽泻9克　狗脊12克　楮实子12克

肝宜柔而不宜强

肝硬化是难治之病，非不治之病。一般肝硬化多由肝炎失治而得，更有因酗酒多年导致的酒精性肝硬化，因服避孕药、抗痨药物等引起的药物性肝硬化，亦须引起临床注意。

有酒癖者出现肝功异常即应劝其戒酒，晓以利害，以延其寿。若病将成或已成者，即在活血柔肝汤中加解酒毒之药，如枳椇子、葛花等，并助其消化，利其湿热，使毒邪迅速排出。

药物引致者，应停止相关药物的使用。服避孕药物引起肝功异常者，即应服中药活血柔肝，不宜用西药保肝治疗。所谓"保肝"，均不是调整肝的生理功能，而是促其分解解毒，肝硬化后解毒力低微，化学药物刺激反增其中毒。肝主疏泄，要疏利肝胆，调其功能曲直，要伸其屈曲之性，不能使其刚直。因此，在20世纪60年代，某中医研究所曾以"强肝丸"命名某药，遭到老中医的强烈反对，谓其非中医之术语。古人制方是"参天地，赞化育"，顺其性，益其能，所以有治臌胀、腹起青筋、木旺土败的"扶抑归化汤"，调治龙雷之火上炎的"絷龙汤"，以及"涵木养营汤""滋生青阳汤"等，很有理论和文学修养，值得后人效仿。

标实本虚　勿急于攻伐

肝硬化之形成，非一日之积，久瘀久郁则使面色苍暗而现肝病病容。血脉瘀阻不能华泽于面，而青褐之色随肝胆经络布于两侧，颧颐舌两边亦出现瘀暗之斑块。肝脏瘀而伏热，影响血络而呈"肝掌"、"蜘蛛痣"。治宜养血活血，凉血软坚。丹参、赤芍、丹皮、鳖甲凉血清热软坚，稍重者用桃仁、红花、土元凉血清瘀，以散沉积在肝胆经血络中固定或散在的瘀热，则肝掌、蜘蛛痣可消，舌边瘀斑可退。随着外在表现的消散，由外揣内，则知肝脏功能的恢复程度。青皮、鳖甲一气一血，凉血软坚，为软肝之主药，适加丹皮等凉血消瘀剂，做到凉而勿凝、消而勿伐，则肝脏恢复迅速，症状消除亦快。

有腹水内停，腹大腹憋满者，邢师用厚朴、槟榔、大腹皮、莱菔子等降气宽中药，使气行水行，气行血行，水得以消，胀得以减，实乃遵《金匮要略》调理水气之旨，使其"阴阳相得，其气乃行，大气一转，其气乃散"，气下水亦下，而不是用大剂利水药、攻水药行其克伐之功，那样会越攻越胀，越利越生。所以临床之时，万勿见臌见胀急于攻伐，以求速效。虽然《内经》有旨"中满腹胀，小大不利先治其标"，但肝硬化腹水已成之重症系本虚标实之证，攻伐峻下、腹部抽水是为治标急之法，肿胀暂消，倏忽即起，而脏器已损害之组织细胞未复，徒致脏气伤败，真气更损。若致生化之机停息，则促其猝死。临床不可不慎。所以，用柔肝汤养血活血，软坚散结，兼理气除胀，渗湿利水，图以缓治，使细胞组织活化，循环改善，水无渗漏，血不妄行，则其功能可渐恢复。邢师用软坚攻伐之剂必用小量，如三棱、莪术在5~10克。曾见有用大剂量而出现便血者，师曰："欲速则不达。攻伐太过，病退人亡，亦非医之法也。"

食道静脉曲张，颈静脉怒张，腹壁静脉曲张，皆门脉压高所致，活血消瘀促进循环可降低门脉压。曾有一肝脾肿大早期肝硬化患者，女性，36岁，门脉增宽，食管静脉轻度曲张，活血柔肝软坚汤治疗半年后，一切症状减轻，肝功能基本正常。10年后，该患者因胆结石症作胆囊切除术，其肝、脾、门脉一切正常。

肝硬化病人，因肝脏组织细胞的硬化和变异失其正常的生化解毒功能，使脾脏功能亢进，生成的血液因子破坏加速、死亡增快，而出现血小板减少。凉血软坚消瘀，不但可使脾脏缩小，肝脏柔软，且因血液环境的改变，而使肝脾生化功能恢复，外见怒张之颈静脉、腹静脉不再怒张，血小板计数直线上升，标志着肝硬化的改善，门脉压的降低。所以，如案三所举，即使是肝肾功能均已损害的肝肾综合征病人亦能得以复康，得到满意的疗效。所举病例全是在住院部各种症状难以消除缓解的情况下，请求中医会诊而取得很可观的疗效的，因此为志。

胃炎、胃溃疡

抑木和中　平肝降逆

和胃制酸　适辨寒热

胃炎、胃溃疡，属于中上腹痛范畴，主要以胃脘疼痛为主症。中医医籍中无胃脘疼痛的记载，而是包含在"心痛"、"心下痛"中。

除疼痛症状外，胸骨后、胃脘部的灼热不适感、嗳气、反胃、胃停滞不下的膜胀等症状，既包括了器质性病变的食道裂孔疝，逆流性食道炎，急慢性胃炎，胃十二指肠溃疡，以及胆囊炎，亦包括功能性（精神性）的空咽综合征，胃扩张，食管痉挛等。中医有胃气逆上呕而无物的干呕症，有声物俱有而立刻吐出的呕逆症，有食入即吐或频频欲吐之症，有停饮停食的哕症，有嗳气呃逆症，有吐酸水吐涎沫的反酸症等。

形成胃炎与胃溃疡的原因，一为饮食无序，饥饱失时，暴饮暴食，损伤脾胃，一为寒热不适，膏粱炙煿，饮料冰啤，积温积凉，一为情志影响，制化失衡，郁怒思虑，气逆气结。胃为仓廪之官，主受纳和消化食物，以和降为贵。又是多气多血之腑，故易瘀易结。受纳停留而不降，则生腹胀、憋痛、烧灼、嗳腐、呃逆、泛酸等症。脾和胃关系极为密切：胃主纳，脾主运；胃主消，脾主化；胃主降，脾主升；胃当通，脾当守；胃喜凉，脾喜温。所以中医诊治时脾胃要同时考虑。五行相生相克的理论中，又有木能克土、木也能疏土的理论，肝气横逆能克脾，肝气逆上能犯胃，肝气逆上，胃气下降，则出现食物逆流之变，出现呕吐、哕满、疼痛等症。临床有肝胃气痛的名称。所以，治疗胃病，一定要注意肝、脾和胃的关系。

疼痛之疾，一要注意寒，一要注意满。寒凝作痛，骤然发作，得温则安。满则不通，气结也好，食积也罢，气滞血凝的肿物也好，不通则痛，在胃多为胀痛，上下攻窜作痛，胸闷胸憋、满闷痞塞、嗳矢得舒、则是肝气横逆，当注意调理肝胆，和胃降逆。《苏沈良方》（卷四）中云："如腹痛时按之便痛，重按时却不甚痛，此乃只是气痛。重按时愈痛而坚硬者，当是有积。下之愈甚者，此乃虚寒证也。"方书有九痛者，曰虫心痛、注心痛、风心痛、悸心痛、食心痛、饮心痛、冷心痛、热心痛、去来心痛，亦可助分辨。

随着诊断技术的日益进步，胃镜的实施与普及，使食道与胃的诊断更加容易与明确。上消化道的炎症、溃疡、肿瘤，以及胆汁的逆流，不论器质与功能的病变，均可以在镜检下一清二楚地观察到并能予以记录，给治疗提供了可靠的依据。

舒肝和胃治疗胃病

中医在胃炎、胃溃疡的治疗上，在调理肝脾胃的生克制化关系，消除已出现的症状方面，都有很大的优势。邢老积数十年之经验，创制应用抑木和中舒（平）肝和胃汤治疗食道与胃的各种疾病。

抑木和中舒肝和胃汤方：

当归　炒白芍　元胡　海螵蛸　川楝子　五灵脂　佛手檀香　生薏米　炒谷芽　炒麦芽　炙甘草

因寒而痛者，加川椒、干姜，或甘松、砂仁。

呕恶甚者，加枳壳、半夏，或丁香、柿蒂。

腹胀满者，加厚朴、莱菔子。

积气攻冲者，加荔枝核、槟榔。

气滞血瘀夜间脘痛甚者，加丹参、赤芍。

大便溏薄者，加山药、白术、扁豆。

胃酸多者，加瓦楞子、牡蛎。

黏膜萎缩胃液少者，加山楂、焦楂。

肝胃郁热者，加石斛、花粉、枇杷叶。

虫积或吐蛔者，加川椒、乌梅。

【病案选录】

案一：肝胃不和，气滞血瘀，胃脘疼痛

平某，男，50岁，干部。

1974年8月4日初诊：3年前出现烧心、泛酸水，有时呕吐恶心，胃脘部隐隐作痛，进食后疼痛减轻，食纳减退，饭前疼痛加剧，食后痛轻。严重时持续疼痛，进食亦无效。腹部膨满作胀，身体日渐消瘦。经多方治疗时轻时重，未获痊愈。近日又感觉背劳困，中脘隐痛持续不断，食纳渐减，消化不良，腹胀满，时有泛酸，舌中光而无苔，脉弦细稍数。西医诊断为十二指肠球部溃疡。方用抑木和中舒肝和胃汤加减。

方药：

当归12克　炒白芍10克　元胡10克　海螵蛸15克　川楝子12克　五灵脂12克　佛手12克　檀香9克　生薏米25克　干姜5克　鸡内金9克（冲服）　陈皮12克　炒麦芽12克　炒槟榔10克　炙甘草6克

连服10剂，诸症悉除。

案二：胃寒痰饮留聚，阳气为阴邪所阻

李某，女，38岁，工人。

1972年8月10日初诊：病已数月，自觉胃脘部掌大一片冷如冰霜，胸部憋闷感，食欲减退，舌淡苔薄，脉象沉弦。西医诊为慢性胃炎，甲状腺功能低下。拟温阳散寒、温化痰饮之剂。

方药：

瓜蒌15克　枳壳9克　旋覆花10克（布包）　陈皮10克　广木香6克　沉香6克（后下）　砂仁9克　薤白12克　莱菔子12克　炙甘草6克　焦三仙各9克

8月15日二诊：胸部憋闷感顿消，已思食，食亦知味，胃脘部仍觉冷，但已非冰冷之感。再以前方化裁。

方药：

苏梗12克　陈皮12克　砂仁9克　广木香6克　吴茱萸9克　肉桂6克　公丁香6克　荔核15克　炒槟榔9克　枳壳6克　炙甘草6克

连服4剂，冰感消除而获愈。

案三：热结胸膈

牛某，男，52岁，农民，河南籍。

1974年6月20日初诊：病已3月，胃脘部有如掌大一片，每日夜半之时，如炉火突燃，烧灼而汗出，从胃脘部放散性地大汗淋漓，被褥可因之浸湿。口干大渴引饮，然后渐冷却而安。体壮面赤，食欲尚好。舌红，脉弦数有力。前医用白虎汤，重用石膏无效。拟宽膈解热之剂。

方药：

瓜蒌24克　枳壳6克　黄连9克　栀子10克　花粉24克　麦冬15克　木通10克　青木香12克　薄荷5克　芦根18克　甘草9克

6月25日二诊：汗出减少，烧灼减轻，故水亦减，口渴不甚，病减大半。前方去枳壳、花粉，加枇杷叶10克，石斛20克。

服药6剂病获痊愈。

案四：肝胃不和，肝气逆上

王某，女，48岁，干部。

1995年3月12日初诊：胃脘部灼痛1年，从心窝部向咽泛漾酸苦水，有灼热感，纳差，日渐消瘦。蹲踞或屈腿侧卧时胸灼增强，直立端坐时减轻，晚餐进食多时，夜间灼痛加重，逆上之酸水漾出增剧。舌红苔薄，脉象弦稍数。胃镜诊为返流性胃炎、食道炎。拟平肝降逆、和胃制酸之剂。

方药：

当归 12 克　炒白芍 15 克　元胡 10 克　海螵蛸 15 克　海浮石 12 克　代赭石 15 克　旋覆花 12 克（布包）　半夏 9 克　茯苓 12 克　竹茹 10 克　枳实 10 克　荔核 15 克　炒槟榔 10 克　降香 10 克

3 月 18 日二诊：上逆之力减，泛漾之物少，烧灼之感轻，疼痛之情无。仍遵上方用瓦楞子 30 克（捣碎）易代赭石服之。

经治 2 周，诸症皆除。嘱患者戒躁急、恼怒，食纳勿过饱，夜宵勿多，采用少食多餐制，自可痊愈。

【按语】

胃炎或溃疡（包括十二指肠球部溃疡），多因饮食失节、消化不良、肝胃不和、气滞血瘀而引起，因此治疗时以舒肝和胃、调理气血为主。案一用抑木和中舒肝和胃汤，当归、白芍养血和肝以降逆，元胡、川楝子舒肝理气止痛，海螵蛸制酸，合灵脂、佛手、檀香和气血止疼痛，鸡内金、炒麦芽健胃消食，干姜、陈皮温中御寒理气止疼，薏米健脾消炎，槟榔降气导滞，炙草和中。肝得抑，脾得补，胃得和，则病得以除。

返流性食道炎、返流性胃炎，亦用抑木和中舒肝和胃汤加减。当归、白芍养血平肝，加海浮石、旋覆花、半夏、茯苓化痰涎制酸，加代赭石、枳实、荔核、槟榔、降香理气重镇降逆，则肝气平抑，无力逆上，而不再犯胃逆流，痰涎减少不再冲逆，则食道亦无逆流之情状。肝胃调和，升降之机通畅，则无呕恶泛酸之苦。胆汁、肠容物不返流入胃，则胃黏膜组织亦不会发生病理改变，无外物刺激，痉挛等也消除而不疼痛。消化功能增强，气血疏通，中焦健运，各部均能得其正常荣养，自然可愈。

调理中焦脾胃，大寒、大热、攻下之药皆当慎用。久用偏寒之药每易伤脾，久用偏热之药每易伤胃。久用温药，积温可以生热；久用凉药，积凉可以生寒。偏寒偏热之药，非认证准确，不可滥投。虽温凉平性之药，亦不可叠床架屋群聚而久服，以免积温积凉生热生寒之弊。再者，胃病，饮食调养亦很重要。一次酗酒过量即可使贲门因吐逆破裂而造成溃疡或胃黏膜病变。过饱伤胃，过饥伤脾，所以平时又当节饮食，适寒温，戒悲伤，忌恼怒以巩固疗效。

胃脘痛症状的特殊病例，一为"留饮"，一为"结胸"。《金匮要略·痰饮咳嗽病脉证并治》中谓："夫心下有留饮，其人背寒冷如掌大。"案三胃脘部寒冷如掌大，即是寒饮留阻，阳气不得通畅之故，属留饮之征。治宜宽膈理痹，温化痰饮。瓜蒌、薤白宽胸理气，木香、砂仁、覆花、陈皮、焦三仙温化留饮，后又用吴茱萸、肉桂、公丁香温阳散寒，故2剂轻，4剂则愈。

案四热邪郁结胸膈之证，虽重用石膏未解胸膈结热，清而不宣，无消散之路，故仍结而不解。用黄连、栀子、花粉、麦冬清热养阴止渴，瓜蒌、枳壳、薄荷宣而散之，木通、芦根清热兼从表里导热外出，则无热结邪留之患。中医辨证，经络部位亦极重要。一个病，从三因辨，从六淫辨，从八纲辨，从六经气化辨，从卫气营血三焦辨，则内外上下，搜剔无余矣！邢师仿《伤寒论》中小陷胸汤方意治此结胸证，只用五六剂，豁然痊愈。辨治之精细，分析之透彻，变通之灵活，用药之切病，可心领神会之。

胆囊炎、胆石症

肝胆表里皆喜疏利

随着社会的进步，物质生活的富裕，高脂肪餐的摄纳增加，体力活动的减少，坐卧时间的延长，肥胖人群的增加，胆囊炎、胆石症的发病率越来越高，已成为常见病、多发病之一。

由于检查仪器的不断先进，腹部"B超"诊断的普及，胆囊炎、胆石症的检出率提高，也有一些无症状表现的胆囊炎、胆石症被检出。临床上，除一些结石过大（如超过2厘米），难以用药物消散的以外，如炎症、泥沙状结石，都可以用药物来化石、利胆、消炎。

食后数小时，特别是晚餐进食酒肉佳肴后，不时地引起心窝部偏右（即肝区）疼痛，痛引右腰胁，放射至右肩背，绞痛厉害时，大汗淋漓，痛不可忍。蹲踞、前屈、俯伏痛势可减轻。常伴有恶心、呕吐、腹部灼热感，急性炎症则伴有发烧。

《素问·灵兰秘典论》曰："胆者，中正之官，决断出焉。"胆之性正直而刚毅，具有正确的判断能力。实则恼怒、发狂，虚则胆怯、善恐易惊、卧不安。《难经·三十五难》曰："胆者，肝之腑，清净之府。"《素问·五脏别论》谓："胆，名曰奇恒之府。"说明胆不同于平常之腑，腑的功能是传化物而不藏，脏的功能是藏精气而不泄，而胆却是既有脏的藏精作用，又有传化物泻的功能，应该是藏精气而有泻，传化物而有藏，既满而不能实，又实而不能满。《素问·六节藏象论》中谓："凡十一脏，取决于胆也。"十一脏的功能运化，皆取决于胆的功能如何。胆主春，为升发之气，胆气升降正常，其余十一脏亦欣欣向荣。若胆之藏泻失司，失其生生之气，则中焦运化停顿，升降出入功能废止，影响其他脏气功能。胆之重要程度可想而知。

清净之府若失去清净，则浑浊不洁，浑浊不洁，则生炎症。浊液停留，瘀结而粘，粘结成石，满实失常，则成实满之症。

舒肝利胆以治胆疾

胆为肝腑，肝胆相表里，肝胆发病以肝为主体。胆囊病变，亦要注意和肝的关系。所以，胆囊炎、胆石症治宜养血柔肝，舒肝利胆，肝胆同治。邢师制舒肝利胆汤治疗胆囊疾患，疗效卓著，值得推广应用。

舒肝利胆汤方：

柴胡　青皮　陈皮　丹参　赤芍　元胡　川楝子　郁金金钱草　焦楂　鸡内金

体壮便秘者可加大黄、芒硝。

一般便干者加枳实、槟榔、冬瓜子。

胆道蛔虫症加川椒、乌梅、使君子仁、苦楝皮。

胆石多者加鱼脑石。

炎症感染者加银花、连翘、黄芩、公英。

【病案选录】

案一：肝胆疏泄失司，聚凝成结石

温某，女，47岁，工人。

1988年1月5日初诊：1987年秋天，出现右上腹痛，腰背酸困，某医院以胃炎治疗，服颠茄片等，疼痛可以缓解。此后即以胃炎处治。1周前，因食饮过量，夜半发生疼痛，蜷卧稍舒，延至清晨，疼痛加剧，针药不能暂缓。急用超声波诊断，诊为胆囊炎、胆结石。该医院因手术事故，手术室暂停使用，求治于中医。急拟舒肝利胆化石之剂。

方药：

柴胡15克　青皮10克　陈皮12克　丹参15克　赤芍12克　元胡12克　川楝子12克　郁金12克　金钱草30克　鸡内金12克（冲服）　枳实10克　炒槟榔12克

1月28日二诊：药后疼痛即减，惟腰背酸困，腹稍胀。上方加焦楂30克，炒麦芽30克，继服。

2月2日三诊：诸症均减，腹胀已除，纳食亦好。前方加川断12克、桑寄生15克以治腰困。

药后诸症悉除。嘱其慎食肥甘，尤其是夜餐切记清淡。调理1个月，炎症消除，胆石亦消。嘱患者在秋天及翌年立春再服药调理半月，以防复发。

案二：厥阴少阳气化不和，蛔虫上扰

白某，女，42岁，工人。

1975年9月4日初诊：素有虫积，曾吐蛔，便蛔。近几天来，往来寒热，四肢闭厥有冷凝感，胃脘部偏右刺痛剧烈，睡眠不好，不能饮食。舌绛，脉沉紧。西医诊为胆管感染。拟舒肝温脾、和厥阴少阳气化、安蛔之剂。

方药：

柴胡 10 克　黄芩 9 克　常山 9 克　草果仁 7 克　豆豉 10 克　枳壳 6 克　青皮 6 克　元胡 9 克　郁金 9 克　使君子仁 9 克　苦楝皮 9 克　乌梅 12 克

连服 3 剂。

9 月 9 日二诊：往来寒热已退，腹亦不痛，睡眠仍差。再以上方去常山、豆豉，加当归 12 克、茯神 12 克、龙骨 12 克以养心。

再服 3 剂，睡眠好。去杀虫之使君子仁、苦楝皮，加焦楂 12 克。

连服数剂，病获痊愈。

【按语】

肝藏血，主疏泄，胆为肝之腑，肝病需要利胆以疏泄，胆病亦需疏肝。柴胡舒肝解郁，解少阳之寒热往来，合青皮、陈皮之理气散结，则成为舒肝利胆之主药。丹参、赤芍养血活血以柔肝，与柴胡、青皮结合，一气一血，组成调理气血、消瘀散结之剂。元胡、川楝子、郁金理气血，止疼痛。金钱草、鸡内金化石消积清净胆汁。四川大金钱草（樱草科）治肝胆结石更为有效。枳实、槟榔降气消积促进蠕动，以利胆汁的疏泄。诸药合用，有柔有化有消有排，使坚积之石无停贮之所，则胆石症可愈。

案二是胆道蛔虫症引致的胆道感染。往来寒热是少阳之气不和，四肢闭厥不温是厥阴之气闭厥。厥阴少阳之气不和则逆而犯胃，又兼素有蛔虫症，蛔虫因肠道环境不适而上逆迷走，故胃脘阵发性剧烈疼痛。痛偏右侧为肝胆之部，兼有往来寒热，即当注意胆道疾患。痛时四肢闭厥，症属蛔厥。蛔厥为厥之证，治当和厥阴气化以安蛔。用柴胡、黄芩、豆豉、常山、草果和厥阴少阳之气化，解寒热往来。乌梅、使君子仁、苦楝皮安蛔杀虫，枳壳、青皮、元胡、郁金理气血止疼痛。

此方以乌梅丸方意化裁，有镇痛安蛔驱虫之效。痛急者不用杀虫之药，以防蛔动，迷走梗阻，使疼痛加剧。蛔喜温恶寒，喜甘恶酸，得温则安，得酸则伏，草果温脾，乌梅味酸而和肝。痛缓者可加杀虫之药以驱之。故此方治胆道蛔虫症以及慢性胆道感染有明显效果。

随着社会的进步，人们生活条件的改善，农药杀虫剂的使用，蛔虫卵没有生存和繁殖的空间，儿童或成人蛔虫症，尤其是急腹症中的胆道蛔虫症，在城市人群中较难见到了。

关于生物节律与疾病的关系：饭后，尤其是高脂肪餐后，胆汁、胰液分泌增加，可使胆囊炎、胰腺炎出现急性发作，所以，晚餐不应进食过多或进高脂肪餐。再者，肝胆疾患易在每年春季发病。春季乃厥尽阳回，发陈之季，肝胆之疾亦在此时承气之升发而发。故在春季未病前即应服舒肝利胆药以预防治疗，若春季能不发，则翌年春天病情减轻或不再发，病即向愈。所以，《素问·六节藏象论》谓："不知年之所加，气之盛衰，虚实之所起，不可以为工矣。"

食　道　癌

治疗食道癌　以保持进食为当务之急

食道位于胸膈之部，为进食之道路。中医古籍中有噎膈病的记载，症状似食道癌和胃癌。邢老认为：肝脉布胸胁，胃主纳谷，胃气虚则消化不良而纳谷少，肝气不舒则邪气留结于胸膈而阻气郁血，肝胃同病。气血郁阻于食道，久则邪气留结而食道形成肿块，阻碍进食。所以，食道癌可见体弱消瘦，进食困难，及至不能进食饿死而病终。因此，邢老治疗食道癌以保持进食为当务之急，只要能进饮食即不至于死亡。究其所以不能进食之原因，不单是食道狭窄，或幽门阻滞之关系，其主要关键，还是胃气虚弱，肝气逆上，以致食难下咽，或食后迫出。在食道癌初期，症状表现往往是能进饮食而后噫气不舒，以后渐至有时能食，有时不能食，且更明显的是情绪紧张或思想不愉快时饮食更难进入。常见食道癌患者，当他不知是患癌症时，还行动如常，有的还能工作，食欲虽有减退，但不妨碍进食，一旦查明确诊为癌症，顿时体力不支，食饮难下。癌症发展何能如此迅速，显系精神情绪之关系。癌症虽然难治，但因恐惧心理促使癌症急剧恶化而迅速死亡者亦不少见。间有年纪较大，已不考虑生死，虽患癌症，亦不介意，只用一些舒肝健胃之药调理肝胃，以保持进食，有的已延续数年，病情仍未恶化。从历年来的病例观察，癌症还是有可治之机的，不应作为不治之症。应深刻研究，探讨癌症的病理、病因和治法，攻破癌症这个堡垒。

【病案选录】

高某，男，78 岁。

1985 年 5 月 31 日初诊：病人患食道下段贲门癌已半年之久，一般情况较差，生活尚能自理，因不能接受放疗、化疗，只好予中药调治。诊时恶心、呕吐，不能进食，胃脘疼痛憋胀，大便干结如羊粪。查脉弦细，舌光无苔。证属胃气虚弱，肝气逆上，邪气留结于食道。拟和胃降逆、破血散结剂治疗。

方药：

陈皮 10 克　半夏 9 克　川朴 9 克　生赭石 20 克　半枝莲 12 克　沉香 9 克　归尾 24 克　赤芍 12 克　砂仁 9 克　桃仁 9 克　番泻叶 6 克　醋三棱 3 克　醋莪术 3 克　炙甘草 9 克　水蛭 7 克　虻虫 3 克

进 3 剂。

6 月 3 日二诊：胃脘疼痛憋胀减轻，仍呕吐不能食，便秘。上方去三棱、莪术，加莲子肉 15 克，党参 12 克，以扶正健脾，加冰片 0.6 克止痛散热，火麻仁 24 克以润肠通便。再服 3 剂。

6 月 6 日三诊：呕吐止，并稍能进食，大便仍干。易火麻仁为郁李仁，增加润肠滑肠之力，酌加白花蛇舌草 30 克以解毒祛瘀，加刘寄奴 20 克以破血通经。

方药：

陈皮 10 克　半夏 9 克　川朴 9 克　生赭石 20 克　半枝莲 12 克　莲子肉 18 克　归尾 24 克　赤芍 12 克　炙甘草 9

克 番泻叶 6 克 桃仁 9 克 郁李仁 15 克 白花蛇舌草 30 克 刘寄奴 20 克 水蛭 7 克 虻虫 3 克 麝香 0.6 克 冰片 0.6 克

继服 3 剂后未再呕吐，食欲增加，惟大便仍干。上方去莲子肉，番泻叶增至 7 克。后以此方随症加减继服 30 余剂，症状基本消除，精神食欲尚可，出院调理。数年后病情仍未复发。

【按语】

本案患者系胃气虚弱，肝气逆上，气血郁阻于食道，久则邪气留结而形成肿块，阻碍进食。中医谓：肝主藏血，在志为怒，性喜条达，秉春阳生发之气，舒则气血通畅，情志安和，郁则气血失调，多怒生火，久郁不解，则气血郁结，肝火内伏。肝与脾有相辅相制之作用，肝气舒则脾胃消化功能正常而喜进食，肝气不舒则消化功能减退而食欲不振。在发怒之下，可致胸憋而呕血，不知饥饿之感；在情志不遂之下亦可逐渐减少饮食；在长期脾胃虚弱、消化不良之情况下，也可影响肝气；久虚食少之人，情志气血多不舒畅。邢老认为，食道癌之形成，肝胃不和实为主因。肝胃功能失调，外邪乘虚而入，邪气留结，阻碍气血营卫之流行，渐而组织异变，形成癌肿。探本之治，当以舒肝健胃为主，佐以驱邪之药，使正气日复，邪结日消，庶有可愈之机。因此，治疗癌症应当培补抗力，调整脏器功能，使机体抗力同药物共同起驱邪灭病之作用，则病邪日减而抗力日增，生理功能逐渐恢复正常，癌细胞则无由以生，而达到痊愈之目的。

食道癌验方三则

以下列举邢老治疗食道癌之经验方，以供参考。

第一方：舒肝健胃除邪，使食道通畅，饮食能进，保持消化功能。治疗早期食道癌，胃脘不舒，消化不良，噫气纳少。

瓜蒌 24 克　半夏 12 克　生赭石 24 克　旋覆花 12 克（布包煎）　陈皮 12 克　川朴 10 克　生薏米仁 24 克　沉香 9 克　归尾 24 克　赤芍 12 克　南红花 6 克　鸡内金 12 克　醋三棱 5 克　醋莪术 5 克　炙甘草 6 克

虚者加党参 12 克。

第二方：清热利膈，舒肝健胃。主治胸膈结热，食道肿痛，咽下困难。

瓜蒌 24 克　桔梗 9 克　银花 15 克　川连 9 克　枳壳 9 克　旋覆花 12 克（布包煎）　生赭石 24 克　南红花 6 克　赤芍 12 克　归尾 24 克　醋三棱 3 克　醋莪术 3 克　白花蛇舌草 15 克　半枝莲 15 克　甘草 6 克

第三方：舒肝补肾，温中健胃。主治食道癌下寒消化不良，食后腹胀，噫气不舒。

瓜蒌 24 克　枳壳 9 克　陈皮 12 克　川朴 12 克　莱菔子 12 克　沉香 9 克（后下）　旋覆花 12 克（包煎）　生赭石 24 克　肉桂 6 克　附子 6 克　炒槟榔 12 克　炒山药 18 克　山萸肉 12 克　党参 12 克　醋三棱 3 克　醋莪术 3 克　炙甘草 6 克

大便干而不利者，加火麻仁 24 克，郁李仁 24 克，肉苁蓉 15 克；气虚加人参 9 克。

肾虚腰困者，加熟地 18 克，黄精 18 克，鹿茸 5 克（分两次冲服）。

以上 3 方可随症选用，或交替服用。

泄　泻

治泻从肝脾肾辨治

泄泻是肠胃疾患，其病理机制，五脏攸关，在脏气不和或脏气虚弱的影响下往往致成泄泻。脏器之间，肝脾肾关系更大，脾肾阳虚可成久泻，脾虚湿盛可成濡泻，肝郁克脾可成痛泻。在外邪影响下亦可致成泄泻，暴寒暴热，饮食失调，都可成为致泻之因。《内经》谓"诸呕吐酸暴注下迫，皆属于热""太阴所至为中满吐下"。一般在贪凉感寒之后发生泄泻，有时郁怒受惊亦病泄泻。致泻的原因很多，病情亦较为复杂。泄泻的早期症状，多为胃肠不和，或因中暑伤湿，或因饮食伤胃，或因寒热不和，致使中运失调，水湿不化，"湿胜则濡泻"。因此，治疗泄泻必须详审病情，推测病理，予以恰当治疗，方可奏效。

邢老认为，在胃肠不和阶段治疗较易，如泄泻转成痢疾，病症加深，则病情转为复杂。如久泻不愈，或伤脾胃，或伤肝肾，成为慢性疾患，经年累月，影响身体颇甚，当求其病因而调治之。因脾胃虚者调补脾胃，因脾肾虚者健脾补肾，肝脾不和者和肝理脾，有积滞者兼加消导之药，寒甚者加温热之药，有热者加清热消炎之药，久泻不止者加固涩酸敛之药。总之，治疗泄泻必须善于综合调治，从肝脾肾着手，治疗病本，始能收速愈之效。

治泻八法　随机变通

1. 和中消食法。因淫邪外感，内伤肠胃，以致肠胃不和，饮食不化，而病急性腹痛泄泻者，宜和中消食兼解外邪，藿香正气汤加减治之。

藿香9克　半夏9克　云苓12克　焦三仙各9克　川朴9克　陈皮12克　苍术9克　白芷6克　广木香6克　木瓜9克　炙甘草6克

兼有表证恶寒头痛身热者，加苏叶9克，薄荷6克，葛根12克，泽泻9克；热甚者，加连翘15克。

2. 清暑和中法。因中暑而病腹痛吐泻，身热烦渴，小便短赤，下利清稀者，宜清暑和中，藿香正气散合六一散加减治之。

藿香9克　半夏9克　云苓12克　猪苓12克　泽泻9克　车前子12克（布包煎）　滑石18克　木瓜9克　建曲9克　苍术9克　甘草6克

热甚者加川连6克；有表证身热恶寒者加香薷9克；有食滞者加焦楂12克，莱菔子12克。

3. 消导和中法。因饮食失节，寒热不和，以致腹痛泄泻，腹胀嗳腐，不能饮食，舌苔厚腻，脉滑数或沉弦者，宜和中消导，保和汤加减治之。

陈皮12克　半夏9克　枳壳6克　川朴9克　莱菔子12克　焦三仙各9克　苍术9克　广木香6克　炒槟榔12

克　炙甘草6克

如食滞未消，腹痛较重者，加川连6克以下之。

4. 利湿宣中法。因脾胃虚弱，湿滞中焦，运化失常，消化不良，而致泄泻不止，不欲饮食者，宜利湿宣中，胃苓汤加减治之。

苍术9克　厚朴9克　陈皮12克　云苓12克　猪苓9克　泽泻9克　广木香6克　白芷9克　焦三仙各9克　藿香9克　炙甘草6克

脾虚泄泻不止者，加炒扁豆18克，诃子肉12克；胃寒者，加砂仁6克；寒甚者，加干姜6克。

5. 健脾止泻法。因脾肾虚弱，消化不良，经常泄泻便溏，面黄消瘦，不欲饮食，舌淡苔白，脉缓弱者，宜健脾止泻，人参健脾合补中益气汤加减治之。

人参5克　炒白术18克　茯苓12克　陈皮12克　炒扁豆24克　神曲9克　陈谷芽12克　升麻3克　诃子肉12克　破故纸9克　炙甘草6克

腹痛者，加广木香6克；胃寒食纳不佳者，加干姜6克，砂仁9克。

6. 补肾温中法。因脾肾阳虚，久泻不止，腹痛畏寒，消化不良，舌淡脉沉缓而弱者，宜补肾温中，四神理中合剂加减治之。

附子9克　干姜6克　党参15克　炒白术18克　肉蔻4克　破故纸9克　吴茱萸9克　五味子9克　广木香6克　诃子肉12克　炙甘草6克

久泻脱肛者加升麻6克。

7. 温肾止泻法。因肾阳虚黎明泄泻者，宜温肾止泻，四神丸加减治之。

破故纸9克 吴茱萸9克 肉蔻9克 五味子9克 诃子肉15克 陈皮9克 炒白术18克 大枣3枚 生姜3片

兼肝郁克脾,服上方泻仍不止者,加柴胡6克,青皮6克,炒白芍12克,升麻3克。

8.舒肝理脾法。因情志不遂,肝郁气滞,脾胃虚弱而致消化不良,胸胁痞闷,腹痛泄泻者,宜舒肝理脾,痛泻要方合舒肝丸加减治之。

当归9克 炒白芍12克 枳壳6克 香附9克 广木香6克 青皮6克 陈皮12克 炒白术12克 防风6克 柴胡3克 炙甘草6克

食欲不振加焦三仙各9克。

【病案选录】

案一:中焦不和,水谷不消

智某,男,26岁,工人。

1975年8月18日初诊:腹泻已3日,稀水样便,日5~6次,腹痛,恶心,头晕,不能食,舌苔腻,脉浮滑。辨证为中暑水泻,胃肠不和。拟清暑和中、健脾祛湿之剂,方选藿香正气散加减。

方药:

藿香9克 茯苓12克 猪苓12克 苍术12克 泽泻9克 广木香6克 焦山楂9克 神曲9克 陈皮12克 炒扁豆24克 木瓜12克 炙甘草6克 菊花9克 炒白芍15克

连服3剂而痊愈。

案二:脾虚消化不良

郭某,女,27岁。住院日期:1980年4月3日。住院号:98750。

4月10日初诊：泄泻4年之久，腹内灼热感2年。贫血病容，消瘦体弱，眼窠凹陷，食欲减退。现仍日泻六七次。舌淡无苔，脉象细弱。西医诊断为慢性结肠炎。中医辨证为脾虚久泻，渐至伤阴。拟健脾和中止泻之剂，佐以养阴收敛，缓急止泻。

方药：

陈皮12克　茯苓12克　白术12克　诃子肉12克　生山药18克　生薏米24克　炒扁豆20克　炙黄芪15克　当归9克　丹皮12克　地骨皮18克　玉竹12克　麦冬12克　桔梗9克　乌梅12克　炙甘草6克

4月14日二诊：腹内灼热减退，食欲增进，泄泻次数减少。上方去丹皮、地骨皮、玉竹、桔梗、麦冬，加固涩止泻之石榴皮9克，五味子9克，党参12克。嘱服10剂。

4月25日三诊：食欲增加，精神好转，泄泻次数明显减少，日便2~3次，已成形。再以上方加温肾止泻之补骨脂9克。

共服20余剂，痊愈出院。

案三：脾肾阳虚，肝脾不和，冲气上逆

张某，男，43岁，干部。

1985年9月2日初诊：腹痛腹胀、大便溏泄已3~4年，体虚逐渐消瘦，全身疲困乏力，言语低微，面色惨白，食欲减退，腹中跳动喜按，跳动时觉有气上逆且不能进食，脉沉细弱。辨证为脾肾虚，冲气上逆。拟温补脾肾、舒肝降逆和中之剂。

方药：

苏梗12克　陈皮12克　元胡9克　川楝子12克　青皮6克　川椒6克　吴茱萸6克　炒小茴香6克　广木香6

克　厚朴9克　荔核18克　炒槟榔9克　黄连5克　肉桂5克　炒白芍12克　炙甘草6克

9月6日二诊：脐腹部跳动减轻，大便次数减少，腹痛已除。前方去吴茱萸、黄连、厚朴、青皮，以干姜5克易川椒，加茯苓15克，诃子肉12克，继服。

9月13日三诊：大便已成形，日便1~2次，腹痛已愈，食欲增加，精神好转。

服药20余剂，诸症皆愈。

案四：痢疾后遗症

王某，女，42岁，工人。

1975年12月11日初诊：5年前曾患痢疾，腹痛腹泻，连绵不愈，腰腹觉冷，腹痛则泄，晨起即欲厕，急迫下坠。舌淡苔腻，舌边有齿痕，脉沉细数。辨证为肝热脾寒，水湿不化。拟清肝温脾、和中止泻之剂。

方药：

藿香9克　半夏9克　茯苓12克　焦山楂9克　广木香6克　黄连5克　干姜5克　白头翁9克　炒扁豆24克　苍术12克　陈皮12克　乌梅12克　炙甘草6克

12月17日二诊：腹痛下利均减。效不更方，连服十余剂而获痊愈。

【按语】

治疗泄泻之法，以和解为最良，中焦调和，能运能化，则泻利可以自止。泻利所以不愈，皆是运化失调所致。因此，治疗泄泻，或补，或调，或和，或消，或寒，或热，或分利，皆是以调运化之机为主。运化之功，六腑固为重要，而与五脏亦有攸关。脾主运化，肝主疏泄，肾司二便为胃之关，肺与大肠相表里，故下利之病，脏腑每有相互影响之关系。案四系痢疾后遗症致成慢性泄泻，寒热虚实错综复杂，用药失当，则不能使中焦调和，下利难愈。调此寒热虚实错杂之病，方药必须与病情相投，寒热消补之药合用，不能违逆病情，剂量大小亦必中肯，才可避免虚虚实实、寒寒热热之弊，偏寒偏热偏补偏攻都不能行中运于调和。痢疾后遗慢性泄泻，连绵数年不愈者，即是由于不得善治之法。方中藿香、半夏、陈皮、茯苓和中止泻，醒脾除湿。焦楂、广木香舒气消积，一为血分药，一为气分药，"调血则便脓自愈，理气则后重自除"。黄连、干姜清肝温脾，和解寒热。苍术、扁豆、炙甘草燥湿健脾。白头翁苦寒清热，能解肠胃郁火，治里急后重，使寒热调和，中土健运。辅以乌梅之酸敛止涩。诸药合为和中止泻之剂，使错综复杂之病情得以痊愈。

此外，辨证时更当注意，虚寒下利者，多成洞泄；肝脾失调者，便时多有腹痛；久泻气虚者，多脱肛；痢疾后遗下利者，便时多有下重之感。此属邢老临床经验，可作参考。

痢　疾

痢疾须分外邪内因

痢疾的病因，大体上可分两种，一种是因外邪影响肠胃不和而成痢疾，另一种是因饮食失节影响肠胃不和而成痢疾。方书论痢疾大半是偏于饮食失节范围，但亦有与中暑水泻合并论者。因中暑而致成痢疾者，亦属外感淫邪之一种，因痢疾多发生于夏秋之间，每与暑热有关。近来有称为急性痢者，病势更为急剧，属于疫痢范畴，古人有称为噤口痢者，亦是此类。此类痢疾，都有发烧不能食的表现，严重者昏迷抽搐，是温热兼痢，所以症状与温病相类，而兼有痢疾。饮食失节伤于肠胃，往往发生痢疾，但亦与湿热有关，同一饮食失节影响肠胃不和之病，在夏秋即多成痢疾，于冬春则病痢者很少，故方书治疗痢疾，多以湿热为主。但是方书治疗痢疾，往往忽视表邪。因外感淫邪而病痢者，病情多急剧，且兼有表证，如不先解表邪，往往表邪内陷，痢疾增剧。因此，因外感而病痢者，当以解表为先，或解表清热兼治痢疾。如不解表而徒清里热，表邪与内热相并，里热更炽，则难以清除，以致痢疾缠绵不愈。有时邪热内伏，留连日久，往往致成久痢，有成慢性痢的，有成休息痢的。如是温热兼痢，解表清热更为急务，表热不解，里热难能清除，有时表里邪炽致成危证。古人谓："痢疾身热者死。"根据临床经验，治疗外感痢疾，首先以解表为主，表解里邪自轻。《伤寒论》治痢诸法，皆是求因之治，可以深玩。

临床验方四则

1. 因感受温热病毒，高烧口渴，头痛烦躁，腹痛下利，里急后重，舌质红绛，脉大而数者，即属疫痢，治宜解表清热止痢，葛根芩连汤加减治之。

葛根 12 克　黄芩 9 克　川连 9 克　连翘 18 克　银花 24 克　蝉蜕 9 克　白头翁 12 克　菖蒲 6 克　甘草 6 克

大热汗出者加生石膏 24 克。

兼有暑邪者加藿香 9 克，香薷 9 克，滑石 24 克。

热甚神昏抽搐者加钩藤 9 克，羚羊角 9 克。

口噤不能食者加莲子 15 克，西洋参 5 克，荷叶 9 克。

2. 因中暑身热腹痛水泻者，宜清暑利水止泻，藿香香薷合剂加减治之。

藿香 9 克　香薷 9 克　滑石 18 克　猪苓 12 克　泽泻 9 克　车前子 12 克（布包煎）　苍术 9 克　扁豆 9 克　广木香 6 克　甘草 6 克

3. 因贪凉过度，外感暑热，内寒外热，发烧腹痛，下痢后重，便脓血者，宜和中解热，芍药汤加减治之。

当归 15 克　炒白芍 24 克　藿香 9 克　青皮 9 克　白头翁 12 克　滑石 15 克　椿根皮 9 克　草果仁 9 克　炒槟榔 12 克　焦楂 15 克　川朴 9 克　甘草 6 克

便血加焦地榆 12 克。

4. 久痢不愈而成休息痢或慢性痢者，宜和中消积。

当归 12 克　炒白芍 15 克　藿香 9 克　苍术 12 克　焦楂 9 克　青皮 6 克　白头翁 9 克　干姜 6 克　炒槟榔 12 克　广木香 9 克　炙草 6 克

寒甚加附子 6 克，肉桂 6 克。

热甚加川连 6 克。

滞下腥秽加川连 9 克以下之。

痢下不止加赤石脂 24 克，乌梅 9 克，石榴皮 9 克，诃子肉 12 克。

【病案选录】

案一：外感热痢

冯某，女，50 岁，家庭主妇。

1975 年 8 月 22 日初诊：高烧 3 日，腹痛，下痢赤白，里急后重，日便数十次，神志轻度昏迷，不能进食，舌苔黄腻，脉象浮数。辨证为湿热内蕴，感染时邪。拟解表清热、和中止痢之剂。

方药：

葛根 12 克　银花 15 克　连翘 15 克　石菖蒲 9 克　川黄连 9 克　白头翁 9 克　广木香 6 克　猪苓 12 克　泽泻 9 克　枳壳 6 克　木通 9 克　甘草 6 克　炒白芍 12 克

8 月 25 日二诊：烧退神清，下痢次数减少，日便 6～7 次，已无急迫下坠之感，脓血亦少，已可进食，但食欲仍差。前方去葛根、菖蒲，加藿香 9 克，焦山楂 15 克，继服。

8 月 28 日三诊：精神食欲见好，诸症悉退，再以前方加当归 12 克，莲子肉 15 克，椿根皮 12 克。继服 2 剂，痊愈。

案二：寒热不和，邪热内结

鲁某，女，28 岁，工人。

1975 年 12 月 27 日初诊：慢性菌痢两年，便脓血，一日便 6～7 次，里急后重，便前腹痛，时轻时重，感冒后加剧，舌红无苔，脉象浮数。辨证为寒热不和，内有积滞。拟和中消积之剂。

方药：

葛根 12 克　藿香 9 克　白头翁 9 克　黄连 6 克　椿根皮 9 克　焦地榆 9 克　姜炭 4 克　炒扁豆 20 克　青皮 6 克　广木香 6 克　炒白芍 12 克　炙甘草 6 克

12 月 30 日二诊：表邪已解，里气亦和，下痢次数减少，脓血便亦减。再以前方化裁继服。

方药：

当归 15 克　炒白芍 15 克　莱菔子 12 克　焦山楂 12 克

黄连 5 克　干姜 3 克　广木香 6 克　白头翁 9 克　枳壳 5 克
炒槟榔 6 克　乌梅 9 克　炙甘草 6 克

1976 年 2 月 4 日三诊：食欲增加，大便恢复正常，腹亦不痛。仍以此方加减调理半月，两年之宿疾治愈。嘱其注意饮食，防其复发。

【按语】

痢疾是常见疾病，《伤寒论》《金匮要略》通称为下利。后人分为痢疾与泄泻，所称痢疾是指腹痛下痢、里急后重、便脓血之症。致成痢疾之病因很多，外感、中暑及湿热结滞，饮食失节等都可以致成痢疾。从病因分类，有暑痢、湿热痢、寒痢、热痢等；从大便形状分，有赤痢、白痢、赤白痢、血痢、脓血痢、五色痢等；从病情轻重和病程长短分，有疫痢、毒痢、噤口痢、休息痢、久痢、虚痢等。痢疾之病是痢而不利，古人称滞下，如能痛快排出，毒热之邪随下而解，则无滞下之苦。古法治痢，初病之时多用通法，因元气未虚，用推荡以去邪，即通因通用之意。病久气虚，液泻津伤，则不可再下，如久泻不止即用固涩之法以固脱。但当随其病情而调治之。

病情最为严重者是疫毒痢，属于温热兼痢，其症为高烧，昏迷，下痢，治不及时往往危及生命。治疗时，以清热解毒为主，结合治温病之法，而不能用一般治痢之法。一般痢疾之治法是：有外感者解表和中止痢，中暑热者清暑和中止痢，湿热结滞者清热除湿导滞以止痢，饮食失节者消食和中。凡有表邪者必须先解表邪，勿使表邪入里；如失治、误治，表邪入里，邪热内结，往往致成慢性久痢，有经年累月不愈者，亦有时愈时发而成休息痢者。已成久痢，则寒热互结，积滞难消，治当和解寒热，消除积滞，使留邪消除，中运调和，痢方能愈。辨治之时，须分虚寒与结滞。虚寒下痢者多不腹痛，泻下通畅，无里急后重之感，每成洞泄，属泄泻范畴。宿有结滞者，泻下多不畅快，有腹痛后重之感，属于痢疾范畴，虽经年累月不愈，亦是痢疾后遗症，所有留结之邪，仍当按痢疾治疗。

在用药上，初痢多选葛根芩连汤、白头翁汤、藿香正气散，或三方化而裁之，使各宜其证。久痢则采用归芍导滞汤，以当归、白芍理肝脾和血，焦山楂、莱菔子消食导滞，广木香、炒槟榔理气，除里急后重，并助消食导滞之力。黄连、干姜调理寒热，合广木香、白头翁理气止痢，使寒热调和，留结消除，痢即自止。

肾　炎

调理三焦治疗肾炎

肾炎，属中医水肿范畴，因排水功能失常，聚水而为肿病。

对于水的生理生化代谢过程，《素问·经脉别论》中曰："饮入于胃，游溢精气，上输于脾，脾气散精，上归于肺，通调水道，下输膀胱，水精四布，五经并行，合于四时五脏阴阳，揆度以为常也。"《素问·水热穴论》对聚水生病的病因病机与肺脾肾三脏的关系作了叙述："黄帝问曰：少阴何以主肾？肾何以主水？岐伯对曰：肾者至阴也，至阴者，盛水也。肺者，太阴也，少阴者，冬脉也，故其本在肾，其末在肺，皆积水也。帝曰：肾何以能聚水而生病？岐伯曰：肾者，胃之关也，关门不利，故聚水而从其类也。上下溢于皮肤，故为胕肿。胕肿者，聚水而生病也。帝曰：诸水皆生于肾乎？岐伯曰：肾者牝藏也，地气上者属于肾，而生水液也，故曰至阴。勇而劳甚，则肾汗出，肾汗出逢于风，内不得入于脏腑，外不得越于皮肤，客于玄府，行于皮里，传为胕肿，本之于肾，名曰风水。"

对于水肿的症状描述，《素问·评热病论》谓："诸有水气者，微肿先见于目下也。""有病肾风者，面胕庞然壅，害于言。"《灵枢·水胀》曰："水始起也，目窠上微肿，如新卧起之状，其颈脉动，时咳，阴股间寒，足胫肿，腹乃大，其水已成矣。以手按其腹，随手而起，如裹水之状，此其候也。肤胀者，寒气客于皮肤之间，蕶蕶然不坚，腹大，身尽肿，皮厚，按其腹，窅而不起，腹色不变，此其候也。"《金匮要略·水气病脉证并治》中载"病有风水，有皮水，有正水，有石水，有黄汗"之分。其中云："风水其脉自浮，外症骨节疼痛，恶风；皮水其脉亦浮，外症胕肿，按之没指，不恶风，其腹如鼓。""寸口脉沉滑者，中有水气，面目肿大，有热，名曰风水。视人之目窠上微壅，如蚕新卧起状，其颈脉动，时时咳，按其手足上，陷而不起者，风水。""里水者，一身面目黄肿，其脉沉，小便不利，故令病水。"

《金匮要略·水气病脉证并治》第七节中又谓："趺阳脉当伏，今反数，本自有热，消谷，小便数，今反不利，此欲作水。"趺阳脉诊脾胃，脾胃虚则胃阳不持，故脉当伏，今反数，则是脾胃虚而邪热内伏，故谓其本自有热。热应能消谷而小便数，今反不利，则是邪热内伏脾失运化而水道不利，水郁肌皮之间则病水肿，故谓此欲作水。此节阐明了中焦不和而病水之病理。第八节中谓："寸口脉浮而迟，浮脉则热，迟脉则潜，热潜相搏，名曰沉；趺阳脉浮而数，浮脉即热，数脉即止，热止相搏，名曰伏；沉伏相搏，名曰水；沉则脉络虚，伏则小便难，虚难相搏，水走皮肤，即为水矣。"此节进一步阐明水气运化之机理与水病所由成之病理。

根据以上病理症状，肾炎包括于风水、皮水、石水、水胀、肤胀等病中。其病因虽有不同，但总的说来，是水气不化之关系。人身水气之作用，水化则气行，气行则水利，水气不行则聚而为肿，故《金匮要略》谓小便不利者当病水。《内经》谓肾为水脏，肺气有通调水道作用，三焦有决渎功能，脾主中宫可崇土以制水，此四脏与水肿病有直接关系。

肾炎分三期施治

古人谓：腰以上肿者当发其汗，腰以下肿者当利其小便。腰以上肿者属于风水、皮水之类，多有外感影响，故当发汗开表，则水气可以外泄。腰以下肿者，多因水道不能通调，故当利小便以行水气，水化气行则肿胀自消。《内经》曰："三焦者，决渎之官，水道出焉。"张景岳谓："上焦不治则水泛高原，中焦不治则水留中脘，下焦不治则水乱二便。三焦气治则血络通畅水道利。"

治疗肾炎，大致分为三期：急性肾炎或慢性肾炎急性发作，大多有外邪影响，可称为初期；慢性肾炎或急性肾炎外邪已经清除，可称为中期；多年肾功能不好，或急性肾炎后期恢复阶段，可称为后期。初期治疗，解表利水；中期治疗，消炎利水；后期调治，滋肾利水。

驱邪勿使伤正　利水不可伤肾

因为肾炎是水气不化聚水为肿之病，所以不论何期，均当利水消肿以保持肾脏功能。其解表、消炎之法，是根据病因而调治，滋肾之法主要是治本。但解表、消炎、滋肾的治法要适当掌握，先后不可倒施。驱邪之时勿使伤正，利水之剂不可伤肾。如解表消炎失当，有时可以伤阳；利水过量往往影响肾脏功能，致成肾气虚败，即成肾炎之重症。所以利水之药亦须根据病情、体质而适当调配其剂量，各期使用利水之药，药味多少、药量大小，亦当随各期病情而选用，万勿过量而伤正。古人说："过犹不及。"不及尚可补救，过量则很难挽回。方药一般选用猪苓、茯苓、泽泻、木通、通草、车前子、车前草等利水之药，适当用于各期治疗方中。其中茯苓、泽泻利水而有补益之性，可清血中、尿中沉渣而无伤肾之弊。猪苓利尿功能最强，可适当酌情根据小便质、量恢复的情况随症增减。在肾炎恢复阶段，宜辅以补脾肾之药，使补与利相结合，以赞助肾脏之功能。多用生白术、生山药、生薏米以健脾渗湿，用桑寄生、楮实子以补肾。收涩之药不宜用于早期，因早用收涩药虽可使尿中蛋白消失较早较快，但有留邪之弊。

急性肾炎须解表利水为治

急性肾炎因外感风寒而发作者，其症状恶风咳喘，全身困痛，小便不利，面部浮肿较盛，属于风水症类。治宜解表散风为主，兼利水消肿。方用麻葛散。

方药：

麻黄9克　杏仁9克　枳壳6克　葛根12克　防风9克　桔梗9克　茯苓15克　泽泻9克　木通9克　车前子12克　苓皮18克　陈皮9克　生姜3片

【病案选录】

案一：肾虚肝郁水肿，复感风寒

王某，男，52岁，干部。住院号：87179。

1974年1月14日初诊：1953年2月，出现眼睑、双下肢浮肿，小便量减少，血压高，尿有蛋白、管型等，诊为急性肾炎，以后时愈时发。1973年因急性胃穿孔作胃不完全切除术。1974年1月，因劳累，又食咸肉较多，觉口干，胃不适，微恶心，次日晨起两下肢、眼睑肿胀，腹憋，小便涩少，色黄，不欲食。查血压180/130毫米汞柱，尿蛋白（＋＋＋＋），红细胞、白细胞多数，颗粒管型较多，诊为慢性肾炎急性发作，1974年1月14日入院。胸透检查：胸腔有少量积液。肝功能检查：麝香草酚浊度试验20单位，麝香草酚絮状试验（＋＋）。肝大，右季肋下3厘米，压痛明显。诊时面色苍淡呈贫血貌，眼胞肿胀较甚，微咳喘，头晕腰困，腹部憋胀，小便量少色黄，全身浮肿困痛，食欲不好，舌淡苔薄白，脉象弦滑。拟宣肺解表之剂。

方药：

麻黄9克　杏仁9克　桔梗9克　枳壳6克　茯苓15克　泽泻9克　茯苓皮18克　防风9克　陈皮9克　葛根12克　生姜3片

1月18日二诊：胸憋见轻，咳喘亦减，饮食增进，睑肿消退，但仍腹胀。恶心，大便不利，腰困，下肢肿胀，按之稍可凹下，肝区有时刺痛。此为表解而肝胃未和，中焦气滞之故。拟疏肝理脾和中、利水除胀之剂。

方药：

当归9克　白芍12克　川楝子12克　青皮6克　元胡9克　郁金6克　厚朴9克　莱菔子12克　炒槟榔9克　枳壳6克　茯苓18克　生薏米24克　车前子12克（布包煎）冬瓜子20克　陈皮12克

1月23日三诊：病情渐好，胸水已无，浮肿亦消，食欲好，无恶心，肝区亦不疼痛。上方去槟榔、莱菔子、冬瓜子，加丹参以活血，加续断12克、桑寄生15克补肾治腰困。

连服10余剂，诸症皆轻。肝功能基本正常，麝香草酚浊度试验8单位，麝香草酚絮状试验（＋），肝亦回缩。惟腰困，下肢有时仍肿。再以归芍地黄汤加舒气和中利水之药调理3月，痊愈出院。

案二：皮水，外感风热

楚某，女，14岁，学生。入院日期：1977年12月4日。住院号：100370。

12月8日初诊：1977年11月中旬因感冒发冷发烧，头痛，全身骨节疼痛，经服羚翘解毒丸稍愈。1周后又受凉而复感，发烧、头痛、咽痛加重，咳嗽，痰不利，两肩关节疼痛酸困。延至12月3日，发现颜面及全身浮肿，尿少色黄，舌红苔白，脉浮弦数。查血压150/110毫米汞柱，尿蛋白

（＋＋＋），红细胞、白细胞多数，脓细胞（＋），颗粒管型（＋）。西医诊断为急性肾小球肾炎。

方药：

葛根12克　麻黄6克　桑白皮12克　杏仁9克　银花18克　生石膏15克　赤小豆30克　丹皮12克　车前子9克（布包）　木通9克　桔梗9克　陈皮9克　甘草6克

12月20日二诊：热退肿减，体重减轻4千克，血压降为120/90毫米汞柱，尿蛋白（＋）。上方去麻黄、葛根、生石膏、桑白皮，加茯苓12克利水渗湿化水行气，加山药15克、生薏米24克健脾利湿消肿。

12月25日三诊：浮肿全消，血压降至110/70毫米汞柱，尿常规检查已正常。上方继服4剂，痊愈出院。

【按语】

急性肾炎，病本在肾而病标因邪。

案一为素体肝胃皆虚的患者，因劳累兼外感伤食后肾炎复发。外感风寒，风邪伤肺，肺失宣降，水气不行，形成风水，故咳喘，面及眼睑肿甚。水气不化，小便不利，水溢于表而全身浮肿。治当先解表散寒，使肺气宣通。风寒解散，表里通和，水道通利，则咳喘肿胀皆消。麻黄、杏仁、生姜宣利肺气，开表散寒，利皮水，葛根、防风解肌散风渗湿，桔梗、枳壳一升一降，调理升降出入功能以止咳平喘。二诊时表证已解，而肝胃不和，故又立疏肝理脾和中兼利水除胀之剂。中焦气滞，关门不利，故水肿亦消散不快，所以治水肿不但要注意肺脾肾三脏，亦当注意中焦运化之功能。不疏中焦则水道难能通利，中焦通得，水肿消而肝功亦趋正常。

案二为外感风热，急性扁桃体炎诱发的急性肾炎，亦属风火之证。《金匮要略》谓："风水其脉自浮，外症骨节疼痛，恶风。"邪热不解，咽疼、咳嗽、头疼，发烧未从表散，而下行入肾，影响水道，故小便赤黄不利，并有蛋白、管型排出。用清热解表、宣肺利尿之剂，使表解热清，不干水道，则浮肿自消，小便通利。此亦为临床常用降压之法。

凡治急性病，皆当先去邪而后治本，急去其邪则外因消除，使邪外散，不致内干而引起内脏病变。如标本缓急前后倒施，往往邪留不散，且能增添新病，加剧旧疾，而形成慢性疾患，迁延难愈。

消炎利水　滋肾利水　治疗慢性肾炎

【病案选录】

弓某，男，27 岁，邮电工人。住院号：88426。

1974 年 6 月 1 日初诊：1973 年 1 月初感冒发烧、咽疼 2 天，第 3 天感觉腰困，1 周后，晨起面部浮肿，眼睑尤为明显，以后病情逐渐加重，出现全身浮肿，腹满腹胀憋，头晕，有时恶心。有一次在输液后全身浮肿突然消退而病人即不省人事，大小便失禁，经抢救六七天后始清醒，通过中药、西药治疗，自觉症状好转出院。以后，稍一劳累即下肢浮肿，腰困酸楚。1974 年 5 月中旬，又感冒发烧，流清涕，恶心，食欲不振，头晕，血压增高达 160/110 毫米汞柱。5 月 29 日，恶心加重，日呕吐 5~6 次，饮食不进，血压测不清，又去某医院急救无效，转来二院急诊室，在搬动中头晕头痛，呕吐，突然抽搐，6 月 1 日转入病房。查白细胞计数 20500/ 立方毫米，尿蛋白（＋＋＋），颗粒管型（＋）。西医诊断为慢性肾炎，肾变性期。

6月2日初诊：患者卧床，全身浮肿，皮肤光亮，咽赤，舌尖有咬伤斑痕，自觉或冷或热，腹胀。入院后又抽搐2次，抽搐时神志不清，恶心，不能食。舌苔厚腻，脉浮弦数。为拟解表开窍、和中利水之剂。

方药：

葛根12克　荆芥6克　石菖蒲6克　藿香9克　半夏9克　茯苓12克　猪苓12克　泽泻9克　车前子（布包）9克　茯苓皮18克　枳壳6克　大腹皮12克　厚朴9克　陈皮12克　滑石12克

6月4日二诊：寒热症状已解，恶心呕吐消除，尿量增多，腹胀稍减，稍能进食，有时烦躁，脉仍弦数，病情大见好转。此表解里亦和矣。但肝经邪热未清，又拟清肝息风、宽胸利水之剂。

方药：

当归9克　白芍9克　猪苓12克　茯苓12克　泽泻9克　瓜蒌15克　枳壳6克　桔梗9克　钩藤9克　菊花12克　木通9克　通草6克　甘草6克　灯心2克　玳瑁10克（另煎服）

6月8日三诊：肿胀消退，可下地行走，食欲增进，厚腻之舌苔亦渐退，尿蛋白减至（＋）。上方去甘草、灯心，加楮实子12克、桑寄生18克补肾，以助肾功能之恢复。

调理月余，痊愈出院。

【按语】

慢性肾炎，多因急性期失治而成。"邪之所凑，其气必虚"，因肾功能曾受损伤，则为易受邪之所，故多与外感并发，或外感后即旧病增剧，所以既有外感，又有肾虚浮肿或因气化不行，封藏失司，失其蛰封功能而使尿中不应排出物因通透增强，封藏不固而漏渗排出，蛋白、红细胞、白细胞、脓球、管型等因人而异，因症而量出多少各不相同，但封藏功能不足则同也。遇此时，必须先解其外邪，外邪解，才能滋肾以复封藏功能。补肾理脾则是治本之治，六味之熟地、山萸、山药，滋肾生精，调肝理脾，主蛰防漏，降蛋白等滤过率，促进肾功能之恢复。辨治时注意寒热虚实，红细胞滤出者，当注意血分之热，血络之伤。寒胜则浮，热胜则肿。虚盛者则肾功能衰竭。肾病综合征多发生年轻人，虽虚甚之症亦要注意伏热、血瘀。此案是慢性肾炎急性发作的少见病危之例，因发病抽搐昏迷，心肾组无从下手，急请邢老会诊。邢老认为该患者虽系慢性肾炎，肾功能不好，但感受外邪，即宜先去新邪予解表开窍之药，葛根、菖蒲、荆芥除寒热开心窍，抽搐即除。后又清肝息风兼利水消肿，用玳瑁、白芍、钩藤以清肝热息风通窍，则再无抽搐昏迷之症。外邪解，肝热清，稍加滋肾之药楮实子、桑寄生，则肾功能迅速恢复，蛋白很快消除，白细胞计数亦渐上升。所以，临床辨证治疗之先后缓急极为重要。

肾阳虚败与肝阳失藏之辨

上案为肾虚肝热、热邪干犯出现之抽厥危证，清热则抽自除，厥自解，非虚极之昏扑，阳厥之证，辨当截然分清而论治。如系肾虚，肝阳失藏，肝风内动而出现昏迷、烦躁、抽搐、尿闭或少尿短赤、舌干燥者，即当滋肾清肝息风。方药：

生地 18 克　熟地 15 克　山萸 12 克　山药 15 克　茯苓 12 克　石菖蒲 9 克　钩藤 10 克　瓜蒌 15 克　橘络 12 克

木通 9 克　生白芍 12 克　甘草 6 克

病情危重者加羚羊角 6 克，西洋参 6 克。

另外，久病或虚弱之人，肾阳虚败而发现昏迷躁扰不安者，当注意尿毒症。症见小便不通，昏迷嗜睡，躁烦不安，口不渴，苔不干，脉微弱。治宜补肾回阳利水，方用真武汤加减。

附子 9 克　茯苓 15 克　生白术 12 克　白芍 9 克　人参 9 克　陈皮 12 克　石菖蒲 6 克　泽泻 9 克　通草 6 克

四肢不温加干姜 6 克。

肾阳虚败与肝阳失藏之症相似，辨证不可不谨，误治即祸在反掌。辨治之时首要注意舌质干与不干。肾阳虚败者属阳虚证，舌多不干。肝阳失藏肝风内动者，属厥阴证，多内热抽搐，舌多干燥而小便短赤。病至此时已经垂危，误治即难挽救。

症见昏迷不醒烦躁抽厥之时，即当以开窍之药使其清醒为先务，不醒则有闭厥之危。须在审证辨因的基础上，配以通络开窍息风之药。通窍之方皆寓有调治生理之意，开心窍之药可使心火不闭，通尿窍之药可使水气化行，通阴阳之方可使厥阴之气和而不厥，肝风自熄。方中之石菖蒲、橘络可以开窍通络，通用于闭厥抽搐之症，药性虽凉而无伤阳之弊。

血分水分辨

《金匮要略·水气病脉证并治》的论治颇有发挥，善师其意，对肾炎的治疗能收显著之效。

如曾治一山西五台县某女，年方十七岁，全身浮肿，下肢尤甚，在山西中医学院门诊部查尿蛋白（＋＋＋），曾诊为慢性肾炎，后又疑为肾病综合征，用健脾益气、滋肾渗湿利水消蛋白药，3月不愈。其父小恙愈后，携其女求治。问及月事，近半载未潮，即想到仲师《金匮要略·水气病脉证并治》中有教曰："病有血分水分何也？师曰：经水前断，后病水，名曰血分，此病难治。先病水，后经水断，名曰水分，此病易治。何以故，去水其经自下。"又曰："少阳脉卑，少阴脉细，男子则小便不利，妇人则经水不通，经为血，血不利则为水，名曰血分。"思其非肝肾之虚，血液生化之功能未损，实因血分瘀阻而使水气留结不化所致，故拟舒肝活血、消瘀调经之剂。

方药：

柴胡15克　香附12克　当归15克　赤芍12克　丹参15克　苏木12克　桃仁10克　红花5克　土元6克　苓皮18克　山楂15克　生薏米24克

每周4剂，2周后，经至肿消，尿蛋白亦随之消失。嘱越月至经应至前三四日服药2剂，半年后追访，其父言病已痊愈，经按月而至，再无水肿。

泌尿系感染

清热利水以治标　各求其因而治本

泌尿系感染，大致包括尿道炎、膀胱炎、输尿管炎及肾盂肾炎、泌尿系结石等，属于中医淋病范畴。中医分为五淋：气淋、血淋、膏淋、热淋、劳淋。《金匮要略》谓："淋之为病，小便如粟状，小腹弦急，痛引脐中。"指出了淋病的主要症状，如小便急迫频数，淋沥不通，尿赤如淘高粱水，或有粟粒样砂石物排出，以及输尿管、膀胱的抽急痉挛。膀胱括约肌因炎症刺激而功能失调，出现急迫现象，小腹抽搐。此类淋病，多因下焦膀胱结热所致，故以清热利水之方治标，再各求其病因而兼以治本。清热利水之方，以八正散效果较好。

邢老在临床应用中，亦多取八正散化裁。每加猪苓、茯苓、泽泻以加强利尿功能，加石韦、银花、公英等以消炎杀菌，加海金沙、金钱草等以化石通淋，加失笑散或乳香、没药以止痛。有时加枳壳、川楝子等理气之药降气使水道通调。大便干时用大黄以分解邪热，心经有热用栀子以清之。一方随症加减，寓有左右逢源之妙。

如因肾虚，泌尿系感染，时愈时发者，即于清热利水方中加补肾之药，如熟地、山药、山萸，腰困者加川断、桑寄生、狗脊、楮实子等。

凡久病泌尿系感染，兼有腰困、膝酸等症者，皆可加滋肾之药。如不补肾，只清炎症，每致抗力低下，稍一感染即可复发，成为时愈时发之变。

【病案选录】

案一：湿热下注，热淋肿痛

郭某，男，3岁。

1975年5月6日初诊：肾囊、阴茎红肿，每于尿时疼痛，尿少，尿急，舌尖赤，苔薄白，脉细数。拟清热利水消炎之剂。

方药：

木通 5 克　车前子 6 克（包煎）　泽泻 6 克　黄柏 3 克
苍术 5 克　萆薢 5 克　丹皮 6 克　银花 6 克　甘草 3 克

连服 4 剂即获痊愈。

案二：心肝移热于膀胱

马某，女，6 岁。

1976 年 9 月 3 日初诊：4 岁时曾患急性肝炎。近 1 周发
现尿急、尿频、尿痛，小便赤热，舌尖红，脉弦数。治以清
心肝利水消炎之剂。

方药：

木通 5 克　石韦 6 克　车前子 6 克（包煎）　滑石 9 克
生山药 12 克　带心莲子 12 克　萆薢 6 克　石菖蒲 5 克　当
归 9 克　白芍 6 克　甘草 3 克

4 剂而愈。

案三：肾虚，血分瘀热

吴某，男，36 岁，医生。

1975 年 3 月 6 日初诊：发现血尿 2 年余，伴腰困、下
肢软。尿常规检查：红细胞满视野，偶有蛋白（＋）。平素
体壮，脉沉细数。辨证为肾虚血分瘀热。拟滋肾清热凉血之
剂，方选六味地黄汤八正散合剂加减。

方药：

熟地 24 克　山药 18 克　茯苓 12 克　丹皮 12 克　泽泻
9 克　车前子 9 克（布包煎）　石韦 12 克　瞿麦 9 克　木通
9 克　棕榈炭 18 克　楮实子 12 克　桑寄生 15 克　黄柏 6
克　益母草 12 克　甘草 6 克

3 月 12 日二诊：症状好转，仍感腰困。前方去黄柏、益
母草，加阿胶、鱼鳔珠、贯众炭、狗脊各 12 克以养阴补肾

止血。连服 10 剂。

3 月 27 日三诊：腰已不困。化验小便，红细胞降至 10~15 个，蛋白（－），但在过度劳累后偶有多数红细胞排出，考虑仍与肾虚有关。前方加生地 18 克，易山药，继服。1 月后化验小便正常，腰已不困。

【按语】

前两案小儿泌尿系感染皆属于热淋范畴。小儿淋病与成人不同，小儿稚阳之体，很少虚损之病，生病多是因于邪热，不似成人之病情复杂，所以如用药恰当，收效很快。但小儿用药不宜过量，过量则伤其生气。小儿之病，心肝火热居多，小儿体气薄弱，生气旺盛，胆识不足，容易受惊，受惊则心火妄动，肝阳乘之，易生惊搐之症。又小儿随处而坐，喜玩冷水，如久坐湿地，伤饮伤食，每易伤脾而生湿，往往发生湿热下注之病。或小儿感冒之后，表邪与内湿相合，湿热注于膀胱，则生淋痛。因此，小儿热淋多兼湿邪，治当注意及之。其有发生肾炎者，多是热邪侵犯于肾脏，与湿热有关，非肾虚所致。邪热只侵犯于膀胱、尿道即是泌尿系感染，属于中医热淋。治疗热淋，当以清热利水为主，辅以治因之药。以上两案，案一属于湿热，故在清热利水方中加清湿热之药。案二因心肝有热，故于清热利水方中加清心肝之药。两证大致相同，而病理稍异，治法亦即稍有出入。

案三患者，经多方检查，病因不明。根据中医理论，腰为肾府，肾司二便，腰困属于肾虚。尿中有红细胞渗出，是肾虚不能藏摄，血液因热而妄出。故治以补肾凉血摄血之法，使肾固藏摄，血不外渗。合生地以凉血养阴，去山萸之温补，易黄柏以泻肾火，加木通、车前子、瞿麦、甘草、石韦清热利水道，丹皮、益母草以清血分之伏热，棕炭、楮实、桑寄生补肾摄血。服药后症状见轻，而病本未固，又加阿胶、鱼鳔珠、贯众炭、狗脊、杜仲以加强补肾摄血之功，收到显著疗效。

糖 尿 病

糖尿病与消渴、消瘅

糖尿病，中医无此病名，古方书对消渴病的论述与此病相似，《外台秘要》即有以小便甘者为消渴的记载。《外台古今录验》曰："消渴有三：一，渴而饮水多，小便数，有脂似麸片，甘者，皆是消渴也；二，吃食多，不甚渴，小便少，似有油而数者，此中消病也；三，渴饮水不能多，但腿肿，脚先瘦小，阴痿弱，数小便者，此肾消病也。"《医宗金鉴》曰："饮水多而小便少者，水消于上，故名上消也。食谷多而大便坚者，食消于中，故名中消也。饮水多而小便反多者，水消于下，故名下消也。"糖尿病以"三多一少"为其主症，与消渴症同，所以消渴病即包括糖尿病于内。后世即以"三消"分类，但实际临床中，消渴之疾，很难以上、中、下三焦分类。多饮者小便亦多，渴甚者食欲亦亢，偶有食欲不振者，多因治疗之变。三消之分只不过症状表现稍有不同：渴甚多饮者属上消，善饥多食者属中消，小便过多或不禁者，甚至饮一溲二者，属下消。总之，消渴是消耗性疾患，饮食虽多而不能滋养身体，多饮多食多尿而身体消瘦，精神疲倦。古人亦称为"消瘅"。

消渴病与阳明之燥渴不同

方书谓：上消因于肺燥，中消因于脾火，下消因于肾虚。《金匮要略·消渴小便不利淋病脉证并治》首冠"厥阴之为病，消渴"，实为消渴病之发微。消渴病之发生，虽有内因外因之影响，但病理变化为脏气制化失调。《金匮要略》谓："人秉五常，以有五脏。"人身五脏气化，比于五行，为生理之常则，人在积久壅热之下，火胜消水，真阴亏损，水不涵木，风火肆行，金不制木，反为火刑，木火甚而消灼津液，金水不能相生而真阴亏，真阴日亏，木火日炽，水谷被消，饮食自救，形成饮食无度，水液下流，肌肉日消，精神疲倦。《金匮要略》谓："寸口脉浮而迟，浮即为虚，迟即为劳，虚则卫气不足，劳则荣气竭。趺阳脉浮而数，浮即为气，数即消谷而大便坚，气盛则溲数，溲数即坚，坚数相搏，即为消渴。男子消渴，小便反多，以饮一斗，小便一斗，肾气汤主之。"说明三消之病理病因。寸口主上焦，诊心肺，人在积久疲劳之下，损伤心肺之阴，则营卫之气不足。趺阳诊脾胃，趺阳脉浮而数，则胃阳亢而脾阴不足，胃阳亢盛，消灼水谷，故多饮多食而病消渴，津液为燥火消耗，故大便坚。人身真元之气，根于肾脏阴阳水火之作用，肾脏之真阴不足，则不能潜阳而化水生气，故津液不足而小便反多。所谓男子者，以数亏明精，真阴损伤，致成下焦之真元之气不能化生精气，上焦之津液不足，不能濡润经脉，独中焦木火相煽，消灼水谷，所以多饮多食而消瘦。消渴因五脏制化失调而病，故与阳明之燥渴不同。

滋阴补肾以治本　清胃润燥以治标

因脏气制化失调，水火不能相济，水不涵木，木旺生火，火旺子实，木火盛而消灼胃津，津液消竭，不能上润肺金，肺失清肃，故口干发渴。金失其清而从燥化，燥盛消水故渴饮不止。肾为胃关，肾虚不能制水，故水液下流而小便多。燥火合化，消灼水谷，故多饮多食而善饥。求本之治，当以滋阴补肾为主；治标之法，当以清燥止渴为急；标本兼顾，则宜滋阴清燥止渴之剂。小便过多者兼补肾阳。补肾之药，须分阴虚与阳虚，阴虚者真水不足，王太仆所谓"寒之不寒是无水也"，当以六味地黄汤治之；阳虚者真火不足，王太仆所谓"热之不热是无火也"，当以八味地黄汤治之。

清燥之药，首清胃燥，兼清肺气，因胃秉阳明燥金之气，燥化太过则消灼水谷，津液被消则不能上润肺金，肺胃俱燥则渴饮不止，故当以清胃为主兼润肺燥。滋阴清燥生津之剂合用，则津液生而肺气清肃，渴饮自止。

滋肾养阴汤方：

生地　熟地　天冬　麦冬　花粉　石斛　黄精　玉竹沙参　元参　山萸　枸杞

口渴甚者加乌梅。

小便多者加桑螵蛸、覆盆子。

善饥者加黄连、知母。

肺燥者加黄芩、枇杷叶。

老年气虚者加人参或西洋参、太子参，无燥热者可加黄芪、党参。

【病案选录】

案一：力挽危重糖尿病人于既倒

高某，男，38岁，工人。住院号：87575。

1974年3月7日初诊：5年前出现烦渴、饮水不解，夜间尤甚，每晚需饮水3暖瓶，食欲、小便正常，某矿医院诊为糖尿病。住院3个月，用胰岛素、降糖灵等药，病情好转，以后间断用药。1974年初出现尿急，有时失禁，尿有明显的腐烂苹果味，身体日益消瘦，汗多，汗后皮肤刺痛，右膝上部肌肉壅肿，四肢麻木，逐渐加重，行走需人扶持。肝可及边，质较硬，直立时腹壁静脉曲张。现见严重消瘦，面色苍白，全身各部肌肉瞤动，皮中自觉有蚁行之感，四肢麻木，无力，行动困难，口渴，失眠。舌质灰，苔薄白，脉细弱而数。查血糖500毫克%，尿糖（＋＋＋＋）。西医诊断为糖尿病（Ⅰ型），末梢神经炎，肝硬化（代偿期）。急拟滋肾健脾、补气养阴之剂。

方药：

熟地24克　生山药18克　茯苓9克　枸杞15克　沙参12克　人参5克（另煎）　生芪24克　牡蛎18克　龙骨18克　女贞子12克　丹皮12克　青蒿9克　石斛12克　莲子肉15克　菟丝子12克

3月27日三诊：四肢麻木感减轻，肌肉瞤动的症状消除，再无颤抖蚁行之感，已可外出散步，睡眠见好，饮水也减少，精神好转。再以前方加桑螵蛸12克以缩小便。

5月10日，因饮食不慎，腹痛下痢，日便5~6次，为黏液稀便。又拟温中止泻剂。

方药：

当归9克　炒白芍9克　茯苓15克　生白术18克　炒

山药 18 克　炒扁豆 18 克　干姜 6 克　补骨脂 9 克　五味子 9 克　诃子肉 12 克　石榴皮 12 克　乌梅 9 克　太子参 12 克　沙参 12 克　炒谷芽 15 克

5 月 18 日再诊：泄泻已止，食欲亦增。遵初诊时方加减服用。

6 月 16 日又因感冒突然高烧达 40.2℃，有时意识不清，牙关紧闭，视物模糊，瞳孔缩小，小便失禁。西医诊断为糖尿病感染并发败血症。又拟解表清热宣窍之剂。

方药：

葛根 12 克　连翘 12 克　银花 12 克　木通 9 克　石菖蒲 6 克　桑叶 9 克　桔梗 9 克　蝉蜕 9 克　芦根 12 克

6 月 19 日体温下降，神志清醒，而右半身瘫痪，不能言语。又拟清热开窍通络之剂。

方药：

沙参 12 克　麦冬 12 克　桔梗 9 克　丹皮 12 克　橘络 12 克　石菖蒲 9 克　通草 6 克　丹参 12 克　红花 6 克　桑枝 12 克　葛根 10 克

6 月 23 日，右侧上下肢渐可活动，已能说话，尿糖、血糖值正常，再服上方去葛根，桑枝增为 18 克以清热通络。

7 月 4 日，突然出现呕吐，不能进食。又拟和中健胃止呕之剂。

方药：

陈皮 12 克　半夏 9 克　伏龙肝 30 克（先煎去渣）

7 月 10 日，呕吐稍轻，加枳壳 6 克，佩兰叶 6 克，枇杷叶 9 克，以和胃止呕。

服药后病情渐渐好转，饮食渐纳。

以后再以补肾健脾清肝之剂调理数月，身体康复，不再用胰岛素控制。于 11 月 21 日出院。

案二：厥阴消渴型糖尿病人的诊治

江某，男，46 岁，干部。

1976 年 6 月 5 日初诊：患糖尿病年余，多饮多食而体重日益减轻，精神疲困。1976 年 4 月又因煤气中毒而病情加重，大渴引饮，每日饮水 4~5 暖瓶，尿频，日溲 18~25 次，计量达 5000 毫升以上，时感饥饿，每日进食 2~3 斤，形容消瘦，面色黧黑，腰困腿软，全身乏力，失眠耳鸣，大便干燥，2~3 天大便 1 次，舌绛涩，舌根部苔黄，脉弦稍数。血糖 250 毫克 %，尿糖定性（＋＋＋）。西医诊为糖尿病。拟滋阴清热生津之剂。

方药：

生地 24 克　元参 18 克　沙参 12 克　石斛 18 克　麦冬 12 克　天冬 15 克　花粉 24 克　生石膏 18 克　生白术 12 克　草决明 18 克　乌梅 9 克　桑螵蛸 12 克

6 月 12 日二诊：尿已减少，腰困睡眠见好，数日未便。上方熟地 24 克易生地，去元参、白术、桑螵蛸，石膏增为 24 克，加炒枣仁 18 克、合欢花 12 克、夜交藤 12 克以安神，加胆南星 9 克以清肝热，大黄 9 克以通便，山药 18 克以清脾。

6 月 19 日三诊：大便通润，睡眠已好，饮水次数、尿量、尿次均大为减少，尿糖已降至（＋）。再拟滋肾养阴之剂。

方药：

生地 15 克　熟地 15 克　花粉 18 克　石斛 18 克　麦冬 15 克　沙参 15 克　太子参 12 克　女贞子 15 克　龙骨 18 克　牡蛎 24 克　川断 12 克　桑寄生 24 克　乌梅 9 克

经治两月余,诸恙全消,尿糖停留于(+),体重增加,于8月28日出院。

【按语】

中医治疗糖尿病是以调整生理功能为主,大体上是以滋真阴为治本,清肝、胃之火热或清肺火为治标。案二"三消"症状全俱,属真阴亏损、肝胃郁火之征,肾水不足则多饮而口渴不解,故用生地、熟地、天冬以滋肾水。木火相煽而消谷善饥,食多而火消,不能产生精气去濡养肌肤,而使应吸收之物质不能吸收利用而无端排出,所以多食多饮却不能营养身体,日渐消瘦。故用花粉、石斛、生石膏、胆星、草决明等清肝胃之火,使火不消灼而饥渴均减。用乌梅、桑螵蛸助肾之封藏功能,缩尿以生精。沙参、麦冬等清肺生津止渴,使金水相生,水气化而津液生。

病的情况,人各有异,一人一个体质,一人一个生活环境,一时一个气候变化,病人一个病期有一种反应。虽病名相同,而不能用同法、同方通治。要随病情的转化,视新病与旧病有无相关,或从本、或从标,孰缓孰急心中有数,自可应变不乱。病案一即是此情。糖尿病重症型,四肢麻木,肌肉𥆧动,气阴两虚,已近危急,急以参、芪、龙、牡补气收敛浮越之阳,以镇静息风,治筋惕肉𥆧。并以熟地、山药、枸杞、女贞子、石斛养阴生津,丹皮、青蒿清虚热以养阴。本着治本之治,见效亦快,尿已可约,走不用扶,肌不𥆧动,肉无蚁行感,情况很好。但5月10日因饮食不调而腹痛下痢,急制温中止泻急则治标之剂,用故纸、五味子、诃子肉、石榴皮重剂止涩,以防伤津,沙参、太子参、白术、山药益气健脾止泻,2剂已而4剂安。再以初诊剂平稳治疗月余。6月16日,又出现高烧昏迷,拟清热开窍剂使其速醒。四肢能够活动，体力尚未复。7月4日又突然呕吐，不能进食。邢老只用陈皮、半夏、伏龙肝以降逆止呕，2剂知而4剂即安。后又加佩兰醒脾、枇杷叶和胃止呕而愈。临证辨治之精，从此案例中可以透析。

西医治疗糖尿病，以控制血糖、尿糖值为主。若新陈代谢功能失调，出现如案一证候，为糖尿病之危症，束手无策。其控制血糖、尿糖之法，除用药物外，节制饮食亦为极重要之法。这与中医治法有间。中医认为血糖尿糖之所以多所以少，在于五脏制化之功能，五味入口各归所喜，酸入肝，甘入脾，苦入心，辛入肺，咸入肾，五味合调以养五脏之气。人身生理机能必赖水谷之营养，失养则机能衰减，身体虚弱。《内经》谓"五谷为养，五果为助，五畜为益，五菜为充，气味合而调之，以补精益气。"古人以水谷之养称为后天，为维持生命之要素。消渴病因病理改变而多饮多食，但生理上亦有所需要，人既因五脏制化失调，而消耗过度，势必给予饮食以补其消耗，所以多饮多食。若再控制其饮食，则消耗多而补给少，必致其机体功能减弱而呈衰弱现象。机体衰弱，制化更难平衡，而抗病之力量更少，所以糖尿病节食愈严，疗程愈长。

中医治疗糖尿病，不主张过度节制饮食，即使在饮食过多之时也是让适当节制，不使少于平常食量。曾见病房严格控制食量，一日只准吃6两主食，饿急去买点心充饥者。因风水消灼，甚饥甚渴者，以药物清胃热，抑风火，使胃清火熄，则饥渴自减。在饥渴渐减之后，滋肾阴润肺燥兼清胃热，则津液生而邪热自减。当机体未衰病气方盛之际，大剂滋阴清热之剂用之可收速效，治之较易；老至体气衰弱之际，滋阴之剂不易收功，清热之剂多用伤胃，即使清补兼施，亦难速收全效。所以糖尿消渴之病，以实证早治为宜，虚证晚治则颇费力。中医谚云："实证易治，虚证难疗。"临床经验，治糖尿病消渴病不宜过度控制饮食，致损机体。在大渴大饥之时以药物救治，既可抑制病邪，减轻饥渴，亦不损伤正气，恢复较易。庶不至体气日消，迁延岁月，促其早夭。点滴之见提出，同仁指正之。

高 血 压

高血压病从虚实辨

高血压是指血液对血管壁持续出现高于正常值的动脉内压。

中医医籍里无此病名，可包括于中风、眩晕病证中。《内经》谓："上虚则眩，血气并走于上则为薄厥。""阳气者，大怒则形气绝，而血菀于上，使人薄厥。"后人有谓之类中，亦称卒厥，皆与高血压症状相似。高血压之初期症状多是眩晕，以后逐渐心慌、腿软、半身麻木或手指麻木，甚至出现偏瘫失语，有时因脑血管破裂出血而卒倒昏厥。古人认为肝气上逆，血随气升，血与气并上，而发生卒倒昏厥。在肝气上逆，尚未升腾之时，即所谓肝风内动，《内经》谓："诸风掉眩，皆属于肝。"肝风上扰即生眩晕。后世医家谓：肾水不足，不能涵木，肝阳上亢则生眩晕。其病理是肾为水脏，为生气之源，司下焦藏精摄气之职。肾气足则精气充足，能够滋木、摄火。木得滋养而条达，火得藏摄而不炎。因此，火不上炎，木不上逆，保持了人身升降循环水火既济之平衡。假若肾水不足，则肝木失其养而肝火上逆，木火相生，火性炎上，而不下交。火不下交，寒水沉于下而下元不得温，心肾不交，肾水不能上济，即使心脏受累，心神亦虚，因而心慌怔忡，惊悸不安。脏腑阴阳血气不和，不能润养经脉，致脉管硬化或血流不畅，使压力增强才能驱动达到濡养目的，因而使血压升高而使血菀于上。所以高血压病轻者只觉眩晕，或少壮之时血压高者亦只有眩晕症状，亦有血压虽高而无症状表现者。若在中年之后或虚弱之体，初时只有眩晕，逐渐下肢软弱，以至麻木心悸，最后脑出血、脑梗塞而偏瘫昏迷。亦有卒发而昏厥者，或为情志激动，或为风邪所引致气血突然动乱，但肾虚为主要根源。

高血压在中医临床，大体上分虚实两种，虚性的是肾虚而引起肝阳上亢，实性的是肝阳偏盛、肝火上炎、肝气上逆。实性的，头晕头痛，憋胀甚而下肢多不软弱，脉搏弦劲有力。虚性的，头晕目眩而头很少胀痛，下肢多软弱，腰困乏力，脉多沉细弱或弦细。

治疗大法：虚证宜滋肾平肝，潜阳降压；实证宜清肝泻火，潜镇降压。有兼证者，随其症状调治。辅助之药多用活血通络之品，使末梢血流通畅，四周阻力下降，血络不阻，血压即可降低。活血消瘀，使血液黏稠度降低，血中沉渣得以溶解，管壁弹性复常，能正常舒缩，血流通畅，即压力可降。调理脏气偏亢，使心脏收缩舒张功能达于正常，不致亢进，则血压不高。调理五脏制化关系，使相互制化平调，则无亢害之虞。虚者多是肾阴亏虚，日久损及肾阳，高年患者应注意肾之阴阳俱虚。病情错杂者，审证求因而兼治。与高血压症并存的一些疾病，如高血压与冠心病，高血压与心肌梗塞，高血压与心肌病，高血压与高脂血症，高血压与糖尿病，高血压与痛风高尿酸血症，高血压与肾损害、肝损害，高血压与慢性阻塞性肺疾患，高血压与心律不齐，高血压与脑血管损害等，又当在治疗这些病的基础上，用降压药物兼而治之。根据病情立主病之方，结合所兼之病症佐以兼治之药，使方药与病情合辙，即可收速愈之效。

平降汤治疗实证高血压

方药：

当归 15 克　生地 20 克　生白芍 20 克　黄芩 10 克　菊花 12 克　草决明 20 克　生石决明 30 克　珍珠母 30 克　丹参 15 克　牛膝 12 克　钩藤 12 克　夏枯草 15 克

方解：当归、生地、生白芍养血平肝，清血分之热；黄芩清气分之热；石决明、珍珠母潜镇肝阳止头痛；菊花、草决明、夏枯草、钩藤清肝止眩以降压；丹参、牛膝活血，引血下行以降压。

头痛甚者加玳瑁 10 克，另煎服，以凉血息风降压。

肝火上盛加龙胆草 12 克。

血压过高者加紫贝齿 30 克或磁石 30 克以潜镇降逆。

鼻衄者加茅根 24 克，藕节 12 克，小蓟 24 克，大黄炭 9 克，以凉血止血，引血下行。

痰火壅闭者加瓜蒌 15 克，郁金 10 克，石菖蒲 10 克，远志 9 克，以化痰开闭。

潜降汤治疗虚证高血压

方药：

熟地 18 克　山萸 12 克　枸杞 12 克　女贞子 15 克　丹参 15 克　赤芍 12 克　牛膝 15 克　石决明 24 克　珍珠母 24 克　紫贝齿 15 克　杜仲 15 克　桑寄生 15 克　川断 15 克　钩藤 12 克　夏枯草 15 克

方解：熟地、山萸、枸杞、女贞子滋肾水以涵木；丹参、赤芍、牛膝活血通络引血下行以降压；石决明、珍珠母、紫贝齿、钩藤潜镇肝阳息风降压；夏枯草清肝；川断、杜仲、桑寄生滋肾强腰膝壮筋骨治下肢痿软。

心虚者补心安神，加茯神、龙骨、炒枣仁。

气虚者益气养阴，加西洋参、辽沙参或人参。

血脂高者加山楂、草决明、泽泻。

血管硬化者加地龙、木瓜以软化血管。

便秘者加草决明、何首乌、桃仁或肉苁蓉。数日不便者，可以番泻叶 5 克日间泡饮代茶。

痛风高尿酸血症者，加活血消瘀止痛药，如苏木、土元、红花、乳香、没药等，适当加利水药如猪苓、云苓、泽泻等。

肾功能不好者，加滋肾利水药或滋肾缩尿降浊分清药，如萆薢、石莲子、桑螵蛸、覆盆子类，或胡芦巴、冬葵子、车前子类。

肾硬化者加软坚及穿透利水药，如山甲、莪术、三棱、车前子、瞿麦等。

肝损害者加养血柔肝利胆药，如柴胡、泽兰叶、半枝莲、土元、莪术等。

合并有慢性阻塞性肺疾患者，加宣肺化痰调节肺功能之药，如瓜蒌、川贝母、紫菀、冬花、苏子、白芥子之类，或蛤蚧、沉香纳气之药等。

【病案选录】

案一：肝阳上亢

李某，男，38岁，工人。

1974年8月29日初诊：病已数月，睡眠不好，头晕头痛，枕骨部、项两侧憋胀，舌红，脉弦数稍硬。血压160/110毫米汞柱。

病症分析：病已数月，睡眠不好，属于神经衰弱。头晕头痛、枕骨部痛、项两侧憋胀是肝阳上亢，经脉不舒之证。舌红、脉弦数稍硬、血压高是肝经郁火，弦为肝脉，硬是阳亢、管壁阻力增强之兆。拟清肝降压之剂。

方药：

当归12克　生白芍12克　茯神15克　夜交藤15克
合欢花12克　生石决明24克　菊花12克　蔓荆子12克
白蒺藜10克　地龙12克　牛膝15克　玳瑁9克（另煎呷服）

方解：当归、白芍养血平肝；茯神、夜交藤、合欢花养心和肝安神；生石决明潜降肝阳止头痛；菊花、蔓荆子、白蒺藜清肝止眩晕降血压；地龙、玳瑁凉血软化血管降压；牛膝引血下行，携诸药行下降之功。

9月4日二诊：头痛减轻，睡眠稍好。上方加龙骨19克、珍珠母24克镇心平肝。

9月12日三诊：头晕头痛已愈，睡眠亦好，血压降至正常范围。再以上方减重镇药之量，生石决明用18克，龙骨、珍珠母各用15克，继服10剂以巩固疗效。

案二：肾虚，肝阳上逆

叶某，男，62 岁，干部。

1974 年 4 月 18 日初诊：患高血压病十多年。近几月来，头晕甚剧，下肢麻木，痿软无力，脉象弦细。查血压220/130 毫米汞柱。

病症分析：肾虚骨弱则两下肢痿软无力，腰困膝软。麻为气虚，木为血虚，气血虚营养不周则下肢麻木。脉弦、头晕、血压高是阴虚肝阳上亢之征。拟滋肾清肝、潜阳降逆之剂。

方药：

熟地 24 克　山药 12 克　山萸 12 克　女贞子 12 克　生石决明 18 克　珍珠母 18 克　蔓荆子 12 克　牛膝 15 克　木瓜 15 克　杜仲 18 克　钩藤 9 克　红花 5 克　鸡血藤 15 克陈皮 9 克

方解：熟地、山药、山萸、女贞子补肝肾；石决明、珍珠母、蔓荆子潜镇清肝降压；牛膝、木瓜、杜仲舒筋强腰膝；钩藤平肝息风降压；红花、鸡血藤活血通经络以治麻木，兼以降压；佐陈皮以理气健胃。

4 月 24 日二诊：血压稍降，病情见好。上方加黄精 12克以补益精气，加磁石 24 克以镇摄平肝降压，连服十余剂。

5 月 14 日三诊：两腿已觉有力，头晕肢麻减轻，已可扶拐杖行走，血压降至 180/100 毫米汞柱。去重镇之磁石，恐久用伤气。再服十余剂。

诸症痊愈。血压维持在 150~180/100 毫米汞柱。

【按语】

案一为肝阳上亢型高血压，因肝经郁火致肝阳上亢，故拟清肝降压之剂，用平降汤加减治疗。案二为肾虚肝阳上逆型，故拟滋肾清肝潜阳降逆之剂。在治疗时，要顾及兼症，肾虚有肝火者滋肾兼清肝，有痰火者兼清痰火，心虚者兼补心安神，肢体麻木者兼补气养血。在选用降压药时，如出现心慌、睡眠差，用龙骨、珍珠母；肝阳上扰，头痛头晕，加石决明、紫贝齿潜镇以平肝阳；下肢痿软用磁石、牛膝、龙骨、牡蛎潜肾阳，以防龙雷之火上炎。必使药症相投，则疾病可愈。

另外还需注意，防治高血压病，必须心情舒畅，才可使血气安和，血压归于正常。《内经》谓："志意者，所以御精神，收魂魄，适寒温，和喜怒者也，是以志意和则精神惠直，魂魄不散，悔怒不起，五脏不受邪矣。"若情志不遂，则影响脏气失调，久则脏气不和，发生偏盛偏衰之克贼现象，如善怒肝郁则肝邪上逆，每易致成高血压病。曾经用综合疗法治疗高血压，效果良好，即是以气功安静使血压下降，再练太极拳使末梢血管扩张，以心理疗法使心情愉快，则影响高血压之病因消除，再辅以药物导引血压下降，庶可恢复生理之正常机能，则血压下降之后可以巩固，收到良好效果。

过度降压的弊害

临床常见有高血压病人，在服用降压药后仍有眩晕更甚者，伴随着血压下降发生脑、心、肾重要脏器循环障碍而出现倦怠、直立性眩晕、心慌、胸闷等症状，心电图出现缺血性改变。有人观察和研究高血压患者洗澡前后的血压变化，仅入澡盆前后10分钟，收缩期血压就可相差40毫米汞柱，什么样的降压药也不会有这样的降压效果。医生都知道洗澡

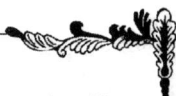

时易发生猝死，这很可能是由于血压急剧下降引起心脑血管循环障碍而发。

夜间血压值低，再降压或过度降压，泵力降低，会使心脑供血、供氧不足，血循环减速而发生梗阻、梗塞。在此需提醒医家、病家注意，要使血压逐渐下降或适当下降。对于无症状的高血压者，是否需要降压，怎样来降，也是一个课题。在长期持续服药的不知不觉当中没有合并症出现，不损害到脏器的平衡失调，缓缓使血压下降的药，才是人们所理想的。

贫　血

贫血从病因辨

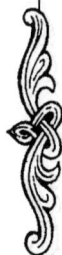

贫血是血液内红细胞数目或血红蛋白含量低于正常的疾患。贫血仅是一个症状，而非一种疾病。各种贫血的症状大致相似，但病因各异。中医古籍中对贫血的治疗多是各随其病因而分别论治，很少专论贫血，没有贫血病名。《素问·腹中论》中有"病名血枯"的记载。《灵枢·决气》有"血脱者，色白，夭然不泽，其脉空虚"对失血者的描述。后世医书中有"黄肿""黄胖""虚劳"等类似于"贫血"症状的记录。致贫血之病因很多，在各种重病及久病之影响下，往往致成贫血，但生化功能不至严重损伤者，病愈之后，血液随之生化，则不至成贫血之病。若生血功能损伤严重不能急遽

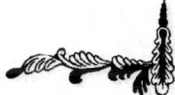

生化者，则成贫血重病。西医化验、骨髓象检查，有溶血性贫血，再生不良及再生障碍性贫血。此类贫血不易治疗，纵然治疗恰当，亦不易及时恢复，往往经过数月或年余始能渐次复常。

根据临床经验，在大失血病中，如衄血、吐血、经血过多、崩漏、产后以及外伤出血等，往往引起急性贫血，但在血止之后，很快即可恢复，所以各种疾患，皆各求其病因而止血，不以贫血论治。若慢性病出血，如溃疡病便血，皮肤出血等，则多发生轻度贫血症状，在病愈之后尚须补养气血始可复常。如因各种疾病而引起贫血，如癌肿、肾炎、虫积、疟疾、结核病、败血病等，则当先治其病，病愈血可渐复。没有病愈，身体虚弱，血液不能及时恢复者，服以调补营养之剂即可恢复。其最难救治者，是热病及恶性病急剧发生贫血，血液生化机能发生严重损害，甚至有不再生化者，病情急剧恶化，救治失当即有生命之虑。故治疗贫血病须各随其病因而分别论治。

贫血诸疾　治当调理五脏机能

中医学认为，心生血，脾统血，肾为藏精生化之根源。卫气出于上焦，营气出于中焦，心肾为营卫之源泉，脾胃为仓廪之大本，生化资于脏器之功能，原料资于水谷之营养，生化之机能衰减则不能化生精微，水谷之营养不足则无化生之资料。脏器功能互相为用，设有偏衰则影响生化之机能。人体维持生命之要素，气血为重要，气血又是相依为用，气不足往往影响血之生化，血不足又影响气之功能，气血不足不能营养脏器，则脏器失养而致虚，脏器虚又影响生化之功能，而不能化生气血。故治疗此类疾病，必须调理五脏机能，培补生化根源，佐以补气养血之药，以营养脏腑百骸，使气血充足营养脏腑，脏腑得养加了生化功能，则气血生化有源，脏腑得养有资，脏腑气血生养相资，化源不竭，庶可以保持人体之正常生化代谢规律。

清肝理脾治贫血

肝脾血分瘀热，血液因热而变，生化受阻，渐致贫血。治当清热凉血以治因，清理肝脾以治本，使病源清除，肝脾功能恢复，藏统复职，血液自复生化常规，贫血之症可愈。

【病案选录】

案一：肝脾瘀热，黄胖病

马某，女，37岁，工人。入院日期：1974年7月8日。住院号：88708。

1971年患肝炎。1974年2月中旬，因感冒浑身酸困，发冷发烧，体温40℃达7~8天，服金霉素、土霉素、阿司匹林等体温下降。自感因药物刺激引起胃疼，恶心呕吐，服中药后上述症状减轻，而又出现咽痛、舌疼、牙痛、胸骨部疼，头痛，心慌失眠，目眩耳鸣，记忆力减退，食欲骤减。尿呈茶水色，体重亦明显减轻。5月底出现巩膜黄染，口腔黏膜发黄。6月初，全身发黄，住某医院诊为"溶血性黄疸"，输血、激素等治疗无效。1974年7月8日转入本院。查体：心尖部可闻Ⅱ～Ⅲ级吹风样收缩期杂音，肝大3~4厘米，脾大5~6厘米，质硬。化验检查：血沉125毫米/小时，肝功能正常。黄疸指数30单位，血红蛋白49克/升，红细胞计数160万/立方毫米，网织红细胞数36.9%。西医诊断为自身免疫性溶血性贫血，慢性肝炎。

7月12日初诊：面色萎黄微肿，身黄，目黄，身肿，腹胀满，身困乏力，咽疼，舌红无苔，脉象弦数。辨证为肝脾瘀热，影响血液生化而呈现贫血现象。拟清肝理脾、利湿清热之剂。

方药：

茵陈15克　连翘12克　栀子12克　黄芩9克　丹皮12克　金钱草12克　木通9克　茯苓12克　泽泻12克　山豆根9克　菊花9克　甘草6克

7月18日二诊：病情显著好转，血红蛋白上升较快，咽已不痛。上方去山豆根继服。

7月24日三诊：血红蛋白已达105克/升，全身之黄退净，面色已显红润。又拟养血清肝、滋阴退热之剂。

方药：

当归9克　生地18克　生白芍12克　丹皮15克　元参12克　麦冬12克　石斛18克　银花15克　连翘15克　草决明15克　泽泻12克　甘草6克

此后即以上方随症加减，经治2月余，肝脾明显缩小，肋下只可及边，各项化验正常，腹胀消除，食欲增加，诸症皆愈出院。

案二：获得性溶血性贫血

李某，女，23岁，工人。住院日期：1974年9月28日。住院号：89387。

1973年春天，发现颜面及口唇苍白，无自觉症状，未予介意。延至冬季，刷牙时牙龈出血，曾肌注100微克维生素B_{12}，用药30天未效。1974年3月，发烧1周，经常头晕头痛，恶心，疲乏无力，食欲日减，头痛时常服去痛片。

9月3日又高烧5天，服氯霉素体温下降，但上述症状反而明显加重，颜面浮肿，双眼外突有憋胀感，视物模糊，怕光，耳鸣，自汗，夜汗透被。曾输血2次。化验检查：血红蛋白50克/升，血小板计数80000/立方毫米，红细胞计数305万/立方毫米，网织红细胞数45%，成熟红细胞大小不等，畸形。西医诊为获得性溶血性贫血。

10月2日初诊：唇面苍白，呈贫血病容，头晕头痛，恶心纳差，舌质淡苔薄白，脉象细数。

病症分析：肝脾血分瘀热，生化受阻，致成贫血。拟凉血清肝理脾剂。

方药：

当归12克　生地18克　生白芍12克　菊花12克　白蒺藜12克　枳壳6克　石斛24克　莲子肉15克　生薏米24克　连翘15克　炙甘草6克

方解：当归、生地、生白芍、菊花、白蒺藜养血清肝；石斛、莲子肉、生薏米、甘草清补脾胃；连翘解热；枳壳宽膈。

10月20日二诊：头晕头痛减轻，食欲见增。上方莲子肉增为18克，继服。

10月29日三诊：病情大好，精神恢复，面色复红，血红蛋白增至95克/升。

以后即以上方加减，经治月余痊愈出院。

以上二案均由于外感邪热致肝脾瘀热，影响血液生化而呈贫血现象。急予利湿清热凉血、清肝理脾之剂以治因治本，病获痊愈。

补血养心兼清邪热治再障

再生障碍性贫血是生血功能损伤严重，不能急剧生化，血液发生严重变化而呈贫血重病。此种贫血每不易治疗，纵治疗恰当，亦不易即时恢复，往往经过数月或年余始能渐次复常。临床表现：早期症状多有轻度发烧，或间歇性发烧，食欲不振，皮肤有时出现小出血点，精神极度疲倦，头目眩晕，面色呈苍淡黄白之色，舌淡白无苔，脉搏多弦大急数，或细数无力，渐至心慌气短，有时浮肿，脾脏肿大。

补血养心汤主方：

当归　生地　生白芍　茯神　龙骨　炒枣仁　沙参　太子参　女贞子　旱莲草　山萸　龟板

气虚甚者用西洋参、人参。

胃阴虚者加石斛、麦冬。

肾阴虚者加熟地、枸杞。

肾阳虚者加苁蓉、巴戟天，甚者加鹿茸。

脾虚者加生白术、山药。

血热者加丹皮、地骨皮、茜草。

消化不良者加谷芽、鸡内金，或山楂、焦楂，兼外感热邪者加葛根、豆豉、银花、薄荷、蝉衣。

高热不退者加犀角、羚羊角。

皮肤出血加棕炭、小蓟、丝瓜络。

口鼻出血加茅根、大黄炭。

便血加地榆、槐花、冬瓜子、猥皮炭。

溲血加木通、瞿麦。

吐血加柏叶炭、花蕊石、赭石。

【病案选录】

案一：心脾肾虚

彭某，女，21岁。住院日期：1972年10月19日。住院号：83436。

1967年7月发现面色发黄，全身疲困乏力，劳累时自汗心慌，血红蛋白6克。1969年春曾晕倒一次。1972年2月病情加重，4月，在某职工医院骨穿诊为再生障碍性贫血，住院1月余。有时下肢浮肿，有小出血点，盗汗，脱发。10月转入山医二院，经骨穿考虑再生不良性贫血，且有小细胞低色素贫血现象。

10月27日初诊：颜面苍白，全身疲困，失眠，头晕，咽干，胃痛，甲床淡白，舌淡苔薄白，脉象细弱。辨证为心脾肾虚，生血功能减退而成贫血。拟补肾养心、健脾生血之剂。

方药：

当归15克　炒白芍9克　茯神15克　远志9克　龙骨15克　炙黄芪18克　党参15克　元肉12克　枸杞15克　熟地18克　首乌20克　黄精15克　菊花12克　蔓荆子12克　枳壳5克　甘松6克　炙甘草6克　鹿角霜9克

11月2日二诊：胃已不痛，食欲增进，贫血出现好转，血红蛋白85克/升，红细胞数234万/立方毫米。上方去菊花，加草决明12克以清头目，再服十余剂。

11月17日三诊：血红蛋白由85克升到110克/升，红细胞数由234万/立方毫米升至330万/立方毫米，血小板由66000/立方毫米升至185000/立方毫米，白细胞计数由4300/立方毫米上升至5300/立方毫米。诸症均有好转，食量增加，睡眠亦好。以后仍在上方基础上随症增减，以作善后之治。

服至 2 月余，自汗止，发渐生，下肢再无浮肿现象，睡眠食欲均正常，基本痊愈出院。

按：本例是因生血功能减退而成贫血。中医谓心生血，脾为生血之资源，肾主藏精，为生化之根源。血之生，资于水谷之精华，而生化之功能，心肾最关重要，心肾虚则血液不能生化，故致贫血。因此，治疗再生不良性贫血要以培补心脾肾为根本治法，其他表现症状即随其症状而治疗。气血虚者加补气之药，以助生化功能，增强机体机能，故方中用熟地、枸杞、首乌、黄精、鹿角霜补肾以生精血，用炙黄芪、党参、元肉、甘草补气健脾。有邪热者兼清邪热，故用菊花、蔓荆子、草决明以清头目，防其危害生理，则生理逐渐可以恢复。

案二：心脾肾虚，血分伏热

王某，女，33 岁，工人。入院日期：1976 年 2 月 13 日。住院号：93605。

1962 年 10 月，妊娠 6 个月时，全身乏力，心慌气短，下肢浮肿，血红蛋白 6 克。产后昏厥 1 次，经输血好转出院，再未治疗，3 个月后恢复正常工作。1967 年第 2 次妊娠，上述症状再现。产前因贫血而输血治疗，产后体虚未复。1975 年 2 月，因病情加重住某医院，作骨髓穿刺，诊为再生不良性贫血。经治疗好转。1976 年吃干馒头划破食道吐血数口，黑便 3 次。2 月 5 日来山医二院就诊，查血红蛋白 45 克/升，血沉 85 毫米/小时，于 19 日收住入院。西医诊为慢性再生障碍性贫血。

2 月 24 日邢老初诊：面色惨淡皖白，口唇苍白，牙龈有血迹，头晕乏力，气短，午后发烧，舌胖色淡苔薄白，脉浮弦而弱。辨证为心脾肾虚，血分伏热。拟养阴清热、滋肾养心、健脾补血之剂。

方药：

当归 15 克　生地 18 克　炒白芍 9 克　茯神 12 克　炒枣仁 18 克　丹皮 12 克　地骨皮 20 克　辽沙参 12 克　太子参 12 克　麦冬 12 克　何首乌 20 克　女贞子 15 克　菊花 12 克　蔓荆子 12 克　炙甘草 6 克

3 月 4 日二诊：病情好转，午后发烧减轻，气短稍好，头晕见轻。效不更方，继服上方。

3 月 24 日三诊：邪热已清，血红蛋白增至 60 克 / 升，红细胞数上升至 210 万 / 立方毫米，白细胞总数 4000/ 立方毫米，血小板计数 69000/ 立方毫米。再拟补肾生血之剂。

方药：

当归 15 克　茯神 12 克　炒枣仁 18 克　龙骨 15 克　沙参 12 克　太子参 12 克　龟板 15 克　枸杞 15 克　女贞子 15 克　旱莲草 12 克　菟丝子 12 克　地骨皮 18 克　陈皮 12 克　蔓荆子 12 克　炙甘草 6 克

4 月 7 日四诊：血红蛋白 85 克 / 升，血小板计数超过 100000/ 立方毫米，面色稍显红润，牙龈已不渗血，烧退，精神好转，病人要求出院。

出院后门诊治疗 3 个月，上班工作。追访 3 年，仍坚持工作，病未复发。

按：本例患者是十余年之贫血病人，虽然病情时轻时重，但疗效不够满意，此次住院加用中药治疗效果比较显著。因患者久病贫血，血分伏热，因而在治疗上须清血分之伏热，再加补血养心、益气养阴之剂才能奏效。如邪热不清，骤用大补之剂，会更增发烧出血而血液不能生复。

案三：心肾阴虚，血分瘀热

王某，女，21岁，工人。入院日期：1974年11月9日。住院号：89745。

11月23日初诊：1972年发现刷牙时齿龈出血，月经量多，胸部、腿部有出血之斑点。1974年8月，头晕心慌，面白乏力加重，食欲减退，住某医院，作骨穿诊为再生障碍性贫血，用激素、输血治疗1月病未减轻，转入本院。患者呈贫血病容，头晕，心慌，睡眠不好，精神不振，月经一月两潮量多，有时鼻出血，舌淡苔薄，脉浮虚弦数。化验检查：血红蛋白60克/升，红细胞计数54万/立方毫米，白细胞计数3500/立方毫米，血小板计数86000/立方毫米，血沉65毫米/小时，骨髓象符合"再障"。西医诊为原发性再生障碍性贫血。中医辨证为心肾阳虚，血分瘀热。拟滋肾养心、清热凉血之剂。

方药：

当归18克　茯神12克　炒枣仁24克　龙骨15克　辽沙参12克　太子参12克　莲子肉15克　菟丝子12克　女贞子15克　炙黄芪12克　炒白术12克　炒山药12克　炒扁豆18克　蔓荆子12克　菊花12克　炙甘草6克

12月1日二诊：心慌头晕均减轻，睡眠见好，仍月经量多，有时鼻衄。上方去炙黄芪、白术、山药、扁豆，加棕榈炭24克，鱼鳔珠12克，生地18克，麦冬12克。

12月16日三诊：查血象均有上升，血红蛋白80克/升，白细胞计数4400/立方毫米，血小板计数93000/立方毫米。月经正常，一月一潮，惟量稍多。皮肤已无出血点，再未见鼻衄，精神康复，食欲增进。12月31日出院，继续服中药以巩固疗效。

按：本例患者因血分瘀热，出血过多，又兼心脾肾俱虚不能生化而成"再障"。其致出血之因主要是血热所致。一般在心脾肾不虚之情况下，凉血止血即可恢复造血功能，不至成为再障。此患者因心脾肾俱虚不能生化，所以在亏血之后血液不能再生，以致出现心慌头晕、倦怠乏力等心虚血亏之症。为防止心力衰竭，故急补心以安神。但此患者血分瘀热，故在补虚之中又须兼清邪热。如补而不清，惟恐增热而出血不止。所以止血与生血必须兼顾，清补适当方可生血而无障碍。

【按语】

致成贫血之病因，多数是因于邪热，其次是因于劳损。邪热瘀于肝脾血分，可以引起出血或肝脾肿大而成贫血。邪热郁于心肾，可以影响生化机能，致血液不能再生而成再生障碍性贫血。因此，邢老对贫血的治疗，皆是求其因而为治。病因清除，则生血之机能可复，虽有亏损尚可再生，不致久损不复。故在治疗上，有邪热者以清邪热为主，因脏器亏损者以调补脏器机能为主。其中虚中夹邪，或因邪致虚者，当清补兼施。但清补需要掌握恰当，补虚勿使留邪，清邪不可伤正。用止血之药亦当详审出血之因，因热出血者当凉血止血，因虚出血者当固气止血，阴虚者当养阴止血，久出血而不止者加止涩之药。治疗中更须审察出血与内脏之关系，因肝不藏血而出血者，止血当兼清肝；因脾不统血而出血者，止血当兼理脾；与其他脏器有关者，当兼治其有关脏器。

总之，治疗贫血必须治本与治标兼顾，不能舍本而逐末，更不能治标而失本。虽因出血多而致贫血者以止血为当务之急，但亦当兼治病因；虽因虚损不能生化而致贫血者治当以补益为主，但亦当求其致虚之源。必须病因病理结合，标本兼治，缓急有序，才可收速愈之效。再者，慎养亦是巩固疗效之环节。再生障碍性贫血治愈之后，必须慎养1年，操劳不可过度，房事应当节制，饮食注意调和。五味过偏，寒热失当，都可导致复发。万勿疏忽，致成夭亡之危。

血小板减少性紫癜

紫癜之治须分缓急

血小板是人身参与凝血的主要因子，因生化的不足，或破坏、死亡、吸收过快，则形成血小板减少。血小板减少，凝血能力降低，即会造成皮肤、黏膜或内脏出血，以皮肤紫斑易见而多发，故称为血小板减少性紫癜。

紫癜是皮肤黏膜内脏出血，发病有急性与慢性之分。急性的发病急促，往往全身有广泛性出血，皮肤出血较为明显，有时出现鼻衄与肠道出血，严重的兼有高烧谵语抽搐等症；慢性的发病缓慢，多是皮肤出血，黏膜肠道出血症状少见。邢老认为，此类疾病发生多因肝脾血分瘀热所致。中医谓肝藏血，脾统血，血行脉中，肝脾血分结热则血热而妄行，血溢于皮肤之外则皮肤出血，血溢于黏膜则黏膜出血，内脏出血多从肠道而出。病情严重者可出现全身各部出血，病情轻缓者多是皮肤出血。临床所见，如因感冒发烧，又兼血分伏热，则易引起全身弥漫性出血，严重者内脏亦出血，所以常伴有便血与尿血。如影响到重要脏器出血，则可危及生命。血分伏热，因于其他诱因发作者西医称过敏性紫癜，其所以过敏，邢老认为是素有伏邪，络脉瘀热，再加新感之邪，与伏邪相并，血热妄行，渗出脉外，因而发病。临床所见，紫癜病最严重者即是外感邪热诱发出血，常是高烧而全身出血不止，病势汹涌，治不急时，每多致成死亡。因此，邢老指出：治疗急性紫癜性出血，要以解表清热、凉血止血为主，使表解热清，则病势不至加剧，血凉而不妄行，则出血自止，病情得以缓解。再随其症状，调补正气，清除伏邪，即可收痊愈之效。

犀角洋参汤　治衄效非常

《医宗金鉴》治疗出血性疾病有犀角地黄汤，其歌诀云："犀角地黄汤，治衄效非常，丹皮芍犀地，便秘加大黄。"邢老宗其意，袭其方，加益气养阴之西洋参，组成犀角洋参汤，根据出血部位加凉血止血或清热解毒药。

犀角洋参汤方：

犀角　西洋参　生地　丹皮　生白芍　仙鹤草　丝瓜络炭　连翘　银花　阿胶　鱼鳔珠

有外感加葛根、蝉衣。

鼻衄加棕炭、大黄炭。

齿龈出血加柏叶炭、茅根、藕节。

便血加地榆、大蓟、小蓟。

尿血加木通、小蓟、黑蒲黄。

肝脾肿大加鳖甲、栀子。

【病案选录】

案一：急救濒危之妇

李某，女，24岁，五台县农民。入院日期：1974年1月16日。住院号：87193。

1月31日初诊：发现鼻出血、齿龈出血已年余，经治罔效。1973年12月出血加重，大便呈黑色，有时呕血，转入本院。查血红蛋白2克，血小板计数21000/立方毫米，结合骨髓象，西医诊断为慢性原发性血小板减少性紫癜急性发作。入院后经输血、抗感染治疗，病情日益加重，有时昏迷，便血，血压80/20毫米汞柱。邢老诊时，其面色惨淡，面无血色，面部、两臂、臀部都有大片瘀血斑，鼻腔、牙龈出血，诊脉指压皮肤亦有出血斑，出气有血腥味，言语低微无力，尿血，便血，心慌心悸，头痛眩晕，胸憋，胸内觉烧灼感，脉浮大虚数，病情危重。急拟养阴固气、清热止血之剂。

方药：

犀角3克（另煎）　西洋参6克（另煎）　沙参12克太子参12克　柏叶炭12克　仙鹤草9克　莲子肉12克藕节12克　丝瓜络炭12克　炙甘草6克

2月2日二诊：出血已止，神志清楚，精神好转，脉仍浮数，宗前方加养心安神、清肺理脾药。

方药：

当归9克　茯神12克　龙骨15克　桔梗9克　莲子肉15克　生薏米24克　沙参12克　麦冬12克　焦地榆9克仙鹤草12克　西洋参6克（另煎）　广犀角6克（另煎）

2月5日三诊：皮肤黏膜再无新出血点，出血之斑点亦逐渐消退，稍能进食，头已不晕，心慌减轻，胸中已无烧灼感。血红蛋白升至 4 克，病已转危为安。上方去桔梗、麦冬、冬瓜子，加阿胶、棕炭、鱼鳔珠、丹皮、丝瓜络炭以清络中之热，巩固止血之效。

2 月 8 日四诊：食欲增进，出气已无血腥味，脉亦好转。继续以上方加减治疗，血小板计数已达 50000/ 立方毫米，迅速达到了切除脾脏的可行指征，挽救了其垂危的生命。

案二：肌衄、鼻衄

卜某，男，15 岁，学生。住院号：87172。

1974 年 1 月 14 日初诊：因感冒发现咽干，全身不适，发冷发烧，继而口腔破溃，吐出带血，鼻衄数次，出血量多，全身有散在出血点，咽部充血，内颊口腔黏膜亦有出血点、齿龈肿烂、出血，咽部充血，双侧扁桃体 Ⅱ 度肿大，肝大 1 厘米，有压痛。血小板计数为 15000/ 立方毫米。西医诊为血小板减少性紫癜。入院后经输血、激素、止血、抗生素治疗，未见显效。邢老诊时，见鼻腔充塞纱条压迫止血，而血从口出，高烧，精神萎靡，臀部、眼睑周围有大片紫癜，周身皮肤有弥漫性出血，气促声粗，头晕眼黑，小便黄，舌绛涩，脉浮数。血小板又降至 5000/ 立方毫米。拟解表清热、凉血止血之剂。

方药：

葛根 12 克　蝉衣 6 克　银花 12 克　连翘 12 克　瓜蒌 12 克　桑叶 9 克　大黄炭 6 克　柏叶炭 12 克　棕炭 18 克 桔梗 9 克　甘草 6 克　犀角 6 克（另煎）

1 月 17 日二诊：高烧已退，鼻衄、齿衄大减，精神亦振。上方去解表药，加凉血之生地 18 克，生白芍 12 克，沙参 12 克。

1 月 21 日三诊：鼻衄已止，紫癜渐消散，再无新鲜出血点，血小板上升至 41000/ 立方毫米。再拟凉血养阴之剂。

方药：

当归 12 克　生地 24 克　栀子 9 克　丹皮 12 克　地骨皮 18 克　茜草 12 克　小蓟 24 克　鱼鳔珠 12 克　元参 12 克　山药 18 克　莲子肉 15 克　生薏米 24 克　茯苓 12 克　甘草 6 克

1 月 25 日四诊：散在出血点全消，精神好转，活动如常，血小板渐趋正常值。仍遵上方加减服用。经治 2 月，再无反复，痊愈出院。

【按语】

案一为血小板减少性紫癜的危重患者，诊治时已奄奄一息，呈昏睡状态，手指轻压肌肤即血络伤而血外渗，血管已脆弱，外渗之急迫可知。此因热邪火郁血分，血无藏摄之力，脉失壅遏之能，而出现外渗、内溢。热邪波及心肝，血虚不足荣养心脑，故出现心慌心悸，眩晕不能起坐，甚至神志昏迷。正气已虚，邪热仍炽，因而使病情危急。"有形之血不能速生，无形之气所当急固"，因施以大量益气养阴不致增热的西洋参、沙参、太子参来补气。用犀角清心开窍，凉血止衄，合仙鹤草、柏叶炭、丝瓜络炭等清血络中瘀热，兼能增加血中钙含量，增加血小板促使血液凝固。服药 6 剂，即使此危重病人脱离凶险之境，血小板由 20000/ 立方毫米增至 50000/ 立方毫米，未几升至 80000/ 立方毫米，而争得手术时间，作了脾切除手术。这一处方，可以作为严重濒危的血小板减少性紫癜患者的急救方剂使用，值得临床者深深研究。

案二为外感高烧引起发病，在输血等未见显效时，求助中医。因外邪未除，输血排异，而高烧不退，急以解肌清热剂先除外邪之扰，使高烧很快消退，再凉血清热，则效果卓著。尤其是妙用大黄炭，既能清热，又用其"将军"之性，引热下行，并可止血。临床学者，有见师用大黄炭止血显效，而用于子宫出血者，是学之不精，不知其沉降之性，气下物亦下之忌。用阿胶、鱼鳔珠血肉有情之物养阴补血，增加血液粘合度，能使血小板速生，渗出降低，瘀斑速散。

治紫癜忌用热药

血分伏热，因于其他诱因出现皮肤紫癜性出血疾患，而血小板计数正常，不影响血小板的生成环节与崩坏过程，则称为过敏性紫癜。中医认为此因素有伏邪，络脉瘀热，再加新感与伏热相并，伤血入络，血热妄行，渗出脉外，因而发病。过敏之原多，食物、药物、感染、一些系统的疾病均可罹患，往往在临症时诊察不清，过敏源难找难寻。一般先发于两下肢，渐遍及全身，有腹痛便血者，有尿血者，有关节肿痛者，其严重几与血小板减少性紫癜等同。其治法凉血清热、清络止血与治血小板减少相同，惟不同者就是清热解表，解毒利水，以从肤解，以从水排。方用葛根、银花、连翘、生地、丹皮、茜草、茅根、大蓟、小蓟、丝瓜络、大青叶等。热清解毒，紫癜则消，无关血液生化问题，只清络瘀则验。增热之药，切为禁忌。

曾治一女孩，9岁，小腿下三分之一处有出血斑点，视其脚冷蜷卧，腹痛，面色惨白，为蛔虫过敏，即在凉血清热消斑剂中加川椒、乌梅以安蛔。药后腹痛减而紫癜甚，上肢至腹部均有密集之紫癜出现，并便血。急去温中之椒，加重凉血清络止血之药，数剂而安。

白 血 病

白血病并非不治之症

白血病是一个难治之症，但是从症状的发展和病情的变化上看，应该是可治之病。白血病的初期症状类似温热病，每有发烧，有的因高烧而引起出血，严重者全身性出血，大小便都有出血。有的有局部性溃疡，但不易治疗。主要检查依据是白细胞增高。白细胞增高的原因，是研究治疗白血病的主要问题。

根据中医病理，温热病发烧是病毒侵犯于营血而引起正邪相抗之现象。邪热入于营血可以发烧，但正气不与之相抗则邪胜而正衰，成为虚脱之证。白血病高烧而不虚衰，是正气有抗邪之力。中医认为，正气不脱者均属可治之病。因邪热侵犯于血分，血因邪热而妄出，所以热甚者多引起全身性出血。一切疾病皆以正气胜邪而瘳。白血病邪正相抗，正气不能胜邪，所以局部溃疡亦不能瘳。在高烧出血阶段用凉血解毒止血之药，清邪热以扶正气，则出血可止。用解毒清热消炎之药，则溃疡可愈。证明邪热虽然猖獗，正气尚有抗邪之力，则病情可逐渐恢复向愈。

白血病之根本是阴阳失调

白细胞所以异常增生之原因，从中医理论探索，是阴阳失调。中医研究生理是以阴阳为基础，阴阳互根，阴得阳生，阳得阴长，阴阳相得，阴平阳秘，是生理之正常现象，阳胜于阴即阳亢，阴胜于阳则阴盛，阴盛则静而寒，阳亢则动而热。白细胞异常增生是阳亢的表现，阴阳失去平调，则生化异常。生化异常，生理必然失常。白细胞异常增多，则阳亢而胜阴，阳气愈亢，阴精愈亏，久则阳盛而成热，再加外邪，两阳相亢，阴精被消，因此急性白血病多是高烧出血，呈现温热病症状。慢性白血病，白细胞亦是异常增多，但无发烧症状，亦很少出血，因为慢性白血病是自身阴阳失调，而无外邪相并，所以发病缓慢，病情亦较轻。

治疗急性白血病，以退烧为先，高烧减退即不致影响血分而出血。出血是温热病之大忌，凡是温热病发现吐衄便血者皆是危症。白血病出血亦与温病出血相类，所以出血是白血病之危候。在高烧出血之时，急用凉血清热解毒之药以止血，使烧退血止则病情可以缓解。若出血不止即有死亡之危。俟血止烧退之后继续用清热解毒之剂加滋阴之药，使阴精渐复，阳邪渐抑，阴阳逐步达到平衡，则生理复常，生化归于常规，血液自无异象之产生。临床发现，用此方法收到良好效果者很多。凡病有治效之机，即有痊愈之望。

治疗须分急慢

慢性白血病与急性白血病有别，慢性的发病缓慢，有的无自觉症状，不经过检查血液，往往不知有病。有的是在检查其他疾病时才发现白细胞过度增高，而诊为白血病。此种生化失常之变，不与外邪相抗，自身无严重病征，所以很少自觉症状。但血液生化异常，即阴阳已经失调，白细胞增生过多，阴精必然受损，阴损阳胜，即阴阳失去平秘。阴阳久失平秘，则不能保持正常生理，因而身体渐而虚弱，偶感外邪，身体无抗邪之力，即成危症。如能早期治疗，调补阴阳，使阴阳平衡，生化复常，则白细胞自无异常之增生。但白细胞异常增生，已非一朝一夕，是因生理失常而后血液生化变异，因此治疗慢性白血病亦非易事，必须是节饮食，慎起居，绝房事，辅以药物之调养，使机体之阴阳平调，生化之机能正常，身体才能恢复健康。治疗白血病达不到身体健康，生化机能正常之时，即不能得到痊愈之效。

急性白血病在发烧消退之后，如无出血与坏死性溃疡等症，则治法在大体上与慢性者相同。不过，在高烧甚至出血之后，机体已受严重损伤，不易即时恢复，因此，在烧退血止之后，尚须继服养阴清热之药，以恢复阴精，使阴精渐复，阳亢渐消，则阴阳可以归于平衡，直至阴阳平调，生化机能正常，才是痊愈之期。所以急性白血病治疗之后，尚须慎养1年，与慢性白血病之调养相同，到1年之后，身体全部恢复健康，才可以不致复发。临床经验有治疗八九个月，血液检查基本正常，而又复发者，大率是因不慎房事，或因感冒而复发。在白血病治愈之后，须戒房事1年，偶有感冒，急服清热解表之药，万不可用辛温助阳之剂，如误服温补助阳之药，多致复发而不救。切须注意，万勿疏忽。

一、治疗急性白血病以消除症状为当务之急

急性白血病多发生于儿童及青年人，起病多急骤，治疗不及时往往很快死亡，早期症状为不明原因之高烧，精神疲倦，面色惨白，鼻衄，牙龈及口腔皮肤黏膜出血，严重者可有内脏及颅内出血，有时合并溃疡及坏死性口腔炎和咽炎、脑膜炎症，有的淋巴结及肝脾肿大。根据中医理论，这些病理现象属于温热病毒范畴。在病邪侵袭机体之后，血液发生异常变化，营卫失去抗邪之功能，高烧不能即时减退，气血损伤，血色不能荣于皮肤，因而皮肤惨白，精神极度疲倦，热毒留结之处往往发生溃疡。脾胃热毒上攻，口腔及咽中发炎而肿痛。热毒侵犯血分，迫血外溢而皮肤黏膜出血，甚至内脏出血。热邪结于淋巴结和肝脾，以致淋巴结和肝脾肿大。综合急性白血病所表现的症状，淫邪病毒可能是发病之主要原因。虽然白细胞质和量改变的原因目前暂不明了，但临床所表现的症状大致与温热病毒所发生之症状相同。急性白血病之白细胞的异常改变是否因病毒所引起，尚须探讨，但是根据临床经验，治疗急性白血病以消除症状为当务之急。症状消除之后再调理血液，则病情可逐渐缓解。如症状急骤加剧，病人很快即可死亡。因此，治疗此类疾病，首当清热解毒，保持气血营卫抗邪之力。在清热解毒之下，逐渐恢复机体抗力，以达到驱邪安正、扶正除邪之目的，病情则可以逐渐缓解，延长病人寿命。

兹将临床常用药方附下以供参考：

1.急性高烧，自汗，脉浮大数者，宜清热解毒养阴。

方药：

葛根 12 克　连翘 24 克　银花 24 克　生地 30 克　元参 30 克　麦冬 15 克　桔梗 9 克　蝉蜕 9 克　犀角 9 克　羚羊角 9 克　西洋参 9 克（或沙参 12 克）　龟板 15 克　黄柏 9 克　知母 9 克　石斛 24 克　甘草 9 克

热甚加生石膏 30 克，热仍不退加紫雪丹 6 克。

神志昏迷加安宫牛黄丸、局方至宝丹 1～2 粒。

皮肤出血加棕炭 15 克，丝瓜络 24 克，冬瓜皮 24 克。

口鼻出血加小蓟 24 克，白茅根 24 克，藕节 15 克。

大便出血加焦地榆 12 克，冬瓜子 24 克，生薏米 24 克。

吐血加柏叶炭 18 克，生赭石 15 克。

尿血加木通 9 克，车前子 12 克，滑石 15 克。

2. 高烧减退，病症减轻时，继服养阴清热药。方用：

生地 24 克　元参 24 克　麦冬 15 克　桔梗 9 克　辽沙参 15 克　石斛 24 克　花粉 24 克　川连 9 克　丹皮 15 克　栀子 9 克　莲子肉 15 克　黄柏 9 克　犀角 6 克　甘草 9 克　藕节 12 克　生薏米 24 克

3. 余邪未尽，身体虚弱者，继服养血清热药。方用：

当归 12 克　生地 24 克　生白芍 12 克　辽沙参 12 克　川贝母 9 克　桔梗 9 克　橘络 12 克　瓜蒌 18 克　麦冬 15 克　生薏米 24 克　栀子 9 克　丹皮 15 克　杭菊花 12 克　龟板 15 克　石斛 15 克　甘草 9 克　藕节 12 克

肝脾肿大加鳖甲 18 克，青皮 9 克，丹参 12 克，郁金 9 克。

淋巴结肿大加三棱 4.5 克，莪术 4.5 克。

此方为调理之剂，可以多服，随其症状适当加减，服至余热清除，精神好转，饮食增加，血液检查趋于正常。

二、治疗慢性白血病当以调理脏器生化功能为主

慢性白血病在病理上与急性白血病有所不同，慢性白血病是内脏结热影响脏器生化机能失调，进而血液发生异常变化。临床表现为起病缓慢，病程较长，呈贫血状态，全身疲乏无力，头晕，发烧，汗多，心悸，气急，有时鼻、齿龈及皮肤出血、亦有呕血、尿血、子宫出血、颅内出血者，肝脾淋巴结肿大，脾大最突出，有时可占满全腹而伸至盆腔，质坚而有压痛。西医分慢性粒细胞性白血病和慢性淋巴细胞性白血病两型。

中医辨证，肝脾淋巴结肿大是肝脾少阳经结热之故，头昏发烧汗多是阴虚血热之故，鼻腔、齿龈及皮肤内脏出血是脾胃血分瘀热所致，贫血全身无力是阴虚劳热病症，种种现象属于中医所谓劳伤虚损之证。

肝主疏达，主藏血，主筋，与胆互为表里。脾主运化，主输布津液，主肌肉，主统血。在劳伤或外感后，肝脾留热不解，损伤肝脾机能，肝失疏达，热瘀血伤，脾失健运，津液不布，热邪瘀结肝脾，血脉凝涩而肝脾肿大。淋巴属少阳三焦部位，相火游行于三焦，火邪留结于三焦淋巴之部位，津液凝聚而淋巴结肿大。发烧因于营血伏热，汗多因于内热熏蒸而表气不固，热伏于内，灼伤阴液，营失其守，卫失其固，内热蒸发而发烧自汗。营阴已伤，汗出而热不解，邪热久留，肾阴亏损，生化机能减退，因而发生贫血现象。阴虚内热，气血俱虚，故全身无力。阴虚阳浮，头为之昏。血热失藏，各随其瘀热之部位而出血。鼻为肺窍，肺热者鼻衄。齿龈属胃，胃热时齿龈出血。皮肤肌肉属于肺脾，脾肺热者皮肤出血。亦有内脏结热而致内脏出血者，病情则更为严

重。慢性白血病白细胞何以增多，可能与肾脾肝生化之功能有关。

治疗慢性白血病，当以调理脏器生化之功能为主，辅以对症治疗之药，保持脏器功能不至败绝，则无死亡危险。调理脏器功能，首先要清肝理脾滋肾，清肝则瘀热可除而血不凝涩，理脾则津液敷布而不凝聚，滋肾培本则生化有源而生化不息，脏器生化功能恢复，自有抗邪之力，病症自可消除。在调理滋培之下佐以清除症状之药，使正气日复，邪气日消，则可增加机体的抗力，达到延长寿命之目的。

肝脾肿大，身体虚弱，脉缓弱者，宜理脾清肝养阴。

方药：

当归 15 克　生地 24 克　生白芍 12 克　云苓 12 克　陈皮 9 克　枳壳 6 克　生山药 15 克　生薏仁 24 克　龟板 18 克　桔梗 9 克　辽沙参 12 克　地骨皮 24 克　石斛 12 克　鳖甲 15 克　青皮 6 克　炙草 6 克　藕节 12 克

随症加减：

肝脾肿大不消者加姜黄 4.5 克，桃仁 6 克，牡蛎 24 克，醋三棱 3 克，醋莪术 3 克。

淋巴结肿大加醋三棱 4.5 克，醋莪术 4.5 克，元参 24 克，川贝母 12 克，牡蛎 24 克，海藻 24 克，昆布 24 克。

发烧不退加犀角 6 克，连翘 24 克，丹皮 15 克，青蒿 12 克。

皮肤出血加棕炭 24 克，丝瓜络炭 12 克。

头昏加杭菊花 15 克，生石决明 24 克，蔓荆子 12 克，胆草 9 克，黄芩 9 克，羚羊角 4.5 克。

汗多加牡蛎 24 克，浮小麦 24 克。

鼻衄加柏叶炭 15 克，葛根 24 克，桑白皮 12 克。

齿龈出血加川军炭 6 克。

阴虚发烧贫血加知柏地黄丸之类。

阴虚劳热不退加秦艽鳖甲汤之类。

治病必求其本　治病求因乃是探本之治

中医古籍中虽无白血病之病名，但在温病的病变中往往发生类似的症状，现在检查白血病主要以白细胞异常为依据，但是白细胞的异常变化是症状上的一种表现，非白血病的病本。所以，致成白细胞异常变化的原因乃是白血病的病本。中医谓治病必求其本，治病求因乃是探本之治。人体生化是维持生命之基础，生化机息则生命不能维持，生化失常则疾病由生。白血病生化机能已失常，急当调整生化之机能，否则生化机息，生命即绝。中医学的治疗原则就是或驱邪以安正，或扶正以驱邪，务使机体生化之机能正常，抗邪之力量充足，虽有外邪侵袭亦有抗御之力。白血病是机体生化机能已经失常之重病，因而治疗不易，如能探清致成生化机能失常之原因，从病本上治疗，或可收良效。

【病案选录】

案一：急性淋巴细胞白血病

赵某，女，33 岁，工人。入院日期：1975 年 2 月 7 日。住院号：90470。

1972 年发现口干、脾肿大。1974 年 11 月，出现脓血便，服"合霉素"1 周治愈。半月后又感冒，头痛，低烧，服安乃近后好转。从此开始即感全身乏力，活动时心悸气憋，刷牙时齿龈出血，渐至颜面及全身皮肤苍白。肌注维生素 B_{12}、口服维生素 B_1 无效。心悸更重，皮肤、颜面更加苍白，到山西省人民医院诊为贫血原因待查，予硫酸亚铁等治疗1周，在此期间鼻出血1次。1975年2月来山医二院经骨髓象检查确诊为急性淋巴细胞白血病。3月7日收住入院，用化疗、激素、间断输血等治疗未见好转。3月30日诊时，左颌下、右颈、两腋窝、左肘部均有肿大之淋巴结，中等硬度。血红蛋白6克，肝大2厘米，脾大1厘米，白细胞计数11500/立方毫米，淋巴细胞26%，幼淋15%，原淋28%。面色苍白，唇色惨淡，舌淡舌胖，舌边有齿痕，手足心热，心慌自汗，睡眠差，脉弦弱而数。拟清热解毒之剂。

方药：

当归9克　生地18克　生白芍12克　丹皮15克　地骨皮24克　半枝莲15克　鳖甲15克　牡蛎24克　元参15克　川贝母12克　夏枯草15克

4月6日二诊：腹胀已除，疼痛减轻，淋巴结质地已有软势。上方加三棱6克，莪术6克，海藻12克，昆布12克，以软坚散结，缩小肝脾。

5月31日又两次化疗，在用化疗时，突然高烧，病又加重。又拟解肌清热、退烧解毒之剂，方用邢氏"葛根解肌汤"加减。

方药：

葛根15克　蝉衣9克　银花15克　连翘15克　桔梗9克　麦冬12克　桑枝12克　生地18克　紫草9克　半枝莲15克　僵蚕12克　菊花12克　甘草6克

连服2剂，高烧即退，停止化疗，病情好转。

以后继续以第一方加减治疗半年，身体各部肿大之淋巴结全部消散，血红蛋白上升至10.5克，白细胞计数维持在4000~5000/立方毫米。虽尚有原始、幼稚淋巴细胞，但体有抗力，再未感冒，低烧亦除，脉亦和缓而稍有力。于8月30日出院，门诊治疗。追访2年，病情稳定，未再复发。

案二：急性单核细胞白血病

李某，女，31岁，营业员。入院日期：1975年12月9日。住院号：93085。

1975年11月3日参加集体劳动，劳累后感冒，头疼，发冷发烧，咳嗽，胸部憋闷，失眠多梦，食欲减退，以外感治之，自服阿司匹林、安乃近无效。持续高烧不退，且齿龈出血，齿龈肿痛。12月9日入院后检查：体温38.9℃，脉搏104次/分，颌下有蚕豆大小之淋巴结2个，血红蛋白8克，血小板计数55000/立方毫米，白细胞计数1260/立方毫米，原始单核细胞14%，幼稚单核细胞8%，大单核细胞22%，血和骨髓象均可见Au-γ小体。诊为急性单核细胞白血病。

12月16日初诊：高烧，口干咽痛，面色惨淡，食欲不振，齿龈肿痛出血，舌淡苔黄腻，脉象弦数。拟清热解毒之剂以清邪热。

方药：

葛根12克　蝉衣9克　连翘20克　银花18克　瓜蒌18克　枳壳6克　桔梗9克　川贝母9克　麦冬15克　冬瓜子24克　生薏米24克　芦根15克　甘草6克　犀角9克（另煎）

12月23日二诊：体温降至正常，精神、食欲好转，咽痛、口干、牙龈肿痛、出血见轻，有时两胁痛，食后恶心。此因肝气不舒所致。改服滋阴凉血清肝之剂。

方药：

当归15克　生地24克　生白芍15克　枳壳6克　川

棟子 12 克　丹皮 18 克　地骨皮 24 克　元参 24 克　沙参 12 克　石斛 18 克　冬瓜子 24 克　生薏米 24 克　莲子肉 18 克　半枝莲 15 克　甘草 6 克

1976 年 1 月 4 日三诊：病情渐好，恶心胁痛均减，白细胞计数波动在 2000~4000/ 立方毫米之间，原单 3%，细单 6%。

以后遵上方出入加减，病情基本稳定，因不愿化疗，主动要求出院，出院后求中医门诊治疗。

案三：慢性淋巴细胞白血病（热毒内伏，痰火留结）

赵某，男，57 岁，工人。入院日期：1973 年 12 月 11 日。住院号：86917。

1974 年 1 月 17 日初诊：1973 年 9 月初，颈项两侧淋巴结肿大，低烧内热，渴欲饮水，夜间出虚汗，逐渐体倦乏力，食欲减退，呼吸喘促，太谷县医院考虑为白血病，转来山医二院确诊。颈项、耳下、枕部、颌下、腋部、肘、腹股沟、腘窝部等处淋巴结肿大，如核桃、蚕豆、黄豆大小不等，呈中等硬度。肝大 3.5 厘米，脾大 5.5 厘米。白细胞计数 150000/ 立方毫米，其中淋巴细胞 58%，原始淋巴细胞 2%，幼稚淋巴细胞 24%，中性粒细胞 16%。血沉 105 毫米/1 小时。西医经病理诊断，确诊为慢性淋巴细胞白血病，淋巴肉瘤。诊时见全身药物皮疹满布，发烧，自汗，恶心，烦躁失眠，食欲减退，全身各处均有散在的淋巴结肿大。舌红苔黄，脉弦数。拟清热解毒、化痰消核之剂。

方药：

瓜蒌 18 克　桔梗 10 克　川贝母 9 克　连翘 18 克　青蒿 12 克　鳖甲 18 克　地骨皮 18 克　牡蛎 24 克　青皮 6 克归尾 15 克　生白芍 12 克　醋三棱 5 克　醋莪术 5 克　海藻

15克　昆布15克　冬瓜子24克　生薏米24克　橘络12克　车前子12克（布包）青木香9克

1月31日二诊：肿大之淋巴结已见缩小，有的已消散，已不发烧，恶心亦除，但仍烦躁，睡眠不好。前方去青蒿、地骨皮、冬瓜子、生薏米，加天竺黄9克、栀子9克以清心除烦。

2月7日三诊：皮疹消退，肿大之淋巴结大部分已消散，睡眠见好，食欲已开，肝脾亦有回缩，除腋下、腹股沟还有少数如黄豆大小淋巴结肿外，各种散见之淋巴结全已消退。惟有时头晕。再宗上方加减。

方药：

瓜蒌15克　桔梗9克　麦冬12克　橘络9克　丹皮15克　生地15克　鳖甲18克　牡蛎18克　元参15克　海藻5克　昆布15克　生石决明18克　菊花12克　生薏米24克　车前子9克（布包）

经治2月余，症状均消，精神亦复，白细胞计数已下降至24000/立方毫米，因不愿接受化疗，于4月13日出院。以后用通信方式调方，门诊治疗。白细胞计数维持在15000～16000/立方毫米，一般情况良好。

案四：慢性粒细胞性白血病（邪热内伏，致伤阴血）

秦某，男，35岁，教师。

1978年1月1日，感冒，全身乏力，发冷发烧，体温38.5℃，不能进食，口腔黏膜有出血点。西医检查：白细胞计数128000/立方毫米。肝在右肋下2.5厘米，脾在左肋下3厘米，中等硬度，无触痛。左下肢有大片出血瘀斑。骨髓象、末梢血象早、中、晚、幼粒细胞比值均明显升高。诊断为慢性粒细胞性白血病。经化疗后，白细胞计数降至24450/

立方毫米，但一直不稳定。3月10日白细胞计数又升至68600/立方毫米。

3月19日会诊：症见疲困，消瘦，食欲不振，精神欠佳，肝脾肿大，小便不畅。素有癫痫，近日小发作数次，舌淡苔腻，脉弱而数。拟养血滋阴、清热利水之剂。

方药：

当归12克　生地15克　生白芍15克　丹皮15克　地骨皮20克　半枝莲20克　生薏米24克　麦冬12克　猪苓12克　泽泻9克　石斛15克　青皮6克　枳壳6克　甘草6克

3月25日二诊：小便通利，食欲增进。上方以茯苓12克易猪苓，陈皮12克易青皮，继续服用。

以后，即以上方随症加减调理2月余，病情稳定，白细胞计数降至16500/立方毫米，精神大振，食量复常，体重较前增加近5公斤。以后继续服用中药，停服西药马利兰，5个多月后行骨髓穿刺，骨髓象报告：慢性粒细胞性白血病已完全缓解。

【按语】

白血病为难治之病，不一定是不治之症。临床所见，急性白血病在病情急剧发展之时，服中药可以减轻病情而得以缓解；慢性白血病在血象不稳定时可以使其稳定且身体状况渐见好转。根据经验，凡治有效验，即有治愈之望。

案一为"急淋"。急淋在白血病急性发病当中列于"急单""急粒"之后，是较轻的一种。该患者数年前即脾脏伏热而肿大，未予注意。后又便痢脓血，感冒，用药失当，因药毒破坏生血系统之机能，致成贫血。肾主骨髓，为藏精生化之源，邪热药毒伤肾，生化机能受损，使血象改变。血液中物质的改变，致心肾阴虚，精（微物质）血（液成分）亏少，故心失养而出现心慌。汗为心液，阴虚内热，心气不守而自汗，失眠，已成毒热内伏损伤生化机能之证。用当归、生地、白芍、丹皮、地骨皮养血凉血清虚热，元参、半枝莲清热解毒，鳖甲、牡蛎、川贝母、夏枯草凉血软坚并化肿大之肝脾淋巴结肿，组成清热养阴解毒之剂。在化疗时，因不耐药毒，杀伤无用的早、晚、幼稚细胞时，不能选择性地留下成熟细胞，有用的细胞，只杀灭、消除原始、幼稚、不成熟的细胞，而好坏尽灭之，使抗力低下，本来阴虚之体更虚，内热更盛，而出现高烧。又急拟"葛根解肌汤"加减清热解毒，解表退烧，使热邪外解，不致邪热内陷于已虚之体，则不再加重肝脾之肿大，影响血液之生化。毒邪侵袭人体影响骨髓细胞，为什么只影响某种细胞的生化，怎样有这样的选择性，与机体的关系是什么，有待进一步研究。

案二系急性单核细胞白血病。此种病在当年是急性白血病中最严重的类型，发病急，变化快。1975年秋，住院7例，未及半载，6人亡命。此案系因劳动强度大，体质薄弱，出汗受风，外感后自服阿斯匹林导致白血病的。《内经》谓："持重远行，汗出于肾，摇体劳苦，汗出于脾……生病起于过用。"外邪及药毒侵入于肾脾，生化之机受损，血液成分改变，全血化验数值均低。用犀角、沙参、元参养阴清虚热，石斛、莲子肉、生薏米健脾养阴，当归、生地、白芍凉血养阴，组成清热养阴之剂，使重病得以缓解。

犀角解心热助生化，亦为血肉有情之品，合西洋参益气养阴，组成一气一血的滋补清热剂，对再障、白血病、血小板减少性紫癜的治疗，起着不可估量的效用，曾从死亡边缘挽回多人性命，值得深一步研究。

案三、案四是慢性白血病，一为"慢淋"，一为"慢粒"。慢性者，年岁稍高，发病缓慢，很少高烧出血，纵然出血，量亦较少。滋阴养血助其生化之机以治本，随症加减治其兼症以除标邪。物质是阴，功能、动力为阳，血中物质成分低下，是阴虚，慎用温补之药。临床曾见用大量黄芪、党参、人参类大补之药，使患者精神猛旺，体力剧增，而血不得复，很快不起者。

还有一些中医临床研究者，仿西医杀伤无效细胞的治疗思维，用蟾蜍、黄鼠狼粉等药物妄治白血病，使患者中毒抽搐、昏迷、死亡，呈所谓"脑膜白血病"者有之，不可不慎。

中药豆豉常山透邪的妙用

临床上白血病患者，多因在外感时用安乃近、阿斯匹林之类药物，而出现血象异常。如在发病早期，清热解肌，能防止毒邪内侵达于骨髓深层，破坏造血系统，影响血液生化，并能从骨髓中透发内达之邪以外出。

【病案选录】

汪某，男，17岁，插队知青，住院日期1975年8月13日。

8月15日初诊：1周前，该患者感冒高烧，同室6人均相感染，公社医院疑为伤寒，予以氯霉素治疗，四五天后，5人痊愈，惟汪某高烧不退，遂转治于山医二院。查血象白细胞计数在正常范围，而发现末梢血中有幼稚粒细胞1~2个。疑为急性粒细胞性白血病。高烧38.6℃，午后更高。在未肯定化疗前求治于中医。服中药解表清暑剂。

方药：

葛根12克　蝉衣9克　银花18克　连翘25克　香薷9克　滑石18克　木通9克　猪苓12克　泽泻9克　淡豆豉12克　常山6克　黄连6克　焦山楂9克　桑枝12克　甘草6克　菊花12克

方中葛根、蝉蜕、银花、连翘解表清热；香薷、黄连清暑退烧；木通、猪苓、泽泻利水解热；淡豆豉、常山、山楂除伏邪；桑枝清络热；菊花清头目；甘草和中解毒。

8月17日二诊：其高烧已退，体温正常。8月23日去香薷、黄连、桑枝、葛根等药，拟清余热善后之方。

方药：

银花15克　连翘25克　丹皮15克　青蒿12克　地骨皮18克　淡豆豉12克　泽泻9克　滑石18克　瓜蒌15克　菊花9克　甘草6克

先后服药12剂，诸症皆除，骨髓象、血象均示正常，痊愈出院。

这是白血病早期治愈的典型病例，未用任何西药，亦未进行化疗。这就说明，如果血液病能在早期发现，在没有影响血液生化功能到严重程度之时，辨治恰当，是会很快治愈的。邢老此案辨证的精确，治疗用药的干练，耐人寻味。

淡豆豉，其形似肾，色黑味腐，同气相求，能入于肾、髓，升发元阳之气，能散入于肾髓中之外邪。常山从皮里膜外解热。二药合用，使邪热从骨髓到肌肉到肌表往外散，则热邪不能稽留，烧退热清，病体向愈。并用利水解暑药使内热有路可排出，湿热不蕴，表里热邪均解，其病自除。

中 风

中风古今辨

中风病自《内经》时代迄唐宋时期，皆论外风，谓风邪逢身之虚，由外而中。《金匮要略》有中络、中经、中腑、中脏之辨。《素问·风论》曰：风之伤人也，或为寒热，或为热中，或为寒中，或为疠风，或为偏枯，或为风也。《伤寒论》所谓中风，即风邪影响于六经气化之病变，亦即寒热、热中、寒中之属。皮肤疹疡顽痹之类属于疠风。偏枯风病即所谓真中风病。《金匮要略》谓：夫风之为病，当半身不遂。亦有人身真气向虚，同中腑脏，发生卒倒昏厥者，即《金匮要略》所谓"邪在于腑即不识人，邪在于脏舌即难言，口吐涎"。迄唐宋时期，均以风从外中，故治法皆以散风为主，兼行气和血。东垣谓：中风者，非外来风邪，乃本气自病也。凡人年逾四旬，气衰之际，或忧喜悲怒伤其气者，多有此病。壮岁之时无有也。若肥盛者则间而有之，亦是形盛气衰而如此耳。治法当和脏腑，通经络，便是治风也。近来高血压病者有脑部充血和溢血，而发生卒倒昏厥、㖞斜偏废等症状，亦称中风高血压病，与《素问·调经论》所谓"血之于气并走于上，则为大厥，厥则暴死，气复反则生，不反则死"，《素问·生气通天论》所谓"大怒则形气绝，而血菀于上，使人薄厥"等病情相似。因此，后人论卒中病有中火、中痰、中食、中气、中恶等病名，皆以卒倒与中风混淆。但中风之症应有外风影响而发生病变，卒中之症，则是脏腑血气不和，或为情志所伤，阴阳失调，而气血失于安和，所以症状相似而病。

中风虽主外风　更重内因

《金匮要略》谓："夫人禀五常，因风气而生长，风气虽能生万物，亦能害万物，如水能浮舟，亦能覆舟。若五脏元真通畅，人即安和。"《素问·生气通天论》说："故风者，百病之始也，清静则肉腠闭拒，虽有大风苛毒，弗之能害。"《素问·上古天真论》说："夫上古圣人之教下也，皆谓之虚邪贼风，避之有时，恬淡虚无，真气从之，精神内守，病安从来。"都说明人在气交之中，不能离开风气而生长，但人身真元之气，可以维持生命而抗御外邪。风邪伤人，必因正气之虚，正气虚不能抗邪，则邪风可以乘虚而入。所以中风有中络、中经、中腑、中脏之别，各视其正气之虚衰程度如何，而所中之邪深浅不一。在同一环境之下，有病者有不病者，有病轻者，有病重者。总之，外邪伤人，皆与内因有关，所以前人论中风之症，虽主外风，亦重内因。如《伤寒论》所谓中风，即风邪影响于六经气化，《金匮要略》所谓中风，即风邪影响于脏腑经络血气。风邪虽同，而病变各殊。证之临床，病情变化非只一端，内风外风之辨，难能截然分清。前人谓，虚邪贼风避之有时，风邪之中人必因内虚，所以外风之说并不能离开内因，后人内风非风之说亦与外风不能无关。如因中恶而卒厥者，中恶为诱因；中气而卒厥者，中气为诱因；中暑而卒厥者，中暑为诱因。但亦有中恶中气中暑而不卒厥者，乃正气未损邪不能深入，所以虽病而不至卒厥。此类卒厥，只可名为卒中，或卒厥。如《内经》所谓之大厥、薄厥等是，不可名为中风。至河间主火、丹溪主痰、东垣主虚之说则各有发挥，而发开门见山之机未尝离开风字。常见虚弱有痰有火之人，病而不卒倒抽搐，卒倒昏厥者往往是未病之无形如健人，突然发病即昏厥抽搐。所以，卒倒昏厥之病不能说与外因无关。至中暑中恶中气中食等症，虽与中风有别，而影响于气血动乱大略相同，即《内经》所谓"气血并走于上，则为大厥"。清代医家所论内风，皆依河间丹溪东垣之说，谓阴虚阳扰，水不涵木，木旺生风，而气升、火升、痰升，以致顷刻瞀乱，神志迷蒙，或失知觉，或失运动，轻者移时苏醒，重者每治不救。所谓阴虚阳扰，水不涵木，即是真元已伤，脏气失调，血气阴阳失于平衡之制化。因此，肝失所养而生风，或外因影响而风动，均与风字有关，治宜潜镇息风之剂。近来西医所谓脑充血与脑溢血症，症状与中风相似，多见于高血压病人，因血管硬化，遇有冲击，脑部突然溢血，影响神经，以致神志昏迷，卒倒无知，有时半身麻木，偏瘫抽搐。治宜潜镇降逆，使气血下返。万勿再用风药鼓荡气血。

中风诸疾当分虚实

中风一证，有真中、类中之分，而类中之证，历代医家虽有火亢、痰湿、气虚之说，但临床上主要分虚实两种。虚证常表现为面色白而无华，舌质较淡，脉重按无力或细涩，实证则表现为面红，舌质红，脉弦滑而有力。实证大多由肝阳上亢、痰热壅盛所致，虚证则由肝肾不足，兼夹痰湿而成。实者治以平肝风、清痰热为主，虚者治宜益气和血养心为主，各随其症而分辨之。

【病案选录】

案一：中风痰热郁闭

杨某，男，50岁，干部。住院号：95782。

1973年1月25日初诊：颜面潮红，痴笑不休，瞳孔缩小，昏不识人，鼻鼾息粗，痰涎壅盛，舌僵不能语，大便数日未行，舌绛苔腻，脉弦而数。辨证为痰热壅闭，心窍不宣。治宜清心豁痰利便息风。

方药：

橘红12克　半夏9克　石菖蒲9克　远志9克　钩藤9克　僵蚕12克　辽沙参12克　归尾30克　鸡血藤15克　牛膝12克　茯苓12克　枳壳6克　莱菔子9克　胆南星9克　冬瓜子25克　郁李仁12克　竹沥水30克（姜汁少许兑服）

1月30日二诊：病情稍好，神志略清，大便已通。仍遵上方服用。

2月5日三诊：痰涎大减，呼吸平稳，神志已清，但言语仍不利，大便稍干。前方去茯苓、莱菔子、竹沥水，加瓜蒌18克，生槟榔12克，火麻仁24克，以润便宽胸化热痰，以红花6克易当归，以消络中散在之瘀血。

2月15日三诊：病情逐渐好转，大便已润，瞳孔复常，神志清晰，精神食欲均好，脉亦平和。上方加桑枝、天麻以通络解痉息风。以后依此方随症加减治疗月余，诸症痊愈。

案二：痰火内闭，经络阻滞

邢某，男，71岁，干部。入院日期：1972年7月4日。住院号：82668。

7月14日初诊：1968年发现高血压。1972年7月1日午饭后，突然头晕加重，眩仆欲倒，随即口㖞流涎，不能言语。吞咽困难，有时呛咳，下肢痿弱无力，舌苔黄厚腻，脉弦有力。西医诊为高血压，脑溢血失语。中医辨证为中风失语（阴虚肝阳偏亢）。治宜清心涤痰，通络息风。

方药：

瓜蒌18克　石菖蒲9克　钩藤9克　桑枝15克　鸡血藤18克　石斛12克　橘红12克　半夏9克　胆南星6克　珍珠母18克　生石决明24克　牛膝12克　木瓜12克　炙甘草6克

7月20日二诊：病情有所好转，呛咳已愈，渐能进食，说话不清，舌苔稍退变淡薄，脉亦柔和。前方加天麻9克，全蝎6克，地龙12克，以息风解痉，祛除风痰。

7月26日三诊：痰涎减少，已能控制，不再自流，言语稍清，舌已不僵，食欲渐增，四肢活动自如。病家要求出院，继服中药调理。

以后仍遵前方加减门诊治疗月愈，恢复健康。

案三：心气虚弱，复感外邪，脉络瘀阻，中焦不和

侯某，女，45岁，家庭主妇。入院日期：1972年2月22日。住院号：81639。

3月1日初诊：患风湿性心脏病已16年，体质瘦弱，平素食欲不佳，活动后心悸、气短。1972年2月21日夜，睡眠中突然心慌，气喘，恶心，呕吐，自汗，小便失禁，左半身不能活动，舌苔薄白，脉细弱而滞。西医诊断为风心病二尖瓣狭窄，心房纤颤，脑血栓形成。中医辨证为心气虚弱，脉络瘀阻。治宜养心活血通络。

方药：

归尾 24 克 赤芍 12 克 茯神 15 克 远志 9 克 桑枝 12 克 鸡血藤 18 克 红花 5 克 牛膝 15 克 木瓜 12 克 生芪 24 克 桔梗 6 克 陈皮 12 克 青木香 12 克 炙甘草 6 克

3 月 7 日二诊：病情好转，恶心呕吐已止，稍能进食，心慌气短略好，小便不再失禁。再以前方继服 6 剂。

3 月 13 日三诊：左臂已能抬举，下肢亦可活动，但动则气短汗出。再以前方加减如下：

生芪 45 克 人参 9 克（另煎） 当归 15 克 丹参 12 克 桑枝 12 克 鸡血藤 24 克 红花 5 克 牛膝 15 克 茯神 15 克 龙骨 15 克 木瓜 12 克 玉竹 18 克 地龙 12 克 炙甘草 6 克 青木香 12 克

3 月 20 日四诊：病情大好，心已不慌，出汗亦少，食欲增进，已可扶床行走数步，左臂已可高举过头，左手握力亦增。仍遵前方服用调治月余，诸症皆愈。

【按语】

此三例脑血管病变属于中医所谓类中风。类中有因痰、因火、因虚、中恶、中暑、中寒、伤食等辨。在各种病因影响下，气血动乱，震动脑部血管，脑血管发生病理变化而产生各种意外病变，每出现抽搐昏迷、偏废痿弱、失语眩晕等症。亦有因痰火闭结，精华不能上荣于脑，发生脑神经症状而卒倒昏厥者，但病因病理各有不同。邢老认为，辨治之时，应加以详细审察，特别是虚与实的辨别，更为关键。虚实误治，祸不旋踵。痰火闭结者属于实证，治当清痰降火。高血压者，治当养血通络，清肝降压。类中风证多有外风影响，兼有外风者又当少加散风之药，使风邪外解，不致鼓荡血脉，则可使气血安定。经络阻涩者，当疏通经络，使经脉得养，则肢体不致痿废。意识不清者，当清心开窍，防止痰火内闭。如气血虚脱阳气暴绝者，属于虚证，当大补气血，或回阳救逆，不得单从脑血管症治。审察闭证与脱证最为重要，闭证者急开其闭，脱证者急补其脱。病情往往错综复杂，虚实并见，治疗时又须分别主次，掌握缓急，急则治标，缓则治本，虚实并见者，当补正除邪。经络不通者求其所致之因，因虚者补而通之，因阻滞者疏而通之，因外因者先去其外因，因脏气失调者当调脏气之制化。类中风为复杂之病变，治当审慎。

眩　晕

眩晕从虚实辨

眩晕之症，虚者较多，实者甚少。前人谓："有因痰湿而生者，有因风火而生者，有因虚而生者。"《素问·至真要大论》谓："诸风掉眩，皆属于肝。"景岳据经文谓："眩晕之症多属于虚，而因痰、因火者不过十中之一二耳。"证之临床，少壮之人突然眩晕者，多属风火。衰老之人，或病后而眩晕者，多属于虚。近来所见高血压病，多有眩晕症状，其血压之所以高和所以致眩晕之原因，归纳不外虚、实两型。如少壮之人，初期发病者多是实证，多因风火或痰火上壅所致；若年老气弱之人，或久病大病之后，多是虚证，多因肾气亏虚，肝阳上逆所致。肾为先天之本，藏精生髓，若先天不足，或房室过度，或久病伤肾，致使肾精亏耗，髓海空虚，而发为眩晕。

《内经》谓：头者精明之府。肾主骨，骨生髓，髓海不足，则脑转耳鸣，胫酸眩晕。近代医学谓：脑为神经总署，神经衰弱之人多有头痛眩晕。根据古今学说，眩晕多属于脑病，但脑为神明之府，而生脑髓神明者，资于脏腑水谷之精华，水谷之精微不溉则神经失养，脏腑之精华不足，则不能上注于脑。因此，消化不良者，每引起神经衰弱；脏腑血气亏虚者，脑力逐渐衰弱。《内经》谓："心藏神，神明出焉。肾藏志，技巧出焉。五脏者，所以藏精神血气魂魄者也。六腑者，所以化水谷而行津液者也。"五脏失调则血气虚而精神神志失藏，六腑不和则津液不行，经脉血气神经不得滋养。所以眩晕之症与脏腑机能莫不攸关。诸家痰火风火之说，皆各执一因，而本病不能离开虚字。虽亦有少壮之人身体未虚，因风火痰火而生眩晕者，但皆病起仓卒，治疗亦易，或不治亦可自愈。如风火感冒而起之眩晕，在数日之内，风火去而眩晕自愈。若渐积之病缠绵日久不愈者，皆因脏气久亏，精华不能上注，津液不能滋荣。前人谓肾水不足，不能涵木，肝阳上亢，实为本病之根源。因肾水不足，则肝木失养而肝阳上逆，清气不足则风火上扰而眩晕，高血压病之所以眩晕，亦以肾虚为主要根源。亦有因脾虚津液不行结而为痰，痰郁生火，痰火上犯而生眩晕。或痰湿中阻清阳不能上升而生眩晕，标证似实，但病本亦虚。在气血不虚脏腑调和之情况下，痰湿火均不易生，偶有因风火所致者，亦不至缠绵不愈。总之，眩晕之症虚者多，而实者少，特别是缠绵不愈或因高血压者，更是虚者八九，实者一二。

滋肾清肝以治眩晕

滋肾清肝汤方：

熟地 18 克　山药 12 克　山萸肉 10 克　枸杞 10 克　女贞子 10 克　桑寄生 15 克　蔓荆子 12 克　菊花 12 克　地龙 10 克　牛膝 10 克　生杜仲 15 克　龟板 12 克　僵蚕 10 克　天麻 6 克　磁石 15 克

热甚加羚羊角 4.5 克。

【病案选录】

案一：肾虚肝阳上逆

阎某，女，36 岁，工人。

1973 年 7 月 19 日初诊：头晕月余，严重时头不敢扭动，眼不敢睁，视房屋旋转欲倒，不能起，起则恶心呕吐，口干，脉弦细。西医诊断为耳源性眩晕（美尼尔综合征）。中医辨证为肾虚肝阳上逆。治宜滋肾清肝降逆。

方药：

熟地 24 克　生山药 18 克　山萸 12 克　旱莲草 12 克首乌 20 克　女贞子 12 克　陈皮 12 克　半夏 9 克　菊花 12克　蔓荆子 12 克　白蒺藜 12 克　枸杞 12 克　炒枣仁 20 克生石决明 20 克

7 月 25 日二诊：口已不干，头晕略轻，已能坐立，惟食纳尚差。再以前方加减。

方药：

生地 12 克　熟地 18 克　山药 18 克　菊花 12 克　蔓荆子 12 克　白蒺藜 12 克　草决明 12 克　生白芍 12 克　陈皮9 克　半夏 9 克　焦三仙各 6 克　珍珠母 18 克　龙胆草 9

克　夏枯草 12 克　甘草 6 克

连服 4 剂。

8 月 3 日三诊：食欲增进，恶心已好，头晕减轻十之六七。遵上方加减再服数剂，痊愈。

按：本案是肾虚肝阳上逆。水不涵木则肝阳失藏而上逆，肾虚则根元不固，肝阳浮越则上盛，下虚上盛则眩晕不能起立，甚则升降失调，中运不健而恶心呕吐。治疗此证以滋肾为主，兼加清肝降逆之药，使下元巩固，肝气不逆，即中运亦和，自无眩晕呕吐之苦。

案二：肝肾虚，气血不足

侯某，女，37 岁，干部。

1975 年 11 月 6 日初诊：头晕乏力，自汗甚，面色白，甲床淡白，经来赶前，量少色淡质薄，有时突然眩晕欲倒，便秘，舌淡无苔，脉弦细。血压 90/60 毫米汞柱。辨证为肝肾虚，气血不足。治宜补肝肾，益气血。

方药：

当归 15 克　炒白芍 9 克　炒枣仁 20 克　黄精 18 克辽沙参 12 克　丹参 12 克　首乌 24 克　女贞子 12 克　菊花 12 克　白蒺藜 12 克　川楝子 12 克　郁金 6 克　生黄芪 24 克　炙甘草 6 克　浮小麦 24 克

连服 4 剂。

11 月 12 日二诊：自汗少，面色亦显红润，头晕减轻。再以前方化裁。

方药：

当归 12 克　炒白芍 12 克　丹参 12 克　首乌 24 克　女贞子 12 克　辽沙参 12 克　黄精 20 克　蔓荆子 12 克　白蒺藜 9 克　生黄芪 18 克　牡蛎 18 克　浮小麦 24 克

经治 2 月，经来正常，自汗止，大便不秘，头目清，血压亦有所上升，眩晕之症痊愈。

按：本案是肝肾虚，气血不足而引起眩晕。肝肾虚则不能生化气血，气血虚则不能荣养肝肾，互相影响之下形成虚弱不足之证，再加汗多伤阳，精气更虚，因此虚眩乏力而便秘。治以补肝肾、益气血、止汗之剂，使汗止则阳气不伤，气血足则身虚可复，肝肾不虚自无虚眩头晕之症，而月事亦调，便秘亦愈。

案三：肝胃不和，肝阳上逆

张某，女，24 岁，工人。

1975 年 3 月 18 日初诊：1 周前出现头晕不能起床，起则天旋地转，房倒屋塌，头不敢稍事转动，转动则恶心呕吐，不能进食，脉弦。西医诊为美尼尔综合征。中医辨证为肝胃不和，肝阳上逆。治宜清肝和胃降逆。

方药：

瓜蒌 15 克　枳壳 6 克　陈皮 12 克　半夏 9 克　菊花 12 克　蔓荆子 12 克　白蒺藜 9 克　生赭石 15 克　生石决明 18 克　莱菔子 12 克　佩兰叶 9 克　炙甘草 6 克　伏龙肝（即灶心土）30 克（先煎去渣）

连服 2 剂。

3 月 22 日二诊：恶心呕吐消除，食欲增进，头晕亦减轻，已可坐立。再以上方加减以清肝降逆。

按：本案为肝胃不和，肝阳上逆。肝胃不和肝阳上逆则头晕，中焦不和而恶心呕吐，上下不和，升降失调，影响运化功能，因而不能进食。治宜清肝和胃降逆之剂使肝气下降，胃气通和，中焦健运，自然恶心呕吐之症状消除而食欲增进，头晕亦轻，继续服药即可收痊愈之效。

案四：肝肾精虚

靳某，男，40岁，干部。

1975年10月28日初诊：阳痿、头晕多梦、失眠2年。近来病情加重，腰困乏力，食欲不振，面色苍白，眼周黧黑，目眶凹陷，神情淡漠，脉象沉细，舌淡苔薄。西医诊断为神经衰弱。中医辨证为肝肾精虚。治宜补肝肾，益精宁神。

方药：

熟地24克　生山药18克　山萸12克　炒杜仲18克巴戟天12克　女贞子18克　枸杞12克　菟丝子15克　元肉12克　菊花12克　蔓荆子12克　炙甘草6克　焦三仙各6克

连服十余剂。

11月25日二诊：诸症见好。前方加当归12克，龙骨20克，牡蛎20克。继服廿余剂，而获痊愈。

按：本案患者是属于精血俱虚。精不足则阳痿，血不足则心虚，心虚则多梦失眠，肾虚则腰困头晕，再加肝阳上逆，则目眩而食欲不振。用补肝肾益精宁神之剂，补肝肾以生精血，使生化有源，精血生复，则精神自可康复。

【按语】

眩晕大体上分虚证与实证。实证多因肝火，虚证多因肾虚。肾虚则精血不能上充于头脑而生眩晕。肝火上逆，干扰清阳，则头痛眩晕而耳鸣耳聋。再加中焦不和失于健运，则恶心呕吐而不能进食。三者往往相互影响而同时发病，辨治之时，当求其病本而治疗。因肾虚者以补肾为主，兼清肝和胃；肝火上逆者以清肝为主，兼补肾和胃；因中焦不和肝火上逆者以和中为主，兼清肝火。制方当分主次适当用药，滋肾阴之药多不利于和胃，清肝火之药有时亦伤胃气，和胃之方多用温降，滋阴之药性多腻，清肝之药多是苦寒，滋肾清肝和胃之药往往合用，又可能顾此失彼，如制方配伍失当则要影响疗效。中医制方妙在兼顾，以协调之药味配成协调病情之药方，寒热可以兼顾，补攻可以并施，使阴逆苦寒之药不伤脾胃，用温降中气之药不助肝肾之火，药味杂合，各为其用，非参造化之理不能如此之奥，古人制方所以有赞助造化之意。学用古人之方，必须了解制方之义，始能随症化裁。眩晕病阴虚阳虚皆有，往往虚实寒热错综并见，临证须当详审。

治病要注重形与气的结合，在内科，气化比器质重要；在外科，器质比气化重要。中医基本理论是重在气化，再结合现代医学之解剖、生理、病理，形与气相结合，则辨治更为精确。

关 节 炎

痹证成因　尤重湿气

关节炎在中医古籍中属于痹证。《内经》谓："风寒湿三气杂至，合而为痹也。其风气胜者为行痹；寒气胜者为痛痹；湿气胜者为着痹。以冬遇此者为骨痹；以春遇此者为筋痹；以夏遇此者为脉痹；以至阴遇此者为肌痹；以秋遇此者为皮痹。"《金匮要略》谓："风湿相搏，一身尽疼痛。""寸口脉沉而弱，沉即主骨，弱即主筋，沉即为肾，弱即为肝。汗出入水中，如水伤心，历节黄汗出，故曰历节。""少阴脉浮而弱，弱则血不足，浮则为风，风血相搏即疼痛如掣。""盛人脉涩小短气自汗出，历节痛不可屈伸，此皆饮酒汗出当风所致。"方书又有历节风、痛风之名。

根据古人所论，凡风寒湿之邪气留着于脏腑经络，阻滞营卫气血之流行，皆可成为痹证，所以有脏腑筋骨皮肉经脉等痹病之名。其致病之因，以湿邪为主要，《内经》谓三气杂至合而为痹，说明风寒之邪不能成痹，必有湿气杂合，才能致成痹病。因湿邪留着，阻滞营卫气血之流行，则风寒着而不解，阻于脏腑即成脏腑痹证，阻于筋骨皮肉经脉即成筋骨皮肉经脉痹证。及其传变，可以使经络不通，营卫不行，甚至营卫俱微，三焦无所御，四属断绝，身体羸瘦。现代医学所称关节炎病，是风湿或湿热之邪留着于关节。关节之部，湿邪易于留着。风湿留着关节，多疼痛而屈伸不便，湿热留着关节，多肿痛而变形。兼有寒者痛甚，热邪甚者肿甚，阻滞经脉者筋肉疼痛，随血行侵犯于心脏者，即成风湿性心脏病。故治疗痹证以驱除病邪、疏通经络、调和荣卫为大法。若久病气血已衰，身体羸瘦者，宜佐以补气血滋益肝肾之剂，使正气日臻，邪气日消，则可收痊愈之效。

清热利湿驱邪热　活血通络效更佳

痹者，闭阻不通也。《内经》虽未言及热痹，盖因热邪留结可致壅肿而不病痹。然近年来所见关节炎病，因湿热者很多，因风寒者较少，可能与时气有关。关节炎肿痛，发烧，多因于湿热，热因湿阻，与风邪相搏，故可伤营卫而入经络，随湿邪留着于关节，则关节肿痛发烧。有时随营卫波及全身，而致淋巴结肿大。临床所见，关节肿痛发烧，或肌肤有热感，或有环状红斑者，多属湿热，治疗大法以清热利湿兼活血通络为主，使湿热清除，经络通畅，邪不留阻。

自拟热痹验方：

归尾 20 克　赤芍 12 克　南红花 9 克　桑枝 15 克　忍冬藤 15 克　连翘 15 克　银花 15 克　鸡血藤 20 克　青木香 12 克　知母 9 克　黄柏 9 克　生薏米 30 克　秦艽 9 克　木瓜 9 克　甘草 9 克

下肢重者加牛膝 15 克。

痛甚者加乳香 9 克，没药 9 克，血竭 6 克。

【病案选录】

案一：风湿热瘀阻经络

刘某，女，17 岁，学生。住院号：88457。

1974 年 6 月 10 日初诊：1974 年元月，因受凉感冒，发烧咽痛，颈部淋巴结肿大，继而出现膝关节、踝关节疼。3 月底，全身皮肤出现针尖大小之红色疹，发痒，用手抓搔即融合成片。5 月中旬，手指关节亦肿疼，以后遍及全身，关节疼痛、肿胀、发热、活动受限，间断性发烧，嗜睡，食欲减退。左腋下淋巴结肿大。血沉 65 毫米／小时。用强的松、阿司匹林、青霉素、链霉素抗风湿治疗，病情一度缓解，血沉降至 65 毫米／小时。但白细胞计数突然升至 37500／立方毫米，小便烧灼疼痛，手指关节逐渐变细，鱼际明显萎缩。透视所见，手指关节变窄，关节面有虫蚀样改变，双手指骨骨质普遍稀疏。考虑可能是激素的副作用。诊时见关节畸形，鱼际之大肉凹陷萎缩，手掌殷红，有瘀点，两下肢痿软无力，舌红而瘦，脉滑而细数。辨证为风湿热瘀阻经络，伤筋损骨。治宜散风清热利湿，通络养血。

方药：

归尾15克　生地黄24克　桑枝15克　鸡血藤18克
忍冬藤15克　青风藤9克　海风藤9克　防己15克　苍术
12克　生薏米24克　秦艽9克　豨莶草18克　车前子12
克（布包）　甘草6克

6月18日二诊：诸症减轻，尿道已无灼热疼痛之感。仍
以上方加减服用。

6月26日三诊：关节肿痛渐消，萎缩之肌肉亦有长势，
下肢稍觉有力，手掌瘀斑消散。再以前方化裁，以补气血，
散风，增强机体抗力。

方药：

生黄芪18克　防风9克　当归15克　鸡血藤18克
秦艽9克　防己15克　苍术12克　生薏米30克　桑枝15克
牛膝12克　木瓜12克　海风藤9克　豨莶草18克　车前
子12克（布包）　焦山楂各9克　炙甘草6克

7月3日四诊：病已大好，食欲增进，下肢渐有力，萎
缩之处渐长肌肉，指关节处肌肉亦渐丰润。仍以上方加减
继服。

7月14日五诊：风湿活动控制，关节肿痛全消。上方去
防风、车前子，加玉竹、骨碎补以养阴补骨。经治疗3月，
诸恙全消。

案二：湿热瘀阻，脉络不通

刘某，女，22岁，工人。

1972年12月7日初诊：病已月余，四肢、躯干发现环
状红斑，大小不等，四肢皮肤可触摸到黄豆大小结节数个，
质硬，有弹性，有压痛，肘关节、膝关节肿痛，皮肤微显潮

红，食欲不振，脉滑数。辨证为湿热瘀阻关节，脉络不通。拟清热利湿、活血通络之剂。

方药：

当归12克　赤芍12克　鸡血藤18克　陈皮12克　茯苓15克　泽泻9克　豨莶草18克　萆薢12克　茵陈12克　苍术12克　生薏米24克　蚕砂12克　五加皮12克　甘草6克

12月11日二诊：关节疼痛减轻，肿胀消退，红斑亦有消退，未有新起者。上方加丹皮12克，凌霄花12克，清血热以消红斑。

12月18日三诊：病已大轻，红斑消散，食欲增进。又于前方加红花5克，木瓜12克，以散瘀通经络。

再服6剂，痊愈。

【按语】

关节炎为常见而难治之疾病，古方治法很多，均有参考价值，但很难收到速愈之效。因关节炎是湿邪与风寒杂合之病，凡是淫邪与湿相合，即留着而难解。湿邪留着，有阻滞经络营卫气血之影响，所以痹证不论在脏腑经络筋脉皮肉骨骼部，都可以影响气血营卫之运行，而成顽痹不通之现象。临床所见之关节炎是风寒湿热之邪客于经络而营卫受阻，留于关节而致病。辨证之时当注意如下几方面：全身疼痛无壅肿，关节处不肿，不变形者，多属风寒；关节肿痛发烧，或肌肤有热感，或有环状红斑者，多属湿热；波及全身而有寒热症状者，多有风邪；淋巴结肿大者，又多与肝脾有关。治疗大法，当求其病因，疏通经络，使经络通畅，邪不留阻，病即可愈。以上两案均系风湿热邪瘀阻经络而致脉络不通，湿邪留于关节形成关节肿痛之症，故治疗以清热利湿兼活血散风通络为主。方中防己、苍术、生薏米利水渗湿，秦艽、豨莶草、银花散风热消炎，桑枝、鸡血藤、忍冬藤、青风藤、海风藤清热通络，木瓜、牛膝舒筋骨，引药下行，辅以车前子、甘草、五加皮利水清热，使湿有排路。诸药中生薏米之用量可加大，起到化湿除痹而清热之效，使热痹清除，疾病痊愈。

此外，用药之时，尤当注意机体抗力，如能掌握病情，攻补恰当，始终保持机体抗力，虽病情沉重，亦可缓缓奏效，望收痊愈。处方用药，要病因病位症状兼顾，补正不助邪，驱邪不伤正，无顾此失彼之误，则疗效卓著。

神经衰弱

补肾养心　安神定志

神经衰弱是气血虚弱、脏腑机能衰减的一种表现，有的表现于官能，有的表现于神志。表现于官能的，全身倦怠，四肢无力，精神短少，食欲减退，有时自汗心悸，手颤抖不能劳动；表现于神志的，头痛头晕，脑胀耳鸣，眼花怔忡，健忘，失眠恐惧，记忆力减退等。其致衰的原因很多，但在生理变化上，不外气血虚弱与脏腑机能衰减相互影响。

中医谓心主血，肾主气，肾藏精，诸血皆属于心，肝受血而能视，足受血而能步，掌受血而能握，指受血而能摄。在血气不足，不能滋荣脏腑肢体百骸之情况下，则倦怠无力，机能衰减，表现官能衰弱症状。致衰之原因，虽与五脏攸关，而与心肾关系最为密切。盖因心主血，肾主气，心藏神，肾藏精与志，心肾虚则气血精神不足，气血虚则不能灌润脏腑肢体，使脏腑肢体机能衰减，脏腑虚则不能生气生血而荣灌周身，脏腑气血俱虚则精神志意失常而逐渐衰弱。因此，神经衰弱症状常是影响全身，不局限于一脏一腑。但治疗神经衰弱，应以心肾为主，心肾为化生血气藏摄精神志意之根本，心肾之机能健康，则气血生而精藏神足，志意安宁，脏腑肢体百骸各得其养，全身机能自可逐渐恢复。

【病案选录】

案一：心血亏虚，神气失常，神不守舍

张某，女，36 岁，家庭主妇。

1974 年 11 月 15 日初诊：面白，身弱，神虚，合目即有异人来与之同床而卧，惊不能寐，神情恍惚，渐至白日亦不能安卧。两个月来，食欲减少，精神紧张，越怕人来越不敢睡，整夜失眠，形体日渐消瘦。将其夫唤回在侧陪伴，合目亦有异人在侧，仍不能睡。舌瘦质红苔白，脉濡数。辨证为心虚神气失藏。拟养心清肝宁神之剂，养心汤加减。

方药：

当归 15 克　炒白芍 9 克　茯神 12 克　远志 6 克　炒枣仁 18 克　辽沙参 15 克　瓜蒌 15 克　枳壳 6 克　陈皮 9 克　半夏 9 克　厚朴 9 克　焦山楂各 6 克　天竺黄 6 克　胆南星 6 克　龙齿 12 克　炙甘草 6 克　朱砂 3 克（分 2 次冲服）

11 月 21 日二诊：食欲增进，稍能睡眠，有时仍有异人来卧，自己已不惊疑恐惧。仍以上方服用 4 剂。

11 月 27 日三诊：精神舒畅，面不显痴呆，食欲大增，谈笑已如常人，但脉仍细弱而数，口干头晕。又拟下方继服：

当归 15 克　炒白芍 9 克　茯神 12 克　龙齿 15 克　夜交藤 24 克　炒枣仁 18 克　辽沙参 12 克　麦冬 12 克　天竺黄 9 克　胆南星 5 克　陈皮 12 克　生山楂 9 克　菊花 12 克　炙甘草 6 克　朱砂 3 克（分 2 次冲服）

12 月 3 日四诊：浮火已清，口干头晕已愈，异人不来，可合目安卧，精神已振，脉亦复常。上方再服 4 剂。

连诊 5 次，即获痊愈。

案二：

杜某，男，21 岁，工人。

1975 年 2 月 9 日初诊：自言自语，自觉有人在跟前和自己对话，旁人亦可听出他和一女子对话之言，久之，睡眠不好，精神不振，自己亦恐惧不安。自述有一天，刚从太原回榆次上班，即有人至其身旁说他家中着火，父母受伤，立即又返回太原，并无此事，其父发现他精神失常，自言自语，异见异闻，遂领来山医二院就诊。诊其脉细数无力。拟清肝涤痰、安神定志之剂。

方药：

当归 12 克　茯神 15 克　远志 9 克　炒枣仁 18 克　石菖蒲 9 克　郁金 6 克　橘红 12 克　半夏 9 克　天竺黄 9 克　胆南星 9 克　瓜蒌 15 克　川贝母 9 克　麦冬 12 克　龙齿 14 克　炙甘草 6 克　朱砂 5 克（分 2 次冲服）

2 月 15 日二诊：神志清楚，睡眠好转，已无异人与之对话，问话亦不默然不语，已可以正确答对。前方去半夏、龙齿、朱砂，加辽沙参 12 克以滋阴润肺，蔓荆子 12 克以清头目，合成养心清肝滋阴之剂，以调脏腑气血阴阳之失调。再服 4 剂。

2月23日三诊：诸症悉愈。嘱再服2剂。要慎起居，宽情绪，可不再犯。后遂正常工作。

【按语】

此二例为神经衰弱之严重病例。案一因心血亏虚，思想不遂，偶遇惊恐所引起。心主血，主藏神，心虚神气失藏，故魂不安而精神恍惚，妄言妄见。故拟养心清肝宁神之剂。方中用当归、白芍养血，茯神、远志、枣仁养心安神，配合天竺黄、胆星清心肝之火以镇静，龙齿、朱砂镇惊安神，辽沙参养阴补气，辅以宽胸和中之品，使阴阳气血皆和，心神安宁，中焦宣通，则神气不散，精神内守而渐安睡。案二系心肾不交，神志失藏所致。中医谓心藏神，肾藏志，心肾不交，神志失藏故出现自言自语、精神恍惚之症，再加肝胆郁火而生痰，痰火扰乱神明，心神失守，故惊恐不安。故拟清肝涤痰、安神定志之剂，使心神安定，再调脏气阴阳之失调，补肾养心以藏神定志，使阴阳脏气归于平和，精神恢复正常。

鼻　衄

阳经热甚迫血上行而致鼻衄

鼻衄是血经鼻孔流出。鼻为肺窍，为呼吸之要道，阳经有热，迫血妄行，多从鼻孔流出，所以小儿及火盛之人多鼻衄，高血压病人有时亦有鼻衄。《金匮要略》谓："从春至夏衄者太阳，从秋至冬衄者阳明。"阳经热甚迫血上行即是鼻衄之致因。其他外伤性鼻衄往往不多，短时间内可以自止；如是出血不止，堵塞无效者，多是肝肺阳明经火甚，血分郁热，迫血外溢而不止。治疗方法，少量出血或外伤出血可用凉血止血法，或者不治亦可自愈。如属阳经热甚经常鼻衄者，可用清热凉血止血之剂。如肝肺火甚血分郁热而致鼻腔大出血者，当兼泻肝肺之火以折冲逆之势，才可以收到止血之效。

【病案选录】

案一：肝火上逆，热扰阳络

张某，男，46 岁，工人。住院日期：1973 年 8 月 12 日。

原患有高血压，8 月 11 日突然鼻部大量出血不止，住入耳鼻喉科。经堵塞法止血仍不止。因出血过多，出现头晕，眼昏花，不能坐起，胸中灼热。

8 月 14 日请邢老会诊：切脉弦大有力，舌红无苔，面红体壮。辨证为血热肝火上逆。治宜清肝凉血，止血降压。

方药：

生地黄 25 克　生白芍 15 克　柏叶炭 20 克　犀角 10 克（另煎）仙鹤草 10 克　川军炭 6 克　辽沙参 12 克　甘草 6克　藕节 12 克

8 月 16 日二诊：血压已降至 140/100 毫米汞柱，鼻衄已止，惟大便干燥，3 日未解。再拟凉血利便之剂。

方药：

生地 25 克　元参 20 克　生白芍 12 克　丹皮 15 克　柏叶炭 12 克　茅根 25 克　大小蓟各 25 克　川军 12 克　黄芩10 克　瓜蒌 25 克　辽沙参 12 克　桔梗 10 克　藕节 15 克三七参 5 克（分 2 次冲服）

8月19日三诊：便通，面已不红赤，胸中灼热感减轻，已可坐起，但仍有头晕。再以上方去大黄、黄芩、瓜蒌、三七参，加花粉20克，石斛20克，杭菊花20克，蔓荆子12克，以养阴清肝热止眩晕。

诊治半月，鼻衄止，血压降至正常，头晕亦止，痊愈出院。

案二：肝肺热甚，伤及阳络

冯某，男，35岁。住院日期：1964年6月1日。住院号：61030。

鼻出血连绵数日不止。6月1日晨，鼻腔又点滴出血，自用棉球填塞止血。11时许，感觉血流咽部，咯出血块，鼻出血填塞不止，并渐增多。下午3时许，鼻血直涌而出，出血量约三大碗。顿觉头晕，恶心，心烦，出冷汗。于4时许送入山医二院。化验：血红蛋白80克/升，红细胞248万/立方毫米。入院后输血1400毫升，予补液抗感染、鼻腔填塞等对症治疗，出血仍连续四五日不止。经内外科会诊，给以综合治疗，出血始终不能控制。

6月5日急请邢老诊视：血红蛋白降至30克/升，红细胞124万/立方毫米，病已垂危。患者面色苍白，烦躁不安，口渴引饮，溲少色赤，高烧，头晕胀闷，舌红少津，脉弦大而数。根据病情分析，患者系肝肺热甚，热伤阳络，阳络伤则衄血不止；心肝有热故烦躁不安，口渴喜饮；内热消水，血分瘀热，故溲少而赤；再加高烧不退，再迫血外出而不止。徒用止涩堵塞之法，只治其标，不清其源，终不能收到根治之效。病已危急，只有用清热凉血、固气止血之剂，标本兼治，以冀万一。

方药：

犀角9克　羚羊角9克　生地15克　生白芍12克　西洋参9克　茅根20克　小蓟15克　棕皮炭20克　川军炭6克　柏叶炭12克　连翘15克　阿胶12克（烊化兑服）　花粉15克　甘草9克　藕节10克

连服2剂。

6月7日二诊：出血已基本控制，热退身凉，头亦不痛，但睡眠欠佳，头稍发晕，仍有肝火上逆之势。前方去犀角，加生赭石15克，玳瑁9克，炒枣仁20克，再服2剂。

6月9日三诊：鼻血已止，精神渐佳，食欲少增，睡眠见好，头亦不晕。惟脉细小略数，口舌仍干燥。再拟滋阴清热养血之剂，以善其后。

方药：

当归12克　生地15克　生白芍12克　丹皮9克　生薏米20克　桔梗9克　柏叶炭9克　连翘12克　炙甘草9克

药后热退血止，精神好转，垂危之症，幸得挽回。连服数剂精神复常，化验血象已复正常，得收痊愈之效而出院。

【按语】

鼻衄之症，多属阳经热甚，热甚则迫血上行而衄，高血压之实证更是肝火上逆，所以血热而又血压高者往往致成鼻衄。鼻衄虽为常见之病，但亦有危险之候。一般阳络有热，因热而少量出血，热随血解，不治亦可自愈。若肝肺热甚，迫血上逆而鼻衄，往往血因肝火上迫而出血如涌。大出血者可致盈盆，数日之内可因气血皆脱而危及生命。所以衄血之病治当及时，不可拖延。邢老认为治之之法，止血以治标，清源以治本，标本兼顾始为善法。治疗鼻衄之症，当以凉血止血为主，兼有高血压者加降压之药。止血之方犀角地黄汤有凉血止血之效。方中生地、生白芍、柏叶炭、犀角有凉血止血之作用，仙鹤草有止血作用。川军炭可泻阳明之火而辅止血之功，以折冲逆之势而止血，一切吐血衄血之症用之皆可收速效。辅以辽沙参清补肺气以收固血之功。中医谓：固气可以摄血。出血过多而气虚者可加西洋参，较沙参之力更强，但气不虚而血压高者不宜早用。甘草有清胃和诸药之作用，藕节有凉血消瘀止血之功能，凡是因热出血之症多用，可以凉血消瘀，防止血瘀为病。方中加茅根、大小蓟有凉血止血之效，以巩固止血之功。衄止后加丹皮、三七参等凉血消瘀之药，以防血止之后而成瘀。根据邢老多年临床经验，鼻衄大出血者，多是肝肺热甚，兼有高烧者，可能感染外邪，但大出血时，止血为当务之急，止血同时兼清病源，清热为本。

治出血病四要素

治出血病，大法有四：一，清热止血；二，固气止血；三，收涩止血；四，消瘀止血。四法综合运用，随其病情而分主次先后，急则治标，缓则治本。四法结合选用，使清热而不伤正，补气而不留邪，止涩而不留瘀，消瘀而不损血，既可收止血之效，亦可助生血之机，不致遗贫血之患。治病要防于未萌之时，见其已萌即防而治之，虑其必变则先期调之，不待其患已成而后救之。如治疗大出血病，止血为当务之急，而消瘀亦是预防遗患之施，如止血而留瘀，往往遗成后患。所以，止血之后，方中加消瘀之药极为重要，既可巩固止血之功，亦可防止留瘀之患。

补血之药用阿胶、鱼鳔珠之类，既有补血之功，亦有止血之效；补气之药，用辽沙参、西洋参之类，既可固气止血，又可滋阴益血；清热之药用犀角、连翘、丹皮、藕节之类，消瘀之中寓有止血之用；收涩之药用棕榈炭、丝瓜络炭、地榆炭、仙鹤草之类，虽有止血之功，而无凝血之患。吐衄者，加大黄炭、柏叶炭之类，泻火降其逆上之势。

痤　疮

肺胃郁热　结于面颐

痤疮，中医称肺风粉刺，是发生在颜面、胸背等处的毛囊皮脂腺的炎症性丘疹。多见于青春期男女，中年妇女偶有患病。

皮损特点为色红或稍紫暗的高出皮肤的皮脂腺分泌过多的丘疹、结节、脓疮、脓肿、囊肿或疤痕疙瘩，有的在囊口处有黑头粉刺，挤压后可排出豆腐渣样物体。有的只显潮红，可密集成片，自觉有痒感，常因不由自主地习惯性地挤压，使丘疹扩大，质地变硬，更有甚者，因炎症扩散，囊胞肿大，而形成瘤型、疤痕疙瘩型痤疮。《太平圣惠方》中即称为痤、面皰、面皶、酒刺。《外科正宗》称为肺风粉刺。初起红色，久则肉皰发肿。

痤疮发生的原因种种，因人而异。包括内分泌失调、药物过敏、饮食辛辣海鲜、外敷化妆品对皮肤的刺激、螨虫感染等。

《素问·生气通天论》谓："汗出见湿，乃生痤疿。""劳汗当风，寒薄为皶。"《素问·六元正纪大论》中谓："火郁之发，民病疡痱。"《外科正宗》肺风粉刺酒鼻中谓："肺风、粉刺、酒渣鼻三名同种。粉刺属肺，渣鼻属脾，总皆血热郁滞不散。"

面部是足阳明胃经、冲脉、任脉之所过，又肺主皮毛，故其症与肺、胃、冲、任关系非常密切。汗出时见风，寒邪搏击，毛孔收缩，汗出不畅，郁则为痤为疿。过食炙煿辛辣，嗜膏粱厚味，脾胃湿热上蕴结于阳明皮腠，则鼻准红赤紫肿，久而成为鼻齄。青春期，女子三七，男子三八，正是"肾气平均"之期，内分泌极为旺盛之时，敷布失司，郁于络腠，则面颐、胸前冲任部位多发。

《灵枢·刺节真邪》谓："邪搏于皮肤之间，其气外发，腠理开，毫毛摇，气往来行，则为痒。"故风胜则痒，热胜则肿，湿胜则为疱。

总之，血分瘀热，毛孔闭塞，湿热郁于面部、胸膺，是形成痤疮的主因。为此，宜凉血清热，渗湿消痤治之。

清络消痤为治痤之本

消痤汤方：

归尾　赤芍　生地　丹皮　紫草　大青叶　枇杷叶　黄芩　桃仁　山楂　生薏米　泽泻　甘草　桔梗

肺经风热甚者加桑叶、桑白皮、薄荷。

脾胃湿热者加冬瓜子、花粉、苦参。

结节或囊肿质硬者加三棱、莪术、山甲、皂刺。

热毒壅滞者加银花、野菊花。

痤疮融成片者加丹参、红花、苏木。

紫暗瘀重者加水蛭、土元。

冲任失调引致者加柴胡、香附、凌霄花。

湿痰阻络者加橘络、丝瓜络。

自觉痒甚者加地肤子、白蒺藜、白鲜皮。

【病案选录】

案一：面部痤疮

张某，女，22岁，工人。

1985年10月10日初诊：两颊满布高出皮肤色红轻度痒感的丘疹与小结节，触之碍手。自诉1984年春面部起丘疹，色红，高出皮肤，痒甚，挤压搔抓，用力搓擦，丘疹非但不消散，反而质变硬，颗粒由小变大，形成结节。有的溶合成片。涂"肤轻松软膏"一时减轻，三五日后丘疹复起而质地变硬，结节增大。拟清瘀消痤之剂。

方药：

归尾18克　赤芍15克　丹参15克　丹皮15克　紫草12克　桃仁12克　山楂18克　三棱9克　莪术9克　枇杷叶12克　泽泻15克　生薏米30克　甘草6克

10月26日二诊：痤疮小结节已变软，丘疹缩小，满面紫暗之色已有变浅消散之处，色显红。上方去三棱、莪术，加大青叶15克，桔梗10克。

11月3日三诊：疹已消退，痤疮之痕色已变淡。仍宗上方加白蒺藜15克。继服而愈。

案二：酒渣鼻

江某，女，35岁，干部。

1993年4月2日初诊：鼻准部红赤1年。因挤压，可见明显开放之毛孔，有欲成鼻赘之状。余无不适。虽无酒癖，却喜食辛辣，胃口特好。皮科诊为玫瑰痤疮，服灭滴灵、外敷均无效。拟清胃消痤之剂。

方药：

当归15克　生地18克　生白芍15克　花粉15克　知母15克　川连5克　丹皮15克　山楂20克　桃仁5克　栀子9克　大黄6克　泽泻20克　生薏米30克　牛膝15克

另以大黄10克、栀子10克合红霉素调敷患处。

4月10日二诊：痤疮之色变浅呈淡红色。上方加丝瓜络12克以清络消痤。

1月而愈。

【按语】

爱美之心，人皆有之。"青春痘"，男女畏之。欲速除而收效微，危害反剧。本能性地挤出疹内容物，因毛囊挤压而使炎症扩散，仍不罢手，还不甘心，此时再去求医，则较晚矣！涂抹消疮膏、化斑美容霜，汗孔因涂抹更加闭塞，湿热之邪，血分沉渣不能外散，郁于皮腠，散之无力，回渗瘀满而不行，则发而成疹，成结，先软，渐变硬。本来随年龄增长、内分泌的协调可以自愈的病，因于挤挑、涂擦而更增剧。有的因嗜味辛辣海鲜美味，使胃中湿热壅结，壅滞于阳明经络而发病。故痤疮要早期治疗，绝对禁止挤压，戒辛辣及饮酒。宜少食脂肪、糖类，多食蔬菜瓜果，保持大便通润，则阳明不致结热，脂肪不致溢出。

健康老人陈盛甫所作的《健康歌》中有"冷水洗脸，热水脚浴，饮食有节，五味咸宜，多吃蔬菜，少吃油腻"的经验。头为诸阳之会，阳气上越，故面不恶实，冷水洗之，热不上浮，热水浴脚，下肢血流增速而可引热下行，促进气血周流，自无气血郁于面部之弊，则痤疮亦无形成之由也。此外尚需注意，慎用碱性皂类，不涂化妆品，痤疮亦可向愈。

面部黄褐斑

清冲任脉络之瘀以消斑

面部黄褐斑，多发在鼻翼两侧，状如蝴蝶，欲称"蝴蝶斑"。明代陈实功《外科正宗》称黧黑斑。《医宗金鉴》谓为"黧黑𪳍"。虽无痛痒，但有碍面容之雅。

其可因妊娠、早发闭经、月经不调、子宫及卵巢肿瘤、服避孕药物、肝病以及涂抹伪劣化妆品等致病。多见于青春期及中年妇女。

皮肤损害，常对称出现在眼眶周围、颧、额、颊、鼻翼两侧、口唇周围，呈黄褐色、黑褐色、咖啡色斑片，形状不一，大小不等，隐现于肤络，在经期或日晒后颜色变深。

阳明主肌肉，络目，其脉夹鼻。阳明之脉下循鼻外，夹口环唇，下交承浆（交会于颏唇沟承浆穴处），却循颐后下廉出大迎，循颊车，上耳前过客主人，循发际，至额颅。

任脉至咽喉，环唇，上颐，循目入目眶下（进入目眶下承泣穴）。

冲脉上达咽喉，环绕口唇。

《灵枢·经脉》谓："凡诊络脉，其有赤有黑有青者，寒热气也。"

寒热之气随经络布散，气机不化则瘀滞蕴结于络，并各随其经脉布散，外现于肤。

如只出现于唇周者，注意冲任之郁。分布于鼻翼两侧、额头、两颊者则为阳明之瘀。

冲任阳明均多气多血。任通冲盛，月事以时下，若在冲盛而任脉不通之情况下，血气有余，循行不畅，则气血阻涩，郁蒸于上，易在面部出现黄褐斑。首为诸阳之会，黄褐斑多为湿热之气蕴结于冲任阳明络脉，使血中沉渣渗于络外之故。

清络消斑汤治疗黄褐斑

清络消斑汤方：

当归　赤芍　丹皮　紫草　凌霄花　芙蓉叶　枇杷叶橘络　丝瓜络　山楂　泽泻

肝经郁滞冲任瘀阻者加柴胡、香附、郁金。

经期错后月经稀少者加桃仁、红花、土元。

痛经者加灵脂、蒲黄、元胡、没药。

有囊肿肌瘤者加山甲、皂刺、王不留行、三棱、莪术。

肥胖湿痰瘀络者加生薏米、桔梗、白芥子或马尾莲。

【病案选录】

张某，女，35 岁，干部。

1978 年 4 月 15 日初诊：近三四年来，在上嘴唇、两颊和眼睑发现黄褐色色素沉着，秋冬减轻，春夏加重。月经不规则，或前或后，经来量少色淡，有时夹有黑块，食欲减退，睡眠欠佳，手心灼热感，舌绛苔白，脉象弦细。拟理气活血、清络消斑之剂。

方药：

归尾15克　赤芍12克　丹参12克　鸡血藤20克　柴胡6克　香附9克　青皮6克　青木香12克　凌霄花12克　芙蓉叶15克　陈皮12克　生山楂15克　茯神12克　夜交藤24克　甘草6克

4月23日二诊：睡眠稍好，食欲渐佳。上方加丹皮15克，丝瓜络12克，以清血络伏热。

4月29日三诊：月经适期而至，经量较以往为多，无不适感觉，面部色素斑变浅，已有消散之势。上方去香附、茯神、陈皮、山楂，加红花6克以消血中散在之瘀斑，加泽泻12克以消血中之沉渣，兼助排泄代谢物之力。

以后即以上方加减，周服3剂，经治2个月，面部黄褐斑明显消退。虽值盛夏酷暑，亦未复发。

【按语】

面部黄褐斑，除肾上腺皮质功能有减退，满面鬒黑，需要温补肾阳外，临床上常见的多是湿热之气或血分郁热留结于冲任阳明多气多血之络。消瘀化斑，润肌清络，见效甚速。用归尾、赤芍、丹参、丹皮养血凉血，妙在用紫草、凌霄花、芙蓉叶凉血消瘀，散浮于面部之色素斑，山楂、橘络、丝瓜络清化络中之痰湿瘀滞，合泽泻使其可化可排，则瘀滞可消，褐斑能溶能解。

由于避孕药的滥用，化妆品的滥施，月经紊乱的增多，毒素在皮肤的渗入，现在面部黄褐斑的发病率直线上升，美容毁容、越治越重的现象不断发生。

《外科正宗》自序中谓："治外较难于治内者何？内之症或不及其外，外之症则必根于其内也。"《灵枢·外揣》提出由外可以揣内，外内相应之道。《灵枢·根结》阐说根源与联结，有根源则成病有因，治病有法也。所以脏腑、表里、经络……内外之关系要弄清。若明外揣，若晓根结，治内治本之法不舍，本标兼顾，则若鼓之应桴，响之应声，治之速愈矣。

湿　疹

清利湿热　通和营卫　以除湿邪

湿疹是临床常见病、多发病，其病程缠绵，日久不愈，且易复发。《临证指南医案》指出：湿为重浊有质之邪，若邪从外而受者，皆由地中之气升腾，由内而生者，皆由脾阳之不运。虽云雾雨湿，上先受之，地中潮湿，下先受之。湿疹多外感风热湿邪，血热蕴毒，外发肌肤而致，湿邪重浊粘腻，易恋邪不散，尤其是湿热交阻于肌肤之中，致营卫不能周营而抗邪，故湿热留结而不易除。治当清利湿热以祛邪，辅以活血消瘀之药以通脉络，佐以解毒之品，使营卫通和，则抗邪有力，湿热清除则不阻碍营卫之周营，营卫气血通和，湿热之邪不留，则病可愈，而不再复发。

【病案选录】

案一：湿热下注，血脉瘀滞，肌肤失养

刘某，男性，72 岁，工人。门诊病历号：000358。

1985 年 6 月 11 日初诊：患者于 10 年前无明显诱因出现双下肢肿胀、沉困，继之双下肢及足部出现密集的米粒大红色丘疹及小水疱，瘙痒异常，破则流水，经某职工医院诊为"静脉曲张性湿疹"，经多方治疗未见效。近来病情日渐加重，不能坚持工作，遂于1985年6月1日由其子扶持前来求治。诊时其两下肢及足部肿胀如柱，皮肤粗糙呈灰暗色，疼痛瘙痒，破处流水，结痂之处皮肤顽痹，麻木不仁，大便干结，小便黄赤，脉弦稍数，舌苔黄腻。西医诊为静脉曲张性湿疹。中医辨证为素蕴湿热，复感外寒，以致营卫不通，湿热留结，肌肤失养，经络受阻。此属湿热下注血脉瘀滞之证。治宜清热利湿，活血通络。

方药：

归尾15克　赤芍15克　苍术10克　生薏米24克　猪苓12克　泽泻10克　云苓皮24克　土茯苓24克　茵陈12克　连翘15克　黄柏9克　赤小豆15克　银花15克　木瓜15克　川牛膝15克

连服6剂。

二诊：皮肤已不流水，瘙痒减轻，能安睡。前方去银花、连翘，加青木香12克、陈皮9克以健胃理气。

三诊：瘙痒感基本消除，皮肤结痂开始脱落，未出现新的丘疹及小水疱。再以前方去茵陈，加车前子10克以增加利湿之力，继服6剂痊愈。

随访1年未见复发，皮肤结痂全部脱净，肤色恢复正常。

案二：湿热瘀于血分

成某，女，38岁，演员。

1974年8月22日初诊：面部起紫暗之斑点数处，斑连成片，额部较少，颐颏较多，高出皮肤，奇痒难忍，腹部亦有色紫如钱币大小之斑，脱白屑。舌红，脉细滑稍数。西医诊为脂溢性湿疹。中医辨证为湿伤脾肾，血分瘀热，湿热结毒。拟活血清热、利湿止痒之剂。

方药：

归尾 20 克　赤芍 12 克　连翘 15 克　银花 15 克　紫草 12 克　地肤子 12 克　苍耳 12 克　白鲜皮 12 克　蝉蜕 9 克　蛇床子 12 克　红花 6 克　苍术 12 克　生薏米 30 克　炒白术 12 克　甘草 6 克

连服 10 余剂痒止斑消。

案三：脾失健运，湿热结毒，留于四末

李某，男，18 岁，工人。

1975 年 4 月 17 日初诊：手背、肢背湿疡破溃流黄水，湿烂奇痒，干后结黑痂，痂落后，又流水湿烂，随落随起，缠绵数月，以致精神萎靡，影响睡眠、食欲，经多方治疗不效。诊脉弦滑，舌苔白稍腻。此症由脾不健运，湿邪久羁，留于四末，再加血分素有邪热，湿热结毒而致，故拟活血清热、理脾除湿之剂。

方药：

归尾 18 克　赤芍 12 克　连翘 20 克　银花 18 克　土茯苓 30 克　苍术 12 克　黄柏 6 克　黄连 6 克　蒲公英 12 克　地丁 12 克　地肤子 20 克　生薏米 30 克　甘草 6 克

4 月 24 日二诊：痒感减轻，湿烂处已结痂，仅有微液渗出，再无新起之斑，精神好转，食欲增进。嘱勿多触水湿，以防湿气浸淫。继续遵前方再服 6 剂。

诸症消除，病遂痊瘳。

【按语】

临床证实，丹溪之二妙散加减可解湿热之毒。取苍术、黄柏苦燥以除湿热，加薏米、土茯苓之甘淡以渗湿解毒，加活血药以引入血分，使血中之湿毒清除，则痒烂之湿疡自愈。案一为顽固之湿疹，因患者平素嗜酒，且长期作业于酿曲之地，经常受湿热之气熏蒸，至年老气衰之时，湿热之邪内发，下肢血液运行受阻，阻滞静脉血液之流行，而成静脉曲张性湿疹。在治疗上遵丹溪二妙散之义，加清热利湿之茯苓皮、泽泻、茵陈等以除其邪，辅以归尾、赤芍等活血消瘀之品以通脉络，佐以清热渗湿解毒之药以清除瘀毒，共奏清热利湿、活血通络之效，使营卫通和，血脉通畅，则湿热自无留结之地，随水液运化而外出，则湿热之毒驱除，血液运化无阻，病源清除，痼疾自愈。案二、案三由脾不健运，湿邪伤及脾肾，血分瘀热湿热蕴结而致病。故在前法中重用健脾除湿之药生薏米，使脾土健运，湿邪无留聚之处，疾病自愈。

牛　皮　癣

顽癣从风湿火毒辨

牛皮癣是比较顽固的皮肤疾病。其临床表现：轻者皮肤产生丘疹，脱白屑，剧痒；重者全身性斑片状脱皮，瘙痒难忍。根据中医病理，肺主皮毛。凡是风邪中于血分多发痒疹，湿邪阻于肌肤血分多发湿疹，风湿相搏留着于肌肤血分即发丘疹而瘙痒。再加火毒留结，即疹色发赤而干燥脱屑瘙痒，牛皮癣即属于此类疾患。邢老认为：湿邪留阻则营卫之气不通，营卫不通，风火亦留结不散，风湿火毒潜伏于皮肤脉络之间，发于局部即是局部症状，发于全身即是全身症状。发于局部者病轻，发于全身者病重。疹色赤热者火甚，湿痒者湿甚，干燥脱屑者风甚。治疗之时当以清血散风祛湿为主，火甚者加清火之药，湿甚者多加渗湿之药，风甚者多加散风之药，使病源清除，则症状自轻。

【病案选录】

案一：湿热结毒，留于肌肤

李某，男，25 岁，工人。

1975 年 10 月 16 日初诊：全身各处有散在性如钱币大之斑片，上覆较厚之银白色屑皮，高出皮肤，抓之屑落，去屑后局部呈红色，奇痒难忍，影响工作与休息。舌红无苔，脉象弦数。辨证为内蕴毒热，外受风邪，肌肤失养。治宜活血凉血，清热解毒，祛风止痒。

方药：

归尾 24 克　赤芍 12 克　连翘 18 克　银花 15 克　丹皮 15 克　紫草 12 克　地丁 15 克　黄连 12 克　苍术 12 克　生薏米 24 克　白鲜皮 12 克　蝉蜕 12 克　苍耳子 12 克　露蜂房 12 克　枳壳 6 克　甘草 6 克

连服 6 剂。

10 月 23 日二诊：硬屑已落，皮肤殷红，痒稍减轻。上方加南红花 6 克，继服。

10 月 29 日三诊：痒止，睡眠已好，斑屑渐落，殷红之皮色渐减退。

服药 20 余剂而获痊愈。嘱患者慎起居，节饮食，作息规律，则不至反复。

案二：湿热结毒，肌肤失养

吕某，男，44 岁，干部。

1975年7月17日初诊：全身起红色皮疹，边缘不整，上覆银白色斑屑，剧痒难忍，抓搔屑落，皮肤红赤，久治无效。舌红苔白，脉细数。西医诊为全身性滴状型牛皮癣。辨证为血分瘀热，风湿阻络，肌肤失养。拟清热解毒、活血消瘀之剂。

方药：

归尾24克　赤芍12克　连翘18克　银花18克　地丁15克　皂刺6克　山甲珠6克　紫草12克　生薏米30克　黄柏9克　苦参12克　胡麻仁24克　甘草6克

7月25日二诊：痒渐止，斑渐消，脱屑后，皮肤殷红，仍有灼热感。上方加槐花12克，丹皮15克，土茯苓24克，以凉血解毒。

又服10余剂，痒止斑消而愈。

【按语】

牛皮癣是顽固之皮肤病，其致病原因多是由于湿热结毒。邢老认为，湿热之毒留于肌肤，阻碍血络之周营，因而肌肤失养而起斑屑，皮肤干燥而奇痒。故治以清湿热解毒之剂以除病因，加养血活血、润燥通络之药以去瘀阻。方中归尾、赤芍养血活血，祛瘀润燥，银花、连翘清热解毒，丹皮、紫草、地丁凉血解毒，黄连、苍术、生薏米清热渗湿以通津液，白鲜皮、蝉蜕、苍耳子、露蜂房去风热止痒，胡麻仁养血润燥，润肤止痒，山甲、皂刺攻潜伏之邪毒，枳壳、甘草理气和中。诸药合用，使肌肤得养，血络通畅，邪不能留，剧痒肥厚之斑屑可愈。用药时，邢老指出，选药要一药而数兼，既清病因，又入病位，更除症状，如紫草之凉血解毒以除斑，皂刺之通络散毒以止痒等。若能药病相投，则收效迅速，且不易复发。

硬 皮 病

大脉空虚　肌肤失养　细辨邪之敦盛

硬皮病是皮肤结缔组织变性硬化、萎缩的疾病，属于中医痹证中"肌痹""皮痹""肌痿"等病的范畴。

在肌肉相对菲薄之处（如腰胁、肋间、手背、颜面）出现皮肤萎缩、凹陷，呈黄赤色，见于手背、颜面者，色黧黑，抓捏不起，毫无弹性，呈假面样或木乃伊僵尸样变，鼻唇沟变浅，口周围呈向心性的萎缩纹，口形萎缩变小。有影响骨骼，成偏面萎缩者，一侧面大，一侧面小，鼻眼口角歪斜，极不匀称。

西医认为此病原因不明，可能由于局部神经营养紊乱而导致皮肤萎缩。

中医认为，风、寒、湿、热之邪的侵袭，阻涩经络，局部气血不得通畅，营卫不行，使皮肤失养而肌肉紧缩，顽痹不仁，久之成硬皮之病。

《素问·五脏生成》谓："卧出而风吹之，血凝于肤者为痹，血行而不得反其空，故为痹厥也。"《灵枢·刺节真邪》谓："虚邪搏于皮肤之间，留而不去则痹，卫气不行则为不仁……其入深，内居荣卫，荣卫稍衰，则真气去，邪气独留，发为偏枯。"《素问·痿论》中曰："大经空虚，发为肌痹，传为脉痿……肝气热发为筋痿……脾气热发为肉痿，肉痿者得之湿地也。"综上所述，硬皮病是痿证、肌痹、肌痿、脉痿、皮痹的病症，与风、寒、湿、热之邪留结肌肤皮毛，荣卫之气衰弱不运有关。

养血通脉　润肤生肌　药选血肉有情

邢老以养血通络、生肌润肤、调理脾胃之剂治疗硬皮病。常谓后学，熟谙经书之旨，临证则有章可循。经云：诸痿独取阳明。阳明主肌肉，主润宗筋。肌肉得润，何硬之有？

润肤汤方：

归尾　赤芍　丹参　红花　鸡血藤　鳖甲　三棱　莪术　山甲珠　蝉蜕　秦艽　露蜂房　黑芝麻　胡麻仁　丝瓜络

纳差者加山楂、鸡内金。

便秘者加生首乌、火麻仁、肉苁蓉。

脾热胃干者加知母、石斛、玉竹。

风邪重者加全蝎、蛇蜕、僵蚕。

血分有热者加丹皮、地骨皮。

身热加银花、连翘。

【病案选录】

案一：风湿阻络，肌肤失养

董某，女，27岁，工人。住院日期：1972年4月10日。住院号：85248。

患者于数月前面颊部、背部、肩胛部出现皮肤色素斑，呈黄褐色，近来逐渐发展，肌肤僵硬如皮革，紧贴于骨，抓捏不起，口四周放射状沟纹明显，两手背肌肉亦萎缩干瘪，毫无弹性。脉象细涩。西医诊为硬皮病。辨证为风湿瘀阻，络脉不通，肌肤失养。拟活血润燥祛风之剂。

方药：

归尾 24 克　赤芍 12 克　南红花 9 克　鸡血藤 24 克生薏米 30 克　秦艽 10 克　鳖甲 15 克　醋三棱 6 克　醋莪术 6 克　玉竹 15 克　山甲珠 6 克　丝瓜络 15 克　蝉蜕 5 克露蜂房 10 克

连服 10 剂。

二诊时，病情有所好转，肌肤稍觉柔润，手指活动较自如。上方去鳖甲、蝉蜕，加黑芝麻 30 克，继服 6 剂。

三诊时，面部肌肉逐渐柔润，背部肌肉可以捏起，面部色素斑减退。再以初诊方去鳖甲、蝉蜕，加生黄芪 24 克，防风 9 克，焦三仙各 9 克，以补气和胃消食，增加肌肤之营养。

经过 2 个月的治疗，症状基本消除，渐渐康复，已能从事日常工作。

案二：络脉不通，津液不濡，肌肤失养

陈某，女，21 岁，公社社员。

患者于 14 岁时患硬皮症，仅发生于手指，因地区医院、县医院对此病无认识，未得到及时治疗，后专程去全国各大医院诊治 3 年余仍无疗效。1975 年 3 月来山医二院求诊。诊时全身硬如皮革，抓捏不起，紧贴于骨，两手萎缩，肩胛部肌肉加厚发硬，全身关节僵硬不能弯曲，行动不便。查脉象细涩无力。此症属脉络不通，营养不周，肌肤失养。拟活血通络、养血润燥之剂。

方药：

归尾 30 克　赤芍 12 克　桑枝 18 克　鸡血藤 30 克　秦艽 10 克　生薏米 30 克　胡麻仁 30 克　黑芝麻 30 克　南红

花 6 克　玉竹 24 克　三棱 4.5 克　莪术 4.5 克　银花 15 克
连翘 15 克　丝瓜络 15 克　露蜂房 6 克　川连 4.5 克　甘草
6 克

连服 10 剂。

二诊时，症状已有改善，全身肌肤较柔润，已能捏起，
手指已能活动。上方去银花、连翘、丝瓜络、露蜂房，加
甲珠 9 克，白鲜皮 12 克，乌蛇 4.5 克，生地 24 克，再服
10 剂。

因患者家境较贫寒，故未来就诊，后用书信联系，酌情
更改处方，继续间断服药治疗近 3 月，症状基本消除，能从
事日常家务劳动。

【按语】

邢老认为硬皮病属于中医的"中风顽痹证"，是风邪瘀
阻血络，致使局部或周身脉络不通，营卫不行，气血营养不
周，而使皮肤逐渐紧缩而变硬。严重者，可波及筋骨而变
形。如皮肤紧缩，阻滞内脏之气血不通，即有死亡之危。

风为百病之长，与寒、热、湿邪均可凝合。治疗硬皮
病，养血活血调营以供失养之肌皮组织，鳖甲、三棱、莪术
软坚以使硬变之肌肤软化，用山甲珠穿透之力引药达于末梢
及表皮角质层，蝉蜕、露蜂房祛风通络，散肌皮及结缔组织
风邪，疗死肌。用大队血肉有情之物以养以软以穿透，蜂房
疗死肌达于蜂窝组织，蝉蜕有脱皮激素可使硬皮再生。又用
黑芝麻、胡麻仁养血润肤长肌肉，柔润息风。用药之精，独
具匠心，极耐后学细细玩味与体会。

硬皮病属于顽固疾患，非一时可愈之病，只要从病本上
治疗，患者耐心配合，虽顽痹痼疾，亦可望治愈。

血栓闭塞性脉管炎

静脉多热　动脉多寒
辨证不明　慎用寒热

血栓闭塞性脉管炎，是四肢末梢的动脉或静脉由于血栓形成而引起的原因不明的血管炎症。中医认为是四肢末端血脉不通致皮肤失养坏死，蚀骨伤筋致使指（趾）逐节脱落的疽病，称为"脱骨疽"。《灵枢·痈疽》谓："发于足指，名脱痈，其状赤黑，死不治；不赤黑，不死。不衰，急斩之，不则死矣。"不但描述了病名、症状，还有治法。

本病多发于青壮年，男性多发，北方较多见。煤矿工人，建筑、勘探、军旅等野外作业的人员易发。寒湿侵袭使气血凝滞，脉络瘀阻闭塞是主要因素。外因通过内因而起作用。素体阳虚，肝肾不足，循环缓慢，再受寒湿之邪，袭络入脉，寒则凝涩，四末不温，气血运行不畅，渐使末梢血脉瘀阻不通，不通则痛。瘀塞甚者，末梢因失养而坏死，皮肤冷黑，脉搏沉伏不起，腘动脉、足背动脉、胫后动脉触摸不到。严重者蚀骨伤筋，坏死部分逐节脱落。

静脉栓塞形成瘀阻者，注意热毒。寒湿瘀阻者多在小动脉，青冷紫绀或苍白，疼痛较甚。静脉瘀阻者，触之有热感，瘀久者皮肤外冷而内热，疼痛较轻。但病久往往可以转化，因寒湿者亦可使阳气内郁而生热，因热毒者亦可因过服寒凉而寒凝。因此，辨治之时容易混淆不清，难以明辨。

动静脉血管痉挛，使末梢缺血，出现冷感，皮肤颜色因缺血而苍白，或呈缺血性潮红，最后出现紫绀，甚者发黑，僵硬，皮肤失去弹性。因疼痛而跛行，安静时，尤其在夜晚发生剧烈疼痛，甚者不可忍。因缺血发生溃疡、坏死、蚀骨而脱节。

大剂重剂消瘀以通促化

脉管炎的治疗大法，当养血活血，化瘀通络，适调寒热。邢师用自制化瘀通脉汤治脉管炎病人数十例，疗效卓著，兹介绍如下，以供参考。

化瘀通脉汤方：

归尾　赤芍　丹参　苏木　红花　鸡血藤　血竭　土元乳香　没药　牛膝

寒凝者加川乌、桂枝。

热阻者加元参、银花。

结节形成或皮肤僵硬者加三棱、莪术。

溃疡不愈者加黄芪、太子参。

【病案选录】

案一：寒湿瘀阻，脉络不通

张某，男，35 岁，煤矿工人。

1972 年 6 月 20 日初诊：1 年前，左下肢足趾冷痛，先是惨白青冷，渐至瘀暗青紫，近日足踝至小腿都冷，夏日穿厚袜棉鞋仍不觉温。食欲减退，趺阳脉沉伏不显。西医诊为血栓闭塞性脉管炎。拟温经活血止痛之剂。

方药：

归尾 24 克　赤芍 12 克　苏木 9 克　红花 6 克　血竭 6 克　桂枝 9 克　川乌 6 克　鸡血藤 24 克　牛膝 15 克　乳香 12 克　没药 12 克　苏梗 12 克　陈皮 12 克　炒槟榔 9 克　炙甘草 6 克　丝瓜络 12 克

6 月 30 日二诊：冷、痛均减轻，食欲见好。上方去川乌，加生芪 24 克。

7 月 12 日三诊：疼痛消失，下肢已温，趺阳脉微现可触及，青紫之趾已有润浅之表现。上方继服。

间断服用上方，半年后痊愈，未再复发。

案二：湿热瘀阻，脉络不通

安某，男，43 岁，干部。

1975 年 8 月 10 日初诊：两下肢疼痛、憋胀、酸困，时时出现大如核桃的红色结节或条索状小结节，触时感觉有弹性，下肢自觉有热流感，行走不便，趺阳脉不起。西医诊为结节性血管炎。拟活血通络、清热散结之剂。

方药：

归尾 24 克　赤芍 12 克　红花 9 克　鸡血藤 24 克　生地 24 克　丹皮 15 克　元参 4 克　银花 24 克　地丁 15 克　三棱 5 克　莪术 5 克　乳香 9 克　没药 9 克　赤小豆 18 克　车前子 12 克（布包）　青木香 15 克

8 月 21 日二诊：大结节已消退，疼痛已止。再以上方去生地、元参，加防己 12 克，枳壳 6 克。

8 月 29 日三诊：下肢已无热流感，结节全消，足背动脉搏动复常，行走已呈正常步态，诸症悉除。上方去三棱、莪术、乳香、没药继服以善后。

案三：血络瘀阻，小腿溃疡

张某，男，40岁，电工。

1988年4月20日初诊：1年前，摔伤致左股骨骨折，卧床治疗半年而骨折愈合，下肢出现水肿，皮肤潮红，后水肿轻减，而双下肢伸侧皮肤青紫发黑，渐变僵硬，皮肤灼热，后在双小腿下1/3处破溃糜烂，味腥，走路跛行。诊时，肤无弹性，青黑贴于骨，午后胫上出现可凹性水肿。脉弦稍数。西医诊为双下肢血栓浅静脉炎合并小腿溃疡。拟活血化瘀、通络消炎之剂。

方药：

归尾20克　赤芍15克　丹参15克　红花6克　鸡血藤24克　苏木9克　土元6克　血竭6克　乳香9克　没药9克　牛膝15克　枳壳6克　青木香12克　陈皮9克

外用如意金黄散加三棱、莪术、水蛭、土元研末，红霉素软膏调敷，2日一换。

4月28日二诊：瘀暗之颜色变浅，范围缩小，疼痛消除，跛行之态已无。宗上方加三棱6克、莪术6克以软坚。

5月13日三诊：患肢青紫转赤红色，皮肤稍有弹性，腿仍酸困，下肢仍有憋胀感。上方去陈皮、枳壳，加刘寄奴15克，生薏米24克。

经治3个月，溃疡收口，皮肤柔软可以捏起，只留色素沉着，面积明显缩小。仍以前方去三棱、莪术、乳香、没药继服。半载而愈。

【按语】

治疗脉管炎，当活血通络，辅以消瘀之药，使气血通畅，则瘀阻可消，瘀阻消则气血自通，脉络通畅，气血流通，自无疼痛之症，纵然轻度坏死，阳气通和，气血流畅，还可以恢复再生功能，不至气血壅阻而逐渐坏死。若至不可逆之状，则为手术之征。

案一为井下工人，生活工作在寒湿之地，寒湿瘀阻络脉而成脉管炎，用温通之重剂川乌、桂枝以温通，使阳和敷布，寒湿自消。案二、案三静脉血栓形成，瘀热结毒，瘀阻脉络，形成结节，肌肤板硬失养，热腐化脓溃疡，用清化之药于大剂通络化瘀药中，使热清毒化，自然也不瘀阻。

大寒大热之药用当审慎，万勿因误用而更增瘀阻。如病情需要，亦当与大剂活血通络之药并用，不可在瘀阻不通之情况下肆用大寒大热之剂。用之失当则有增瘀阻促坏死之危。

尝见因用大剂川乌、桂枝、甘草服药数十剂，致患者血压增高而造成足趾热腐化脓惨象者。在寒热尚未辨清之时，用养血活血、通络消瘀之药有助于病情好转，误用大寒大热之剂可致病情恶化。消瘀之药以苏木、土元、血竭、红花合用，干血死血，固着散在，随处皆化，使瘀无留蓄，瘀化脉通，可免后遗之患。

辨治之时，更应详细审辨，在脉络瘀阻、气血不通之情况下，皮肤因失去营养而皮色紫暗，热亦紫暗，寒亦紫暗，病于动脉末梢冰冷注意寒证，病于静脉注意内热。自觉冰冷彻骨者为寒证，外皮寒而内不觉冷者为热证。服热药热之不热，病情增剧者，亦当注意热证。末梢病变如系寒证误用一些消瘀或消炎凉药则病变缓慢，热证用热药变化则急剧，热则易腐，易破溃化脓。活血化瘀通络，无论寒热皆可运用，温通清化之药容易掌握。只用通化，虽不辨寒热亦能愈疾。临证不可不知。

脉管炎之病因不明，与自身免疫、血液异常、过敏、激素分泌异常等有关，不易查找。吸烟使末梢神经麻痹，血管痉挛，是造成脉管炎的一个成因，因此脉管炎病人必须戒烟。虽然在脉管炎形成后再戒烟为时已晚，但若能戒烟，不使症状加重与恶化，亦犹如"亡羊补牢，未为晚矣"！末梢动脉血管痉挛出现青紫、惨白等缺血现象时即应注意通脉之法。由痛风、糖尿病引起的，除治疗原发病外，同时要化瘀通络，防止病情的发展与恶化。临床见糖尿病坏疽患者，1月前脚趾冷痛瘀血，渐至青紫，2月后肢背亦即青紫，3月后青紫至脚踝，发展之迅速，真令人不可想象。未发前若能防患于未然，禁烟，清洁保温，运动锻炼，适时养血活血、化瘀通络，则不致因病情进展而作交感神经切除术或截肢（趾）手术。

带　下

带证须从寒凝热瘀辨

带下是妇女常见病症，其致病根源，多是由于经期不善慎养所致。妇女月经来潮是生理上的一个常变，如不慎养，每易影响冲任不和，月经不能通畅，经后血海空虚，机体抗力减弱，所以在月经前后须注意寒热与劳累。寒热失调可以影响经血不和，劳累过度可致虚损，久之，寒凝热瘀，冲任不和，再加劳损，致脾肾亏虚。脾虚，带脉无力，湿气下注，肾虚失于固摄，即成致带之源。故久坐湿地，经期不慎寒热与劳累即易患带下。在冲任不和、脾肾亏虚之后，再兼脏气失调即成各种带症。古医籍中分为五带（即青赤黄白黑），其最常见的是白带与黄带。五带分属五脏：青带属肝，赤带属心，黄带属脾，白带属肺，黑带属肾。根据临床经验，带下病多是寒湿与湿热两类。脾虚寒湿下注多患白带，带下多清稀或浑浊，久则腰困腹胀，很少腥臭味重而质粘。肝经湿热下注影响了冲任血分者可成青带，此症不多见。如血分瘀热，肾水不足，可成黑带，其症多见小腹疼痛，小便灼热，或阴中肿痛，口渴喜饮，手足心烧，如下焦阴寒，经血不化；血瘀而成黑带者，其症多是少腹冷痛，手足不温。如因肝气不舒，血分瘀热，热瘀胞宫，冲任失藏，血与湿浊俱下即成赤带，其症多兼口渴心烦，手心发烧，月经不调。如带下特别臭而少腹憋痛下重者，即当注意恶性肿瘤。

治带从五色分而辨之

《济阴纲目·赤白带下门》曰："妇人带下，其名有五，因经行产后，风邪入胞门，传入脏腑而致之。若伤足厥阴肝经，色如青泥；伤手少阴心经，色如红津；伤手太阴肺经，形如白涕；伤足太阴脾经，黄如烂瓜；伤足少阴肾经，黑如衃血。

带下所以有五色之分，是各因其脏气之不和而带下之色各异，但以脾虚湿气下注为病本。因此，治疗带症当以舒肝理脾利湿为主，再根据五带之分而分别治之。治白带当健脾燥湿，治黄带当清利湿热，治赤带当清热凉血，治青带当舒肝理脾，治黑带当滋水泻火。再随其各自症状，审其寒热，寒者温之，热者清之，脾肾虚者，调补脾肾，使寒热调和，寒凝热瘀之证消除，脾肾不虚，湿邪不再下注，则带症可愈。

治带经验方二则：

1. 寒湿白带，宜温脾燥湿止带，方用：

陈皮 12 克　炒白术 15 克　云苓 15 克　猪苓 12 克　泽泻 10 克　车前子 10 克（布包）　干姜 6 克　赤石脂 15 克　芡实 18 克　党参 12 克　炙草 6 克

湿甚者加苍术 12 克，黑芥穗 6 克，白芷 9 克。

兼有肝气不舒者加柴胡 6 克，当归 12 克，炒白芍 10 克。

腰困者加炒杜仲 18 克，川断 10 克，狗脊 12 克。

气虚者加炙黄芪 24 克，棕炭 15 克。

2. 湿热黄带或带下腥臭，宜利湿清热止带，方用：

猪苓 12 克　云苓 15 克　泽泻 10 克　茵陈 18 克　车前子 10 克（布包）　椿根皮 12 克　土茯苓 30 克　银花 15 克　炒黄柏 10 克　草薢 12 克　苍术 10 克　甘草 6 克

热甚者加川连 6 克。

腹胀者加川朴 10 克，炒槟榔 10 克，广木香 6 克。

气虚者加党参 12 克，白果仁 10 克。

【病案选录】

案一：脾虚痰湿下注（白带）

王某，女，30 岁，工人。

1976 年 2 月 4 日初诊：带下如清涕，连绵不断，腰背酸困，疲乏无力，下肢沉重，面色黄白，两踝部、眼睑浮肿，舌淡苔白，舌边有齿痕，脉虚缓。辨证为脾虚带脉不约，痰湿下注。拟健脾渗湿、除痰止带之剂。

方药：

生白术 15 克　生山药 18 克　茯苓 15 克　苍术 15 克　半夏 6 克　陈皮 12 克　党参 15 克　海螵蛸 15 克　干姜 6 克　炙甘草 6 克

2月8日二诊：带下减少，下肢沉重感亦见好转，浮肿减轻。前方加生薏米24克以增强健脾利湿之力。

服10剂后，带下明显减少，浮肿消退，精神好转而病愈。

案二：下焦湿热（黄带）

张某，女，46岁，工人。

1977年6月3日初诊：带下黄色1年余，时觉阴部灼热痒痛，带下黄浊如脓，臭秽难闻，少腹胀，舌赤苔黄腻，脉滑数。辨证为肝郁脾虚，湿热下注，湿阻热瘀。拟清热解毒利湿之剂。

方药：

银花18克　土茯苓30克　苦参15克　黄柏9克　苍术12克　猪苓12克　泽泻9克　木通9克　车前子12克（布包煎）归尾18克　赤芍12克　甘草6克

6月7日二诊：阴痒灼痛明显好转，黄带减少，臭秽之味减轻，大便仍偏干不爽。上方中加炒槟榔12克，川军9克，以消导通畅利便，以除湿热。

连服6剂，诸症皆愈。

案三：湿毒瘀阻（五色带）

任某，女，45岁，工人。

1974年6月12日初诊：3年来带下污秽，腥臭难闻，间见赤黑，腰腿困痛，体弱消瘦，面色晦暗，唇白而干，舌质紫暗，苔黄而腻，脉沉细。辨证为湿毒瘀阻，久而成毒。拟解毒除湿、化瘀止带之剂。

方药：

银花24克　土茯苓24克　半枝莲30克　山慈菇9克海螵蛸18克　赤芍15克　生山药18克　生白术18克

6月18日二诊：带下稍减。上方加归尾 15 克，丹参 15 克，以养血活血。

6月25日三诊：病情明显好转，面色转红润，腰困稍减，有时大便干。上方加冬瓜子 30 克，生薏米 24 克，以消炎利便。

【按语】

案一为脾虚痰湿下注之白带症。脾虚带脉不约，湿浊下注，故带下如清涕，连绵不断；脾虚湿困故四肢沉重；冲带任督脉虚，故腰背酸困乏力；水湿不化则四肢、眼睑浮肿。故治疗以健脾渗湿、除湿止带为主。方中白术、山药、茯苓、苍术、党参健脾渗湿以止带，陈皮、半夏理气除痰，海螵蛸和血止带，佐干姜温脾阳以化水湿，使湿除带止，疾病自愈。

案二系肝郁脾虚、湿热下注之黄带。湿阻热瘀，秽浊下流，故阴痒灼痛，带下黄浊如脓，臭秽难闻；湿热上蒸，故舌赤苔黄腻。故拟清热解毒利湿之剂以治黄带。方中重用银花、土茯苓清湿热，苍术燥湿化浊除秽，苦参、黄柏去湿热，猪苓、泽泻、木通、车前子利水渗湿，再配合归尾、赤芍养血以散热瘀，使热清瘀散，诸症悉除。

案三为湿毒瘀阻之五色带。因湿邪久羁，瘀而化毒，损伤冲任，故带下污秽腥臭，时见赤黑；冲任虚损，血脉瘀滞，内聚湿热，故治疗以解毒除湿化瘀为主。方中银花、土茯苓、半枝莲清热解毒，当归、赤芍活血祛瘀，海螵蛸、山药、白术健脾涩精止带，再加生薏米以渗湿解毒，使带症得以控制。邢老在临症中体会到，如久带气虚者，少加固涩止带之药，疗效更佳。总之，治疗带症当以舒肝理脾利湿为主，使肝脾调和，脾气健立，则湿邪自无产生之源，再加利湿之药则湿邪不留，不影响冲任之运化，自无带下之症。如有兼症，当随其病因而调治之。

崩　漏

冲任损伤为本病之关键

崩是阴道大出血，漏是阴道连绵小出血。《诸病源候论·妇人杂病诸候》说："血非时而下，淋沥不断，谓之漏下。""忽然崩下，谓之崩中。"崩与漏的临床表现虽然不同，但病因相同，多是冲任损伤，血海失藏，血不归经而下行。经谓："壅遏营气，令无所避，是谓脏。"血液运行是循血管而流行，如冲任损伤，血海失藏，血妄出于胞宫，则血从阴道而出，即成崩漏之病。邢老认为，血所以妄出，大率是以血热和肝气郁滞为多，但总以冲任损伤为病本。损伤冲任，有因肾阴亏虚，肝郁热瘀，肝不藏血，血热妄出而成崩漏者；有因脾肾阳虚，中气下陷，脾不统血，肾失封藏不能固涩而成崩漏者；有因肝气郁滞，郁久生热，热瘀伤血迫血妄出而成崩漏者；有因劳伤举重，致伤胞络，血出不止而成崩漏者；有因房事不节，或经期行房，损伤胞络致出血不止而成崩漏者；有因小腹瘀血，附件炎症，子宫肌瘤，损伤胞络，因而出血不止而成崩漏者。大出血后，均会导致气血俱虚。

固气止血以治崩　清源塞流以治漏

崩与漏治法不尽相同，崩是大出血症，如山崩地裂之势，每有暴脱之危，如不急止其血，即气随血脱而成脱绝危症。因此，治疗崩证以固气止血为首要，在固气止血之时，兼察其病因而清其源，如因血热者，即加清热止血之药，因脾肾虚而失统摄者，即加补肾健脾之药，如因肝气郁滞者，即少加舒肝之药，其有夹瘀者，又当少加消瘀之药。治标与治本兼顾，即可收速愈之效。

治疗漏证，与治崩稍异。漏为淋沥出血，不至成脱绝，所以，治漏当清源而塞流。致漏之因，虽亦以损伤冲任为病本，但以血瘀、血热而病漏者为常见。有因肝郁血热，血热不净而淋沥不止者；有因胞宫有瘀，血室不清而淋沥不断者。所以，小产瘀血，胞宫肿瘤，都可引起漏下出血。治疗漏证，当调补冲任以培本，消瘀清热以清源。病源清除，冲任调和，则血安其经而不妄出。

【病案选录】

案一：肾虚肝郁，血热致崩

曹某，女，37岁，护士。

1974年9月1日初诊：3年来，月经先后无定期，有时出血数十日，量多而不止，以致身体虚弱，心烦易怒，头晕心慌，精神疲困，面色苍白，食纳减少，舌苔薄白，脉弦而弱。妇科检查：子宫增大，约7厘米×5厘米，无压痛，子宫内膜诊刮，病检为子宫内膜增殖症。中医辨证为肾虚肝郁，血热致崩。治宜滋肾清肝，养心止血。

方药：

当归 10 克　炒白芍 10 克　茯神 12 克　炒枣仁 18 克　龙骨 15 克　棕炭 18 克　阿胶 12 克（烊化兑服）鱼鳔珠 12 克　杜仲 20 克　狗脊 12 克　莲蓬炭 10 克　焦地榆 10 克　莲子心 9 克　菊花 10 克　陈皮 10 克　炙甘草 6 克

9 月 17 日二诊：出血明显减少。再以上方随症加减服 3 剂。

9 月 22 日三诊：出血已止，心亦不烦，食纳增进。恐血止而留瘀，子宫内膜增殖更甚，又拟养血活血、化瘀止血之剂。

方药：

当归 12 克　赤芍 10 克　丹参 10 克　灵脂 10 克　黑蒲黄 12 克　狗脊 12 克　杜仲 15 克　夜交藤 18 克　陈皮 9 克　炙甘草 6 克　丹皮 12 克　藕节 12 克

调理数月，月经周期规律，经期出血不多，面显红润，诸症皆愈。

案二：肝肾虚，血热漏下

任某，女，45 岁，工人。

1976 年 3 月 12 日初诊：经来量多，淋沥不止，每是半月不净，腰困头晕，面色㿠白，身体虚胖，疲劳无力。妇科检查：子宫肥大，8 厘米 ×5 厘米，疑有子宫肌瘤。脉象沉细。中医辨证为肝肾虚，血热漏下。治宜补肝肾，凉血止血。

方药：

熟地 15 克　当归 12 克　炒白芍 10 克　茯苓 10 克　炒白术 12 克　川断 12 克　杜仲 15 克　鱼鳔珠 12 克　生地炭 12 克　棕炭 18 克　柴胡炭 5 克　莲蓬炭 15 克　菊花 10 克　炙甘草 6 克　阿胶 12 克（烊化兑服）

嘱每月经来前服药 3~5 剂。

调理 3 个月，血量显著减少，每月来潮 5 日即净，身体亦渐壮。

因疑有子宫肌瘤，且宫体肥大，又拟活血化瘀之剂，以控制肌瘤发展，缩肥大之子宫体。

方药：

当归 10 克　赤芍 10 克　丹参 12 克　灵脂 12 克　生蒲黄 10 克　香附 10 克　刘寄奴 12 克　狗脊 12 克　炒杜仲 15 克　棕炭 12 克　莲蓬炭 12 克　甘草 6 克

告诫患者，出血多时，经来以前服第一方，平时服第二方。间断服药，调治 3 年，子宫缩小近至正常范围，以后进入绝经期，经闭，再未出血。

【按语】

治崩漏，辨证要精细，用药应中肯。

以上病例，有已成崩漏者，有经来过多者。经来过多每是崩漏之先兆，其治疗方法可以互参。清除病因，调补冲任，都属同一治法，只是病情轻重不同，治法稍有区别。案一系肝气不舒，冲任不和，故月经先后无定期，肾虚不摄，肝郁血热，故经量多而不止。拟滋肾清肝、养血止血之剂。恐血止而留瘀，又拟养血活血、化瘀止血之剂，使血止瘀清。案二因冲任虚损，痰火内生，痰湿久阻，胞脉不通，致胞体增大，热瘀血阻，胞脉不清，血因热迫而经来量多，经因瘀阻不畅故淋沥不止而成漏。故拟补肝肾、凉血止血剂治疗。在用药上，邢老认为，在大出血之时，参芪有固气止血作用，在连绵出血之时，阿胶、鱼鳔有凝血止血作用，有瘀滞，冲任不和出血时，三七参、灵脂、黑蒲黄有消瘀止痛之作用，临证时可以根据病情选用。再者，虚与热在辨治上极关重要，因虚而不能统血者，当补气止血，在补气止血方中可酌加固涩温经止血之药；如因热而迫血妄出者，当清热止血，在固气止血方中加清热凉血止血之药，如单用补气固涩之药，反可增热而出血不止。如因瘀血或肿瘤而致出血者，又当加消瘀治瘤之药。邢老经验：临证中辨证要精细，用药要中肯，根据崩漏的病因病理症状，何当澄源，何当塞流，治不乱规，有时清补兼施，有时温通互用，在出血时用止，血止后用调，调与补相结合，务使生理复常，收到血止经调之效。

习惯性流产

冲任亏虚　带脉无力以致流产

　　流产的原因很多，冲任亏虚，带脉无力，每是致流产之根源，亦有因跌仆损伤，血海太热而致流产者。因此，妇人在妊娠之期，要避免强力举重和奔跑跌仆，节制房事，如有血热症状，手足发烧，口渴多饮，即当早作治疗，以防流产。习惯性流产往往是因第一二胎不慎致成流产，以后怀孕每至上次流产之期，连续发生流产，因而成为习惯性流产。因此，妇女初孕必须加以注意，以防流产。如果连续流产，即当于下次怀孕早期防治，在上次流产之前服药保胎，在生活劳动方面勿过度劳累，避免强力举重和奔跑跌仆，节制房事。补胎须从上次流产期前连续服至流产期过后，即可以不再流产。

补肾安胎汤治流产

补肾安胎汤方：

当归 12 克　炒白芍 9 克　茯苓 12 克　炒白术 12 克
川断 9 克　炒杜仲 18 克　党参 12 克　炙黄芪 18 克　鱼鳔
珠 12 克　阿胶 12 克（烊化兑服）狗脊 12 克　炙甘草 6 克

有热口舌干燥喜饮加生地 18 克，麦冬 12 克，黄芩 9 克，
元参 15 克。

气虚身弱加人参 6 克。

胎动见血加棕皮炭 24 克。

下寒腹胀加艾叶炭 6 克。

跌仆伤胎腹痛可酌加乳香、没药各 6 克。

【病案选录】

陈某，女，24 岁，工人。

1972 年 6 月 24 日初诊：连续流产 2 次，皆在妊娠 3 个
月时，现又停经 50 天，时感腰困，余无不适，脉象滑数。
辨证为损伤任督，胎元难固。治当补益任督，又固胎元。拟
养血补肾安胎之剂。

方药：

当归 9 克　炒白芍 9 克　茯苓 12 克　白术 12 克　续断
12 克　炒杜仲 24 克　狗脊 12 克　桑寄生 24 克　炙黄芪 15
克　阿胶 10 克（烊化兑服）鱼鳔珠 10 克　陈皮 9 克　炙
甘草 6 克

嘱其先每周服 2 剂，近上次流产期时，可每周服 4 剂，
流产期过后，改为每周服 1 剂，服至妊娠四个半月时停药。

孕妇遵嘱服药，腰渐不困，安然无恙，足月而产，婴儿亦颇健壮。

【按语】

治疗习惯性流产，当先期保胎，必须在上次流产期前即服药保胎，服至上次流产期过后 1 个月，或更长一些时间，大致即可安然无恙。以上方剂，服用皆效，凡有流产史者，皆可服用，诚为保胎之良方。纵无流产史，孕妇有腰困、小腹下坠、胎动不安现象也可服用。

根据临床经验，治习惯性流产，重在补血以养胎，补气以安胎，补肾以固胎，健脾和胃以滋母子之营养，使气固血旺，胎儿得养，则胎元自固，再能防患于未然，自无流产之虑。

更年期综合征

天癸将竭　冲任失调　诸疾丛生

绝经期证候群，是妇女生理失调的一种表现。妇女在40 岁后，阴气渐衰，阳气偏盛，阴阳不能平秘，每多肝阳偏亢，因此肝气症状较多，加之天癸将竭，地道不通，冲任之脉失调，则发现种种肝气不和症状。如性情急躁，头晕耳鸣，心悸怔忡，面部发热，月经不调，以至早闭愆期，腰背困痛，手足心烧等。邢老认为，此种生理失调现象，虽属病理反应，但与一般病理不同，是属于更年期的生理改变。《素问·上古天真论》谓："女子二七而天癸至，任脉通，太冲脉盛，月事以时下，故有子……七七任脉衰少，天癸竭，地道不通，故形坏而无子也。"从病理与治疗上讲，冲任与天癸之关系是绝经期证候群之病本。天癸属天一所生之癸水，任脉属肾，主胞胎，冲脉属肝，为血海，冲任血虚则血海不足而经少，癸水不足则任脉虚而肝气逆上。女子在四十之后阴精渐衰，不足以奉阳而生化，所以出现衰老现象，在冲任失调、肝气不和之情况下，生理失调之病象产生，称为绝经期证候群。但其病理属于自身生机失调，非因外因所致，且与生理发育有关，亦不同于情志内损之病。

顺其生理　调其失调

《素问·阴阳应象大论》谓："年四十而阴气自半也，起居衰矣。年五十体重，耳目不聪明矣。年六十阴痿气大衰，九窍不利，下虚上实，涕泣俱出矣。"邢老认为这是人生衰老的规律，虽善养生者欲老而全形身，但人生的生长壮老死定律不易逆转。因此，治疗绝经期证候群，只能顺其生理，调其失调之部分，不能与一般因邪致病之治法相同，病症虽有相似之处，但病理不尽相同，应当求其病理与病因调其更年变化之规律。

根据阴精所奉人寿的原则，滋肾阴以补任脉，和肝血以调冲脉，使冲任调和，肝气条达，自无肝气不舒、肝阳上逆之证。邢老在治疗方法上常以六味地黄丸、逍遥散为主，再根据病情随症加减，可收良好效果。

【病案选录】

案一：肾阴不足，水不涵木

郭某，女，44岁，工人。

1976年10月15日初诊：近1年来，月经每两三月不潮，性情急躁，多郁善怒，时感头晕耳鸣，心悸怔忡，面部阵阵烤热，颜红耳赤，继之汗出，汗后身冷，腹胀不适，食欲不振，两目干涩，视物不清，腰腿无力，舌绛苔白，脉沉细略弦。西医诊为绝经期证候群，植物神经功能紊乱。中医辨证为肾气虚损，癸水不足，水不涵木，肝阳浮越。拟滋水涵木、养血和肝之剂。

方药：

生地15克　熟地15克　当归12克　白芍12克　茯神15克　枸杞15克　女贞子15克　旱莲草12克　淫羊藿12克　牛膝12克　杜仲24克　菊花12克　草决明12克　白蒺藜12克　厚朴10克　炙甘草6克

10月21日二诊：头晕减轻，腹已不胀，睡眠好转，面部烘热感亦有好转。前方去熟地继服。

10月27日三诊：诸症皆愈，心亦不慌。上方加合欢花12克、夜交藤15克舒肝解郁，交通阴阳以安神。并嘱其戒怒。每隔数日服一二剂。

调理2个月，痊愈。

案二：冲任阻滞，血瘀生热

张某，女，50岁，家庭主妇。

1978年3月14日初诊：以往月经一直正常，经量稍多，去年突然经闭不行，闭经后，小腹憋胀，下坠如磙状，肩背乏困，手足心发烧，小便短赤，舌赤，脉细数。辨证为冲任不和，胞脉瘀阻，血瘀生热。拟活血化瘀、清热利水之剂。

方药：

归尾 15 克　赤芍 12 克　猪苓 12 克　泽泻 9 克　瞿麦 12 克　萆薢 12 克　丹皮 12 克　桃仁 9 克　灵脂 12 克　生蒲黄 9 克　大腹皮 12 克　川楝子 12 克　甘草 6 克

连服 6 剂。

3 月 22 日二诊：小腹已不憋胀，小便清利，手足心已不烧。前方去猪苓、瞿麦，加丹参 12 克、红花 6 克以活血逐瘀。

调理 2 月，经又来潮，嘱勿惊慌，恐以前有瘀滞之故。前方去红花，继服数剂，诸症皆除。

【按语】

在闭经前后，往往有一系列证候表现，有的经期失调，愆期，或突然闭绝，严重者腰酸腿困，面热耳赤，头晕心烦，心悸气短，胸憋，情绪急躁，多怒，胸闷胁胀，食纳减少，消化不良，有的出现高血压等症，即所谓绝经期证候群。此因癸水将竭，冲任之脉不和所致。癸水生于肾，任脉主胞胎，冲脉为血海，肾水不足不能涵木，冲任不和，逆而上行，肝阳浮越则上热，肾阴不足则下虚。上热则头晕，血压高，下虚则腰困腿酸，肝气不舒则胸憋、多怒、胁胀，心虚则心悸气短，心阴虚则心烦，肝脾不和则食纳减少，消化不良。此种生理失调，虽与少妇闭经不同，但亦属于病理反应，轻者过期而愈，重者亦当调治。案一所表现之诸症皆因肾阴虚，癸水不足，肝阳失藏所致，故在治疗上以顺其生理常规为原则，随其症状调其失调之部分，拟滋水涵木、养血和肝之剂。方中以熟地、枸杞、女贞子、旱莲草等补肾益精，再佐以当归、生地、白芍养血平肝，用菊花、草决明、白蒺藜清肝明目治头晕，再以茯神、厚朴等安心神，除胀满，使肝舒郁解，阴阳交通，诸症悉除。案二由于冲任不和，胞脉瘀阻，血瘀生热而致病，故拟活血化瘀、清热利水之剂，和气血调冲任，使瘀滞清除，疾病痊愈。

古人认为，妇女更年期的病理变化，与肾的生理变化关系很大，所以，调补肾的生理功能，平衡阴阳生化之机以及肾与其他脏腑的生理平衡关系，顺其人生随年龄而发育更变的规律，则可以减少疾病之发生。

子 宫 癌

湿热结毒为本病之根源

子宫癌有些症状属于带下范畴。带下病中有所谓五色带，带下恶臭，腰腹憋痛等，有的属于癌症。子宫癌的病因，大体上可分为两种：一种是湿热结毒，一种是寒湿结毒。根据邢老多年临床经验认为，湿热结毒者居多，寒湿结毒者较少。寒湿或湿热之毒久留下焦，渐渐侵蚀组织而扩大其组织病灶，甚至影响全身生理功能而成恶化症状，所以子宫癌对生命之危害较带下症为严重，治疗失当每有死亡之危。

治疗方法，首当清除其病因，逐步调整生理功能，改变病理现象，在扶正祛邪之基础上各随其症状而治疗。湿热结毒者，以清热利湿解毒为主；寒湿结毒者，以除湿祛寒化毒为主。驱邪勿伤正气，补正防其助邪，使邪毒消除而正气渐复，正气能起抗邪之作用，则邪毒不可滞留而作祟，庶可以收痊愈不复之效。

辨证须分邪正虚实

邢老认为，辨治之时，首先注意病因，风寒热湿淫邪都可以留结下焦而不去。冲任虚损每是致邪之根源，带下月经病是冲任虚损之病症。凡有带下月经不调之病，皆当注意冲任之亏虚。冲任虚损，外邪则可以乘虚而入，留结下焦，久之邪各成毒侵蚀组织，每成致癌之因。因此，审治子宫癌，必须注意邪正虚实之关系，凡是实证必是邪实，凡是虚证必是正虚，这是病例之常规，万勿因实证而妄攻不虑其虚，亦勿因虚证而徒补不察其邪。邪正虚实之关系分辨不清而妄施攻补，则是致夭之由，不但不能愈病，而反促其命期。其他风寒湿热之邪，亦当随症审辨，始能防微杜渐，不使病情恶化。特别是寒热之误，为祸更速，更当详审。因而，辨脉察色验舌，必须掌握诊断法则，处方用药亦须根据辨证施治大法，方能收到预期之效。

【病案选录】

案一：胞宫湿热结毒

韩某，女，45岁，家庭主妇。

1971年7月15日初诊：4个月前发现小腹下坠、憋胀、疼痛，有里急后重样感觉，去厕而无便，大便干，小便黄赤，精神萎靡，食欲不佳，舌红苔薄黄，脉沉伏而数。西医诊为子宫颈癌Ⅲ期，菜花样型。中医辨证为胞脉瘀阻，久瘀成毒。拟活血解毒、清利湿热之剂。

方药：

归尾 25 克　赤芍 12 克　苍术 12 克　土茯苓 60 克　乳香 10 克　没药 10 克　银花 15 克　青木香 10 克　炒槟榔 10 克　生薏仁 30 克　冬瓜子 30 克　全蝎 5 克　蜈蚣 2 条　车前子 10 克（布包煎）甘草 6 克

7 月 19 日二诊：连服 4 剂，病情见好，已不下坠，腹痛消除。以上方加减再服 4 剂。

7 月 24 日三诊：小腹已不憋胀，精神食欲渐好，惟小腹内有灼热感，时有赤白黏液流出。又拟清热解毒消瘀之剂。

方药：

归尾 12 克　赤芍 10 克　连翘 20 克　银花 15 克　土茯苓 30 克　冬瓜子 30 克　车前子 1 克（布包煎）滑石 12 克　槐花 12 克　生卷柏 10 克　贯众炭 10 克　川朴 10 克　青木香 10 克　甘草 6 克

8 月 1 日四诊：小腹灼热减轻，精神食欲见好。

8 月 5 日五诊：患者突下瘀血，色黑，量不甚多。邢老认为此是瘀积将去之征，又拟清热消瘀之剂。

方药：

当归 15 克　炒白芍 10 克　银花 15 克　槐花炭 12 克　贯众炭 12 克　卷柏炭 10 克　莲蓬炭 12 克　土茯苓 30 克　冬瓜子 24 克　生薏米 24 克　生山楂 10 克　甘草 6 克

8 月 9 日六诊：瘀血流出减少，病情无大变化。仍以上方加减继服。

8 月 14 日七诊：下部出血已止，小腹感轻微疼痛。又拟解毒止痛之剂。

方药：

当归 12 克　炒白芍 12 克　银花 20 克　土茯苓 30 克

冬瓜子 25 克 生薏仁 25 克 乳香 10 克 没药 10 克 苍术 12 克 青木香 12 克 炒槟榔 10 克 陈皮 10 克 甘草 6 克

服后小腹疼痛消除，病情大见好转，以后继以前方随症加减，服至 9 月 12 日再诊时，患者二便正常，面色有光泽，精神愉快，已无痛苦表情。患者为彻底根治，要求继续服药，服至 1971 年 11 月底停药。后随访 8 年病未复发，身体健康。

案二：湿热留结胞宫，日久瘀毒

李某，女，66 岁，家庭主妇。

患者平素嗜酒及辛辣，致宫颈糜烂，向后穹隆浸润，宫颈有条索状硬结 2 块，触之出血，阴道有腥臭浑浊血水样分泌物渗出，小腹憋胀，大便干，面容焦枯，食欲欠佳，精神萎靡。因拒绝烤电，于 1974 年 1 月 29 日就诊于邢老。辨证为湿热留结胞宫，日久瘀毒，阻塞脉络。拟解毒清利湿热之剂。

方药：

归尾 25 克 赤芍 12 克 银花 30 克 连翘 15 克 生薏仁 30 克 土茯苓 60 克 贯众炭 15 克 卷柏炭 12 克 枳壳 5 克 炒槟榔 10 克 青木香 12 克 甘草 6 克

2 月 9 日二诊：腹憋减轻，下部已无分泌物流出，惟恶心不想食。再以前方去卷柏炭、连翘，加陈皮 10 克、焦山楂 12 克以和中健胃消食，加槐花 12 克、草河车 20 克以清湿热解毒。

2 月 16 日三诊：病情已大见好转。又于前方中加全蝎 6 克、大蜈蚣 2 条以消癌肿。共服药 30 余剂，症状全消，精神食欲正常，再未来诊。

【按语】

子宫癌，多因湿热留结下焦，日久成毒所致。因此，前期症状多与带症相似，往往误认为带症，忽视而不治，及至延绵日久，结毒已深，即治之较难。根据邢老多年之临床经验，利湿解毒是治疗之大法，在利湿解毒方中加全蝎、蜈蚣多有良好效果。方中"土茯苓"为中药驱"梅毒"之良药，有利湿解毒之功，辅以连翘、银花、槐花、生薏米等，以清湿热解毒，加归芍以活血，乳香、没药、木香以止痛，冬瓜子、槟榔以利便，全蝎、蜈蚣解毒消癌。从疗效上看，用上述方药已收良好效果。

再须注意者，即是寒湿结毒。寒湿结毒多呈阴性症状，从分泌物上分析，寒湿结毒者一般分泌物清稀，不甚腥秽，小腹多寒冷。治疗寒湿结毒，可于前方加附子、藁本之类以温阳化毒，附子、银花并用，为温阳化毒之良药。

在治疗时，要掌握重病用重药，重不偾事，轻病用轻药，轻不误病。防止攻邪伤正，留邪殒命之患。轻病久延，亦可导致"外邪不去久成痨"。

用药时，要重巧而不要重量大，巧要与病情恰当，所谓药病相投。所以用毒性药物用量须轻，但要恰中病情。加全蝎、蜈蚣以毒攻毒而有消癌之力，卷柏、贯众炭等，既能解毒止血，又能消瘀涤秽，一药数兼，理法不乱。

案一是在烤镭（钴）的同时服用中药治疗的。常见烤镭者，烤数次后子宫即萎缩干瘪，也涉及直肠使之萎缩变细，大便秘结。而案一即无此虞，大便通润，用清热之药，虽有烤镭之大热，而未波及直肠。所以在烤镭同时，若用清热解毒润肠之中药，则可免直肠变形萎缩之患。

诊余漫话

中医理论溯源

中医是中国传统的医学，它有悠久的历史，相传自炎帝（神农）时起就有从事研究药物的事迹，传述"神农尝百草"，可见当时的研究方法是尝草木之气味以辨其性能，凡属味甘气平宜于食用者称为谷类，以为民食，其他酸苦辛咸味厚气烈者，辨其性味功能，假之以调人身之气化，称为药品，如气味粘涩沾舌，其性过烈者，必有毒性，不宜食用，称为毒品。后人遵其义著为《神农本草经》。

至春秋战国时期即深研医理，探索人体生命活动之机理，从人体的生长壮老已，以及其机能活动——探索，进而深研何以生病与治病方法，更从生理之常则和病理之变易上观察其不同之现象，辨别其内外相关机理，定为诊察法则，从此则生理、病理、诊断、治则之纲立，后人述为《黄帝内经》，这是中国医学之开端。

中医对生理的探索

中医对生理的探索是从天、地、人三才之道而推测之。古人认为有天地而后有物类，《素问·天元纪大论》谓："太虚寥廓，肇基化元，万物资始，五运终天，布气真灵，总统坤元，九星悬朗，七耀周旋，曰阴曰阳，曰柔曰刚，幽显既位，寒暑弛张，生生化化，品物咸章。"《素问·阴阳离合论》谓："天覆地载，万物方生。"太虚之大气运转不息，大地随大气而运转，形成生化之基元；天地之间方位不同，气化有异，古人分为东南西北中五位，五位之气相互交流称为五行，五行之气虽交流运化，而守位之气有异，形成了类聚群分的方隅景象，因之物类繁殖有方隅之不同。人禀天地精英之气独厚，为万物之灵，有参天地、应阴阳之特殊组织，古人谓人身小天地，为物类中之拔粹者，故人与天地并称为三才。人才包括一切物类而言，非独指人也；三才之气相荡，天气之中有地气与物类之气，地气之中亦有天气与物类之气，人气之中亦有天气与地气，人体上者应天，下者应地，中者应人，生化之机各有功能，道虽一贯用则不同。人禀天地之气而生，自成生化之小宇，但不能离开天地之气而独立。生命活动机能是参天地而应阴阳。古人根据此种认识，探索人体机能与天地之气相结合，"善言天者必质之于人，善言人者必本之于天"，以三才相应之道为探讨生理之要领。人体组织，外为躯干，内为脏腑，生化之机在于五脏。五脏生化之精气循分肉空隙之间灌注于周身，鼓荡人体机能之活动，精气循行之部位，取天地三阴三阳司天在泉左右升降之义，分为十二经，脏气行于身之内侧称为阴经，腑气行于身之外侧称为阳经，以手足分之，各称三阴三阳而定分界，手三阴经从胸走手，手三阳经从手走头，足三阳经从头走足，足三阴经从足走腹，环贯周身，如环无端，六腑之精气得以环注于周身，联贯不到之处又加奇经八脉，使精气成为循行之大纲，以鼓荡人体之动力。经络之分界，大体上是手之三阴行臂之内侧，手之三阳行臂之外侧，足之三阳，太阳经行身之背，下行于腿之后，阳明经行身之前，下行于腿之前，少阳经行身之侧。奇经八脉，督脉督于背脊，任脉任于身前，主胞胎之作用，带脉围于腰，冲为血海，司血室之功能，阳维维于阳，阴维维于阴，跷脉起矫正跷捷之作用。经络之虚实通滞与人的生命活动有极大关系。《灵枢·经脉》谓："经脉者能决死生，处百病，调虚实。"《灵枢·本脏》谓："经脉者，所以行血气而营阴阳，濡筋骨利关节者也。"三阴三阳之气化与天地之气化相应，太阳之气化合寒水之气化，阳明之气化合燥金之气化，少阳之气化合相火之气化，太阴之气化合湿土之气化，少阴之气化合热气之气化，厥阴之气化合风气之气化，标本中见亦与天地大气之三阴三阳相合。

六腑有传化功能，是受纳水谷化生津液之器官，营养人体之资料皆来源于六腑，营卫气血之生化亦资源于六腑，《灵枢·本神》谓："六腑者所以化水谷而行津液者也。"《素问·经脉别论》谓："食气入胃，浊气归心，淫精于脉，脉气流经，经气归于肺，肺朝百脉，输精于皮毛，毛脉合精，行气于腑，腑精神明，留于四脏，气归于权衡，权衡以平，气口成寸，以决死生。饮入于胃，游溢精气，上输于脾，脾气散精，上归于肺，通调水道，下输膀胱。水精四布，五经并行。合于四时五脏阴阳，揆度以为常也。"说明了饮食资生之要义，以及水气津液运化之机理。

人身血气津液以生，经络以通，则维生之要素已备，得以维持生命活动之机能。血气之精华又产生营卫之功能，营行脉中，卫行脉外，环贯于身无所不周，五十度而复大会为一周，阴阳相贯营周不休，卫气昼行于阳，夜行于阴，合昼夜之道。人的精神意志情欲亦皆生于五脏，《灵枢·本神》谓："五脏者所以藏精神血气魂魄者也。"人体生命活动虽有自身机能，但不能离开外界气化，呼吸吐纳息息与天地相通，饮食营养依赖地气所生之食物。《素问·六节藏象论》谓："天合人以五气，地合人以五味。"人体自身生化又必须保持升降出入，不升则不降，不出则不入，出入升降之机息则生命断绝，生理机能所以不能离开升降出入是因与天地之气不能隔绝的关系。《素问·五常政大论》谓："根于中者命曰神机，神去则机息，根于外者命曰气立，气止则化绝。"《素问·六微旨大论》谓："出入废则神机化灭，升降息则气立孤危。"所以，古人研究生理紧紧与天地之气相结合，不明三才气化相荡之精义，难能明澈生理之奥秘。此仅举其大略，精义妙理《黄帝内经》论之甚详，可以深研。

中医对病理的认识

病理是生理的反常，凡是生理失常的现象都属于病理，因此研究病理必先明澈生理，进而探索生理失常的原因。病因多端，人体的机构又很复杂，身体的抵抗力人各不同，研究病理难能预定固局，古人虽提出不少见地，亦仅是参考而已，不能按图索骥，兹举其要领以作南针。病因方面，《金匮要略》说："千般疢难不越三条：一者经络受邪入脏腑，为内所因也；二者四肢九窍血脉相传，壅塞不通，为外皮肤所中也；三者房室金刃虫兽所伤。以此详之，病由都尽。"后人总结为内因、外因、不内外因三因，内因以喜怒忧思悲恐惊七情为主，外因以风寒暑湿燥火六淫为主，六淫本是六元，不正则成淫邪，病的来路大略已备。从人体的组织上讲，生理失常的反应，大率有阴阳失调，五脏制化不平，六腑传化受阻，经脉循行不利，肢体各部营养不同，精神意志失常，营卫血气不和，以及虚、实、寒、热，六经传变等，都是病理范畴。在阴阳方面，有阴虚、阳虚、阴阳皆虚、阴虚阳亢、阳虚阴盛、阴阳不和、阴阳离决等；五脏方面，有制化失调，偏盛偏虚，血虚气虚，气血俱虚，气血瘀阻，情志失常，功能失调；六腑方面，有虚实寒热，上下不和，功能失常，传导阻滞，气滞食阻，消化不良，脏腑关系不调等；经脉方面，有经络阻滞，血气虚实，外邪影响，气化失调，循环障碍等；精神意志方面，有脏腑气血阴阳虚实魂魄不安之影响；营卫方面，有营卫不和，卫气循环失常，阴气出阳，阳陷入阴，营气不从，营气不周，营气不充，卫气不固，营气不守，以及外邪侵犯于营卫之症等；血气方面，有血虚气虚，气血两虚，血虚不营，血阻脉涩，血热血寒，气滞血阻，气虚不充，气虚不摄，气盛气衰等。特别是阴阳机理，贯穿于所有病变之中，成为病理之总纲，是八纲辨证之要领。《素问·阴阳应象大论》谓："阴阳者，天地之道也，万物之纲纪，变化之父母，生杀之本始，神明之府也。治病必求其本。"阴阳病变，阴盛则寒，阳盛则热，阴胜则阳病，阳胜则阴病，阴虚生内热，阳虚则外寒；阴气上入阳中则恶寒，阳气下入阴中则发热，阴虚阳亢则上热，阳虚阴盛则逆冷。邪并于阳则阳盛，邪并于阴则阴盛，阳盛则病热，阴盛则病寒，阴不胜其阳则脉流薄疾，并乃狂。阳不胜其阴则五脏气守九窍不通。热甚伤阴则阴液虚，寒甚伤阳则阳气衰。真阴不足则津液少，口舌常干燥而舌光无苔；真阳不足则精气虚，下焦常虚冷，消化不良，怕冷。阳邪过盛阴气失守可以亢阳而亡阳，阳邪过盛消灼津液，阴液耗竭可以阳盛而亡阳，阴邪过盛消灭阳气可以阴盛而灭阳，阴气内闭可以格阳于外而外热内寒，阳气内闭可以阴厥于外内热而外寒。阴盛而阳气不藏浮越于上则上热而下寒，口舌生疮，头晕眼糊而少腹畏寒，下焦虚冷，称为龙雷之火；上焦阳虚，阴邪上弥，则胸腹痞闷成为阴霾之症；阳微阴弦则胸痹而痛；阴阳不和偏盛偏虚都可以发生病变。所以阴阳病变随症皆有，在病理辨治上极为重要，也是中医特殊理论之一。病理变化随因而异，不能悉举，如能握其纲要触类旁通，庶可以得其奥义，而入神往之境。兹略举其要，以供参考。

中医诊断的奥义

中医诊断是根据有诸内必形诸外的原理，观其外以察其内，视其表以辨其里，审其近以知其远，见其微以推其著，所以能早知病情之转变而预决死生。《素问·阴阳应象大论》谓："善诊者察色按脉先别阴阳，审清浊而知部分，视喘息、听声音而知所苦，观权衡规矩而知病所主，按尺寸观浮沉滑涩而知病所生，以治无过，以诊则不失矣。"其诊断的方法，

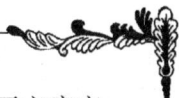

是根据三才之义立三部九候之分界，以诊全身上下之病变，大体上是上部候上，下部候下，中部候中，左部候左，右部候右，诊脉亦取是法。望色是根据五脏之色，青属肝，赤属心，黄属脾，白属肺，黑属肾，合于五行之定色，并以五行生克之义推其顺逆，相生者顺，相克者逆，再从部位上结合五脏外候之部位，更主要者是色泽神气，色晦暗者病重，色光泽者病轻，有神者昌，无神者危。闻诊是听声音的清壮和低微以判断内部精气的虚实盛衰，根据五脏精气的外发分为五音，角音属肝，徵音属心，宫音属脾，商音属肺，羽音属肾，从五音的外发审察脏气的虚实与病征，顺逆亦从五行生克推。后人增加闻气味亦有参考价值。问诊是问病人的所苦所喜，及自觉的病情，与平素的生活习惯、嗜好，有些疾病还需要联系家庭的遗传与周围环境的影响，以与望、闻、问、切结合起来达到病情无所隐遁，则可以诊察入微，无所挂漏。切诊是指切脉而言，切脉是诊血液循环之动波，血液之流动是依赖气的鼓荡，气血是相依之作用，气不足则脉微，血不足则脉细，气血之精微是营卫，营行脉中，卫行脉外，故诊脉可知营卫血气之变化。血气是维生之要素，血气之来源极为复杂，不但有自身之机能，并有天地物类之精华，自身机能是脏腑受纳水谷经运化而产生，天地物类精华是赖呼吸饮食而产生，呼吸之气与水谷之气并而充身即是人身之真气。天地精英之气赋予人体的生化机能是元气，人因所禀不同，有体质强弱和愚智之差异，运化呼吸天地物类精华之功能亦不尽同，于是人类各异其性能，此种性能都要反应于气血之中应于脉搏，所以诊脉能知整体之气化与机能。《脉经》所定脉象分平脉与辨脉，平脉是常人之脉，辨脉是辨病之脉，平人之脉虽各有差异，而机理有则；辨病之脉因

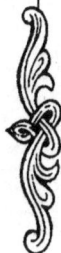

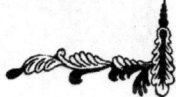

病而异，没有常规，但不能离开病理机制。生理是生命之根源，病理是生理反常之现象。在病邪影响之下，生理虽起反常之变化，但生理机能不能损坏，生理机能损坏则邪气胜正，症必危殆。生理机能（古人称正气）有抗邪之作用，病邪侵犯人体之后，正气与邪气相搏，脉搏因邪气的不同，随病因而呈各病之脉象，即是病脉。因此，辨脉可以测病情。诊脉之时首先要注意五脏机能，五脏之脉不衰，元气不绝，病虽重亦必转愈。在病变方面，营卫气血表里阴阳虚实寒热，淫邪外感，情欲内伤，经气变化，以至全身病变，都可以表现于脉搏之中，所以古人用四诊之法可内调脏腑，预决死生。这是中医诊断之奥妙，万勿等闲视之。

附四诊歌诀于后，以供参考。当以意会，如用胶柱鼓瑟则难为用矣。

一、望诊

面部色候，天庭首面，额上心咽，印堂候肝，山根候心，年寿两颊，部属肝胆，鼻端候脾，颧颏候肾，部见本色，深浅病累，若见他色，按法类推。

五脏病色，各现本部，隐隐色陷，必不免病，子袭母气，虽病不死，心部见黄，火生土也，本部本色，自病正邪，浅淡不及，深浓太过，子色为虚，母色实邪，克己之危，则为贼邪，见己克色，称为微邪。

五脏之色，肝青心赤，脾黄肺白，肾脏色黑，脏色为主，时色为客，应时之色，春青夏赤，秋白冬黑，长夏四季，色黄主吉。客胜主善，主胜客恶，非时色脉，皆主病征。部色之外，兼察所合，肝脏合筋，其荣在爪，心脏合脉，其荣为色，脾脏合肉，其荣在唇，肺脏合皮，其荣在毛，肾脏合骨，其荣在发，脏气不充，外合每变，脏精不足，其荣不泽。五脏部色，光滑者昌，沉浊晦暗，内久而重；浮泽明显，外新而轻；半明半浊，其病不甚，云散易治，搏聚难攻。面色黄者，为有胃气，面白脱血，面赤血热，面色青黑，肝肾病征。面无黄色，胃气已伤。色见皮外，气合皮中，内光外泽，气色相融，有色无气，不病命顷，有气无色，虽困不凶，色明不粗，沉火为甚。不明不泽，为病不甚。新病脉夺，其色不夺，久病色夺，其脉不夺，色脉不夺，其病易已，色脉俱夺，久病难瘳。部色散者，痛聚未成，搏聚端满，邪陷病深。黑庭赤颧，大如拇指，病虽小愈，亦必卒死，唇面青黑，五官黑起，擦残汗粉，白色皆死，善色不病，于义诚当，恶色不病，必主凶殃。病色表现，黄赤风热，青白主寒，青黑为痛，甚则痹挛，皖白脱血，微黑水寒，痿黄诸虚，颧赤痨缠。变色大要，生克顺逆，青赤兼化，赤黄合一，黄白淡黄，黑青深碧，白黑淡黑，白青浅碧，赤白化红，青黄变绿，黑赤紫成，黑黄黛立。色脉相合，青弦赤洪，黄缓白毛，黑沉是平，已见其色，不得其脉，得生者生，得克则凶。观其辨色，神气最要，有神可生，无神必亡。神藏于心，外候在目，目光晦暗，神亡病危，清荧了了，神呈不病，病危失明，死期将临。正病正色，为病多顺，病色交错，为病多逆，母乘子顺，子乘母逆，相克逆凶，相生顺吉。面目之色，各有相当，交互错见，皆主身亡，面黄有救，睛黄发黄，眦黄病愈，眦红疹疡。闭目阴病，开目阳病，朦胧热甚，时瞬𬌗常，阳绝戴眼，阴绝目盲，呈脱眶陷，睛定神亡，审察泽夭，以观成败，察其散搏，以知远近，察其浮沉，以知浅深，视色上下，以知病处，积神于心，以知往今，扼其纲要，观其细微，病变虽多，不出其纲。天布五行，以运为类，人禀五常，以有五脏。经络府俞，阴阳会通，玄冥幽微，变化实难，惟能致理，自可洞垣。

二、闻诊

闻诊之要，首辨五音，五音之发，五脏攸关，肝为角音，心为徵音，脾为宫音，肺为商音，肾为羽音。五音有变，变则病生，肝呼而急，心笑而雄，脾歌以慢，肺哭促声，肾呻低微，色克则凶。喜人所感，忻散之声。怒心所感，忿厉之声。哀心所感，悲嘶之声。乐心所感，舒缓之声。敬心所感，正肃之声。爱心所感，温和之声。好言者热，懒言者寒，言壮为实，言轻为虚，言微难复，夺气可知。谵妄无伦，神明已失。失音声重，内火外寒。不粗不重，疮烂而痛，日久流连，劳哑使然。哑风不语，虽治命难。讴歌失音，不治亦痊。心脏司言，肝脏司语，肺主声音，脾主运转，生发之原，肾脏所主。喜笑狂言，不避亲疏，神明已乱，其病在心。呼急善怒，不顾相语，或惊或郁，其病在肝。意欲言语，声音低微，气少言弱，其病在肺。语言如故，运转不便，舌转不灵，脾病使然。发音迟弱，舌根不灵。真气不足，肾病所关。言语呢喃，郑声病虚，实狂昏乱，精神失常。言微难复，元气已夺。蓄血如狂，胃热谵语，心包结热，谵妄神昏。卒然惊呼，肝病惊风。多言不休，失意神伤。音微息促，神气将绝。咳嗽清浊，肺病有关。呕吐呃逆，肝胃克伤。常善太息，肝气郁结。举此大略，触类引申，能会其意，一精百精。

三、问诊

问诊之要，用辅望闻，得病经过，遗传感染，所喜所苦，自己感觉，二便隐疾，望闻难知，参以问诊，诊察更详。问诊要领，十问可参，一问寒热，二当问汗，三问头身，四问二便，五问饮食，六问胸腹，耳聋睡眠，问诊之七，八问口渴，九问旧病，十问病因。妇女小儿，问诊更要。妇女生理，与男有异，胎产经带，产乳病多，思虑忧郁，气滞肝郁。小儿之病，惊风停食，感冒发热，病情虽简，诊察须详，稚阳之体，不耐摧残。

问明病情，审病根源，再参切脉，二笠难匿。恶寒发热，感冒常则，阴阳虚实，亦病寒热。昼剧而热，阳旺于阳；夜剧而寒，阴旺于阴。昼寒而剧，阴上乘阳；夜热而甚，阳不陷阴。昼夜寒厥，重阴无阳；昼夜烦热，重阳无阴。阳虚外寒，阴虚内热，昼寒夜热，阴阳交错。饮食不入，死终难却。

有汗无汗，表分虚实，表虚有汗，表实无汗。中风有汗，伤寒无汗。阴虚盗汗，阳虚自汗。但头汗出，胸中结热。心病额汗，阳越之征。汗出偏沮，使人偏枯。半身出汗，营卫不通。温热中暑，汗出犹热。欲愈之病，汗出身凉。更有战汗，身虚外感。汗出热甚，阴阳交错。汗出脉和，邪去正安。

头身之病，关系经络。三阳之病，皆有头痛，三阴之病，惟主厥阴。身痛之病，六经皆有，随其经络，各取其经。外感身痛，多兼寒热，风湿之病，重在关节。半身不遂，中风之征，下肢不用，痿弱之病。局部肿痛，多属壅热，全身疼痛，须辨虚实，新病剧痛，多属实证，久病虚痛，营急不荣。肢节疼痛，当分筋骨，屈而不伸，其病在筋，伸而不屈，其病在骨。头痛之外，尚有眩晕，上虚多眩，肝风亦眩，神经衰弱，亦病眩晕。晕分阴阳，最难辨别，须参脉症，求其病因。

二便通闭，关乎脾肾，肾司二便，脾主运输。肺气通调，亦治水道，三焦膀胱，决渎州都。胃大小肠，传化之腑，脾约之症，津虚便秘，阳明结热，大便燥结。脾肾虚寒，泄泻五更，脾胃寒虚，完谷便溏。感受暑热，水泻痢疾，饮食所伤，腹痛而泄，痛而下痢，必有宿结。阴气内结，便燥无热。小便赤热，传里内热，清白而多，肾虚下寒。饮一溲二，当病消渴，黄如柏汁，黄疸之属。白混米泔，素有湿热，短涩而痛，淋病梅毒。尿血无痛，须辨虚实，血淋多痛，肾虚腰困。大便便血，远血近血，脾虚远血，痔漏近血。

饮食喜恶，五脏攸关，脾主五味，自入为甘，肝酸心苦，肺辛肾咸。心主五臭，自入为焦，脾香肾腐，肝臊肺腥。胃喜冷饮，肠喜热汤。胃热口糜，悬心善饥。肠热利热，出黄如糜。胃寒青厥，腹胀而痛。肠寒尿白，飧泄肠鸣。病热饮寒，病寒饮热。病热饮热，内有湿痰，病寒饮寒，外寒内热。口苦多热，口咸多寒，口淡多虚，口甘脾热，口酸嗳腐，多伤于食。脾胃纳谷，生命资生，安谷者昌，绝谷者亡。食多气盛，此其常也。食少气多，胃病不食。食少气少，此其常也。食多气少，胃病火化。新病贪食，谷气未足。喜冷有热，喜热有寒。得食稍安，其病是虚，得食而剧，胃病宿积。

胸腹痛满，当分部位。胸胁属肝，亦主少阳，脐周腹中，太阴脾乡，脐下少腹，肾病疝瘕，少腹胀痛，血室膀胱，腹中疼痛，分别胃肠，两胁下痛，左脾右肝。虚实之辨，拒按喜按。局部肿痛，注意痈疡。外感胸满，邪涉少阳，胸痹心痛，阴邪乘阳。

耳聋睡眠，当分虚实，少阳络耳，肾脏外官，肝胆肾病，皆有耳聋，外感耳聋，证属少阳，久聋不愈，肝肾有关。暴聋属实，久聋必虚。肾阳亏虚，耳聋头晕，精气不足，耳聋无闻。外因耳聋，虽聋无伤，肝火耳聋，必兼热象。多寐不眠，有虚有实。胆虚心火，多主失眠。神经衰弱，思虑伤脾，高年胃滞，亦常失眠。惊惧狂乱，睡中不安，小儿惊风，睡中惊哭。经常多寐，神气不足，病后多寐，正气未复。身热多寐，邪热内郁，经常喜睡，肝郁心热，少阴欲寐，阳微气弱。

口渴之辨，阴虚内热，阴亏津少，内热消水，均常口渴。阳明热盛，大渴引饮。虚热之渴，渴喜热饮。饮不止渴，症属消渴。漱水不咽，血分瘀热。口干不渴，津液不足。舌黑干渴，真阴已竭。

旧病新病，注意关联，旧病复发，新病合旧，相互转变，多有病因，问明病因，先治新病。发病之因，病人自知，知病所因，易握病本，此在诊断，尚属要领。举此大略，问时详审。

四、切诊

切脉之诊，审察脉波，全身上下，皆有动脉，惟手太阴，可代九候，创自越人，后人皆从。寸口之部，寸关尺分，寸上尺下，关主中州，左寸诊心，右寸诊肺，左关诊肝，右关诊脾，左尺诊肾，右尺命门。虽不尽然，其义可参，以意会之，诊断自精。濒湖脉诀，即遵此义，脉数大致，分二十七。法师《内经》，历代创述，精益求精，学无止境，逐步深研，自可入微。

　　浮为阳脉，轻按即得。浮迟风寒，浮数风热。有力外感，无力血虚。寸主头痛，风痰在胸，关上土衰，木气偏旺，尺浮伤肾，膀胱有热。沉脉主里，重按筋骨。气郁水蓄，多见沉脉。寸沉痰郁，水停胸膈，关主中寒，腹痛不通，尺主肾虚，腰困泄浊。迟脉来缓，一息三至，阳虚有寒，血行缓慢。寸迟上寒，关主中寒，尺部肾虚，溲便失禁。数脉六至，热病多见。寸数上热，咽痛口疮，肝胃有热，关中脉数，若见尺部，肾火溲血。滑脉如珠，往来流利，痰病多见，并主胎脉。寸滑膈痰，关滑宿食，尺部见之，渴痢癃淋。涩与滑对，细迟短涩，血少亡阳，寒湿入营。寸涩心虚，关中胃虚，尺伤精血，遗滑下血。虚脉迟大，按之无力，气血不足，久病之脉。寸心肺虚，关脾胃虚，尺主肾虚，下肢痿痹。实脉有力，按之益强，邪实之象，须防正虚。寸实上热，气满胸膈，关主中满，宿食胃热，尺部脉实，寒凝气结。长脉波长，大小均匀，长主气治，健康脉征。短与长反，动而无波，气血不足，心动无力。洪脉洪大，满指滔滔，火盛长脉，秋冬不宜。寸洪心火，肺受火刑，关脉洪时，胃虚肝火，尺脉见洪，阴虚肾火。微脉微弱，气血不足，少阴之征，心肾阳微。寸微气短，关微胃虚，尺主肾虚，精血俱亏。紧脉小急，紧束主寒，浮紧表寒，寸紧胸痛，关主腹痛，尺主下寒，奔豚诸疝。缓为脾脉，四季冲和，脉缓而病，脾虚肿胀。寸缓肺虚，关缓胃虚，尺缓无力，精气不足。芤脉中空，如按葱叶，气盛血虚，多因失血。寸部见芤，血积胸中，关中脉芤，肠胃生痈，尺见下血，便血崩中。弦如弓弦，脉应肝经，痰饮疟疾，木邪伤土。寸弦胸憋，关弦腹胀，尺部脉弦，阴疝脚挛。半产崩漏，营虚梦遗，牢脉弦长，实大牢坚，像似坚实，内部空虚。寒邪外搏，阳气不足，木邪乘脾，腹痛疝痕。濡脉无力，浮细柔弱，久病精亏，多见此脉。寸濡阳微，自汗气弱，关中脾虚，尺伤精血。弱脉柔弱，沉细无力，阴阳俱虚，筋骨软弱，多惊多汗，精神不足。寸弱阳虚，关脾胃弱，两尺见弱，精少血虚。散似杨花，至数不齐，产为生兆，久病难医。寸脉见散，怔忡自汗，关中脉散，溢饮肢肿，散居两尺，医治无术。细脉如线，沉绵不绝，血少气弱，湿气侵袭。寸细呕吐，入关腹胀，尺逢大寒，肾阳亏虚。伏脉沉伏，深入筋骨，阳气内伏，阴厥厥逆。寸伏气逆，关伏宿食，两尺脉伏，肾气闭厥。动脉摇摇，豆形无波，阴阳相搏，心气内结，因惊因痛，心病汗多。促脉急促，数而时止，阳气暴盛，阴气不续，抑阳通阴，须防暴绝。结脉气结，缓而时止，心脏疾病，多见此脉，或因风湿，或因气结，忧思不解，气血郁结。代脉中止，不能自还，他脏气代，生机不续，偶尔见代，营卫阻隔，常人脉代，必是死征。脏气循环，上朝于肺，营卫周行，五十一周，川流不息，一刻不停，脏气相续，气血贯通，一脏败绝，脉则不续，脏真气绝，即见代脉，一脏脉绝，脉现中止，脏真有绝，因见代脉，可推死期。

中医辨证的精义

中医辨证，是根据四诊所得之症状，分析其病理与病因，以达到治病求本之目的。分析的方法，《素向·至真要大论》

提出病机十九条："诸风掉眩，皆属于肝。诸寒收引，皆属于肾。诸气愤郁，皆属于肺。诸湿肿满，皆属于脾。诸热瞀瘈，皆属于火。诸痛痒疮，皆属于心。诸厥固泄，皆属于下。诸痿喘呕，皆属于上。诸禁鼓栗，如丧神守，皆属于火。诸痉项强，皆属于湿。诸逆冲上，皆属于火。诸胀腹大，皆属于热。诸躁狂越，皆属于火。诸暴强直，皆属于风。诸病有声，鼓之如鼓，皆属于热。诸病胕肿，疼酸惊骇，皆属于火。诸转反戾，水液浑浊，皆属于热。诸病水液，澄彻清冷，皆属于寒。诸呕吐酸，暴注下迫，皆属于热。大要曰：谨守病机，各司其属，有者求之，无者求之，盛者责之，虚者责之。"《伤寒论》提出六经为病之总纲，阐明了气化为病之机理。太阳之为病，脉浮，头项强痛而恶寒。阳明之为病，胃家实是也。外证身热自汗出，不恶寒反恶热也。少阳之为病，口苦咽干目眩也。太阴之为病，腹满而吐，食不下，自利益甚，时腹自痛，若下之，必胸下结硬。少阴之为病，脉微细，但欲寐也。厥阴之为病，消渴，气上撞心，心中疼热，饥而不欲食，食则吐蛔，下之利不止。《金匮要略》又从杂病辨治上提出机能病变之机理，人体病变之理已经握其纲要，后人称为理法方药俱备之全书，辨证圭臬由此建立。成无己又总结《伤寒论》所有症状，一一分析其机理，亦是诊断之一助。后人归纳辨证纲领为阴、阳、表、里、虚、实、寒、热八纲，在辨证上都起到指导作用，作为诊断上之依据。病情的预后转归以五行的生克规律推测，可以察近而知远，见微而知著，精深奥义，深研《内经》《伤寒论》《金匮要略》自得。辨证细则难以枚举，临证时当以意会，不能死据书本。书本知识仅是启发而已，不是固定格局。读书不能化裁意会，则难能万应曲当，发挥书的作用。

中医治病的大法

中医治病，主要是调整气化与机能，气化是鼓荡生命活动之动力，机能是形体组织活动之功用，两者结合起来自成生生化化之小宇。生病之时，因外感淫邪侵袭多是先伤经气，波及机能，因内伤脏气失调，先伤机能必及气化，如脏腑病等，肢节躯腔之病多因外邪，总之气化不和而致病是病变之总纲。纵是机能损伤之病，亦必有气化失常之征。因此，治病当以调整气化为主，兼以调理机能，不能舍气化而治机能。气化是生命之根本，亦是防病之抗力，外邪侵犯人体，皆因机体之抗力不足而邪方得乘，所谓"虚以受邪"。邪气侵犯人体之后，又因机体组织之抗力不同而病变有异。间亦有因暴戾之气直犯人体者，属于直中，虽正气未衰而邪气过盛，抗力不能胜邪，发生暴病。治当急救，以防邪气胜正，正气暴绝，防患于未然是治病之良策。治病要点，淫邪影响气化失调者，除邪以安正，机能失调影响气化失常者，扶正以驱邪。病因不同当分先后侧重，步骤不可乱施。调气之方，大法是热者寒之，寒者热之，虚者补之，实者泻之。调治六经气化，《伤寒论》论之较详；调治机能病变，《金匮要略》论之较详。其他复杂病变各随其症而治疗。驱邪之时务必顾正，扶正之时谨防助邪，总则是不能伤正，《素问·至真要大论》已定纲领，辨证施治，《伤寒论》《金匮要略》已入精微，规矩权衡不外于斯。方剂之制，古有七方，大小缓急奇偶复。后人又发挥为十二剂，补泄宣通重轻滑涩湿燥寒热，《医方集解》又分类为补养、发表、涌吐、攻里、表里、和解、理气、理血、祛风祛寒、利湿、润燥、泻火、除痰、消导、收涩杀虫、明目、痈疡、经产等剂。近来又补出清热、化痰、止咳、息风、安神、开窍剂等，皆各随其病情而选用。今时方剂之多，汗牛充栋，但亦不能捡方治病，只能根据经方之法随意化裁，以适应病情之万变。

中医学说，自《内经》奠基之后，汉代是一个鼎盛时期，之后名医代出，各有发挥，但很少新类的创作，直至清代在温病方面有突破旧轨的发展，医史上增加了新页。清代温病学说发扬之后，颇适应清代以后的病情，今时治疗热病多遵其法，补充了前人所未及。

中医虽然是传统的古老医学，但其理论基础已成定律，如能发扬光大，引起国际重视，在人类历史上将是一个重大贡献。不仅是医学上的贡献，对其他科学亦能有很大启发，希望科学家深思而共研之。区区之见，以供参考。

中国医学是医学前进之先河

医学是文化的重要部分，是保护人类健康的要事。早在炎黄时期即重视医药，神农尝百草辨性味即启发了谷物养人、药物治病之知识，后人衍其义著为《神农本草经》。及至黄帝时期，更有黄帝与岐伯探讨医学基本理论，后人衍其义著为《内经》，其理论之深奥有参天地、应阴阳、贯三才之妙义，是探本穷源的医理探索，称为经典。相继传至列国，有扁鹊能起死回生，预决死生，称为神医。汉之时有华佗能刮骨，开创了外科手术之创举，同期有张仲景感其宗族之死亡，伤横夭之莫救，勤求古训，博采众方，撰用《素

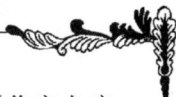

问》《灵枢》《胎胪药录》,并《平脉辨脉》,著为《伤寒杂病论》,三因之病包括无遗,成为医学巨著,与《神农本草经》《内经》相匹,成为四大经典,建立了医学基础。后人由此而渐发挥至唐代,已成洋洋大观之医学,至清代又有温病学之发挥,补充了《伤寒论》所未及,医理更加丰富,医术更加多彩,满足了临症时之需求。苟能精通其理几无不治之病,知识虽无止境,中国医学已入胜矣。

精研气化机理　以奠医学基础

气化认识是中医之特点,无气化即无生物。《内经》上说在天为气,在地成形,形气相感而化生万物矣。物类之生基于气化,物类之体亦以气化为主宰。经文云:气以形为用,形以气而立。人死虽形体俱全而气绝不能生活,且气是人身之动力,无气则一切活动停止而不能维持生命。扁鹊起虢太子之尸厥即是机息而气未绝,故可以死而复生,诊齐侯之色是根腐而枝叶未萎,故早治神机可复,晚治则神机已败不可得救矣。中医治病注重精、气、神,精足则气足,气足则神足,精气神充沛则生生化化,品物咸彰,自成一小天地。不过人身小天地不能离开天地物类之大气而独立,人身之气虽亦自成升降循环之神机,但必须有出入而与天地之大气交流。《素问·六微旨大论》谓:"出入废则神机化灭,升降息则气孤危,故非出入则无以生长壮老已,非升降则无以生长化收藏。是以升降出入,无器不有。故器者生化之宇,器散则分之,生化息矣。"器是生化之宇,人体更为奥妙,故谓人身为小天地。人身之气称元气与真气,元气是有生以来维持生命之根源,真气所受于天,与谷气并而养身之

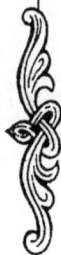

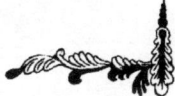

精华，其中包括脏腑所生之精气，所以元气真气败绝则无生机。气化学说古人精于今人，可能与古人穴居野处与大气接触紧密有关。古人在日常生活中即是依靠大自然而维生，认为气化是生物之基础，也是维生之要素。这些认识虽然产生于远古却有科学深义。科学实验在天地仅是微数，不能与大自然之造化匹比，大自然能耕成天地物质而科学只是试验其所然，其所以然的道理还是探讨不明。人身小天地，参天地，应阴阳，贯三才之道，科学观测不明的地方很多，特别是其所以然的道理仪器难能窥测，现在仪器虚病无法测验，阴阳生化之机理无法测验，气化维生之奥义无法测验，不能明了生理、病理之根源，所以不少疾病治效不验，有些疾病还是遵用中医古法以治疗，虽然亦不能收到确效，但与中医学术下降，药物质量不佳有关，如能精研中医理论，提高药物质量，扁鹊、华佗、仲景等诸名医再生，医学必然能有更飞跃之发展，医学更能逐步提高。国际医药学说相互交流，深研各家学说精义，世界医药事业必然蒸蒸日上，成为普救人类疾苦之慈航。医学是济世学术，自当广为传播，使之逐步提高，不必各立门户，杜其前进之路。区区之见用作参考。

引申中医理论　以广学说交流

人身参天地、应阴阳、贯三才的认识是古人的先见，经数千年之验证确有至理，应当发扬而不可抛弃。学说之研究精者发扬之，不必分门户之见。不过精粗之分不可轻率，视粗而实精者古今皆有，万勿弃精华而取糟粕。实践是检验真理的标准，用之有效而理可通者即可以称之为精，用之无效

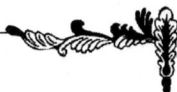

而理论不确切者即是伪，不可留传以误人。文字名称中外不同必须经过沟通始可以融会，这是一件难事，一时不易贯通。现在的办法当从实践开始，以中药制成应症的成品，采用新的制剂方法，使患者服用方便，逐步推广，则中药可以代替西药或补西药所不足。中药是取自然物质之性味功能以调人身之气化，既有辅助生理生化之功能，又有驱除病邪之作用。中医所谓或扶正以驱邪，或驱邪以安下，各视其病情而运用之。总之，中药有调整生理之作用而无毒性反应，而化学药物顾此失彼，损多益少，虽能除邪亦能伤正，所以久用多有抗药反应，中药则无此弊。先以药物沟通再融会理论，使世界医学择精去粗，厘为精华，则医学可以大放光彩，突破国际之界。文化交流是友谊之开端，医学可为先驱。

发扬中医奥义　深研四诊精义

自来学无止境，精无止境，由浅而深，精益求精，取人之长，补己之短，以前人之知识启发自己之知识，则思路益广，知见愈多。从理论而至实践，由实践而证理论，则理论坚实而无空洞之词，理论句句真实不作虚词，庶理真而效实，文字成金石之真谛，文义不华，学不虚时，言少义赅可收事半功倍之效。医学更是如此，滔滔万言不解决实际问题，徒费学时不见实效，必是害多而利少。著书立说须要总结经验之精华，不要以文害理。医学文章要从探讨生理、病理、诊断、治则入手。生理是生命活动之根源，要深研其所以生的道理。生命虽受形于父母，但与天地物类之气不能分割，自身生化机能与天地生化之气息息相关，形体离母体之

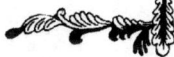

后自成小宇，但呼吸饮食又必须与天地物类之气相通，天食人以五气，地食人以五味，气味合而滋养乃能成人。脏腑机能亦与天地之气相应，五脏拟于五行，营卫之气血与天地物类之气交流流五行生制关系极为重要，相辅相合必须协调，一脏损伤势必影响他脏，导致生化机能紊乱。人体生化机能是三才合气之产物，忽视三才相关之道则不能深明人体生命所以活动之理，不明生命所以活动之理则医学不能至精。病理是生理的失常，明澈生理之后则病理易于理解。病变产生大体上是脏腑机能失调和气血营卫不和，脏腑机能失调和气血营卫不和都可以影响阴平阳秘的机制，阴阳机制错乱则整体之生化机能乱规而病变发生，小乱则小病，大乱则大病，久乱不治则危及生命。不过病理之变都有根源，因病久而成邪即成病邪，因病邪而影响失常即是病本。病因是复杂多端的，淫邪外感、情欲内伤及意外伤害都是致病之因，但其病理变化人各不同，这就是病理反应。病理反应与人的素质环境有密切的关系，所以病理变化有因同而病不同者，有病同而因不同者，这就需要精确地辨证。能掌握辨证机理，辨清病理与病因，除其病变之因，调其失常之机能，则邪去正安而病可愈。诊断是根据有诸内必形诸外的原则，见微可以知著，察近可以知远。因此用望、闻、问、切的四诊方法可以预知病情之转归，防止病情之恶化，未然之防、未病之治是治病之上策。中医诊断之精是望其形气色泽，察其神气，有神者生，无神者死，为预决死生之纲要。观其形，察其体质与病态，体壮者肌肉丰满，体力充沛，自有抗病之力，体弱者形容憔悴，行动无力，抗力不足，病多难治。更重要者是望其气色，气充而色泽鲜润者病必轻，气衰而色泽晦暗者病必重，如现相克之色病必凶。再者，面部气色与内脏有相应之关系，所以望面色可以知内脏之病变。闻声是听其语言声音，辨其内脏之精华，声音洪亮者气必壮，声音低微者气必衰，气少息短病必危。五脏所主声音与五脏病变有关，如肝呼、心笑、脾歌、肺哭、肾呻，听其声可以知其体脏之病。问可以知其自觉病情，如病程之经过，所苦之病痛，家族关系，传染之来源，外感内伤之影响，以及医者不能尽知之处，都需要详细问明方能观察入微。切诊更为重要，是中医诊察之精微。古人采用三部九候全身上下诊脉，至秦越人创独取寸口之法，后人即从简而取寸口之诊，亦分三部九候，证之临床亦有至理。切脉的要义是能从脉搏上诊知脏腑气血营卫阴阳寒热虚实，以及外感内伤之复杂病情，是治病之主要依据，决死生之关键。古人精于四诊故可以起死回生，预决死生，病邪不能遁情，古人精义入神之论可以深观。

中医治病大法是除邪调正

人体生命活动是随其阶段产生其生理活动之机能，如有邪气影响，破坏其生理之正常活动，机能即成病变。这些邪气推求其源皆从外来。《金匮要略》谓千般疢难不越三条：一者，经络受邪，入脏腑，为内所因也；二者，四肢九窍，血脉相传，壅塞不通，为外皮肤所中也；三者，房室、金刃、虫兽所伤。以此详之，病由都尽。或人能养慎，不令邪风干忤经络，适中经络，未流传脏腑，即医治之。四肢才觉重滞，即导引、吐纳、针灸、膏摩，勿令九窍闭塞。更要无犯王法禽兽灾伤，房室勿令竭乏，服食节其冷热苦酸辛甘，不遗形体有衰，病则无由入其腠理。这些防之于未然、治之于早期的箴言是治病之纲领。病邪侵犯人体大多数是淫邪，淫邪古人称风、寒、暑、湿、燥、火之淫气，其气正即天地之气和，不正则成淫邪，细菌病毒皆由淫邪而产生。其次是情欲内伤，古人称喜、怒、忧、思、悲、恐、惊七情。情志是人体智慧所固有，但失常亦可以为病，而且病伤内脏精气，波及精神意志，治疗最难，非针药所能解决，必须济之以人生观的正确认识，始能消除其不正确之欲念。治疗淫邪大法，《素问·至真要大论》论之甚详，大体上分正治与反治。正治之法是寒者热之，热者寒之，小病可用，大病每有药病相抗之祸，必须因势利导，勿使药病对立。如上热下寒者须温下以降火，内寒外热者须温中以解表，正虚邪实者须扶正以祛邪，气虚便秘者须补气以通便，病情复杂者须分主次而治疗。总之，治病是随证辨治不能预定成方，要则是驱邪之时切勿伤正，扶正之时防止助邪，邪胜正者即病危，正胜邪者即病愈。治法虽多不能违反原则，违反原则则轻病治重，重病必死。

发挥阴阳之义以明生化之机

阴阳是天地物类生化机能之代表名词，非物质两性之符号。在天地未形之先，大气中即含有两性生化之机能，天地物类生成之后则两性生化机能赋于天地物类，而成大宇与小宇，天地成大宇，物类成小宇，小宇禀天地之气，生生化化自维其生命，而大宇氤氲之气又赋于物类两性交感生育之机能。古人说"天地氤氲万物化生，男女媾精万物生化"。此种雌雄相感而生育之机能是物类所共有，古人皆以阴阳之义赅括之。所以说，"阴阳者天地之道也，万物之纲纪，变化之父母，生杀之本始，神明之府也。"阴阳之义的奥妙一直为古今所探索，但难得精解。医学以阴阳为总纲是因为阴阳为生命之化机，人体生命活动必须是阴平阳秘，生化循规，新陈代谢不乱，始能保持健康。如有失调则生化机能紊乱而影响生命之规律，不能保持健康，此是以阴阳机理阐明人体生化之本源，因此阴阳学说在医学上极为重要，不但用阴阳之义说明生理之要义，而且以阴阳赅括病理之总纲。阴阳之机视之不见，听之不闻，物体而不可遗，莫名其状。古人已认识阴阳之要义，但未说明其化机之动态，仅是提到出入升降左右循环与天地六元之气相应，有应象，有离合，藉以说明运化之机，而未能有图形。可见阴阳之机理奥而难明，大圣亦只能用其机理发展事物，不能究其根源。《素问·天元纪大论》谓："太虚廖廓，肇基化元，万物资始，五运终天，布气真灵，总统坤元，九星悬朗，七曜周旋，曰阴曰阳，曰柔曰刚，幽显既位，寒暑弛张，生生化化，品物咸章。"此天地生物之大纲，人身亦不外此。阴阳生化之机《内经》论之精矣，再求深入将有待于后哲，浅见所及仅供参考。

对《内经》学说的探讨

《内经》包括《素问》《灵枢》，托名称《黄帝内经》，是现今留传于世的最古老的医籍，它对医学的认识，富有探本穷源的科学思想，因而上至天体的运行，下至地面的方位，中及人事和物类相关的道理，无不联系在医学之上。《内经》的认识，是物类生于天地之间，都是秉天地之气化而生成，物类生成之后，又有互相吸引、互相依赖的关系。《素问·天元纪大论》上说:"太虚寥廓,肇基化元,万物资始,五运终天,布气真灵,总统坤元,九星悬朗,七曜周旋,曰阴曰阳,曰柔曰刚,幽显既位,寒暑弛张,生生化化,品物咸章。"又说:"在天为气,在地成形,形气相感而化生万物矣。"人为天地间物类之一,而为物类中之最灵敏者,故称人为万物之灵。人之所以灵于万物,是秉天地精英之气独厚,前人谓人秉二五之精。人身备具阴阳五运之道,《内经》亦比拟人身为小天地,因而研究人体生理,往往联系于天地之道。

《内经》探索天地之道,主要是探讨天地气化,认为气化对生物的影响极大,因而说"四时阴阳者,万物之根本也"。四时寒暑之迭代,主要是依天体运行为规律,阴阳升降消长,形成了寒热昼夜的变化,冬至一阳生而阴气渐消,夏至一阴生而阳气渐消,夜半阴伏而阳气渐生,日中阳伏而阴气渐生,自成为寒暑昼夜之定律。随着天体运行的规律,四时昼夜之相代,亘古而不易。一年之气候变化,即由此而产生。纪天气以上(即三阴三阳之气),纪地位以五(即东南西北中),天气下降,气流于地,地气上冲,气腾于天,天地之气交流而运转,建立了五运六气学说,以纪天地之气运。古人干支纪年之义,即用以研究天地运转之度和气候变化之理。《素问·六节藏象论》谓:"天以六六之节,以成一岁,人以九九制会,计人亦有三百六十五节以为天地……夫六六之节,九九制会者,所以正天之度,气之数也。天度乾,所以制日月之行也;气数者,所以纪化生之用也。"说明五运六气干支九野之义,都是观察星象运转与气候变化之关系。人居气交之中,不能离开天地之气化而独立生存。生理方面,天食人以五气,地食人以五味,一觉一寝,呼吸吐纳，精气往来，都与天地自然界的物类密切相关。病理方面，六淫邪气的影响，周围环境的刺激，都是产生疾病的根源。因此《内经》上至天文，下至地理，中及人事，旁及万物，都联系于医学之上，具有精深的意义，比之区区研究人体之上的医学，有着广与狭、全与局的区别。深研古典医籍，可以思路广阔，不囿于一孔之见。中医学所以能经历数千年之检验而不磨灭，是因其有科学性的理论根据，不是因为部分人的崇古思想而留下来。我们学习《内经》，不要以厚古薄今的思想妄下结论，要用科学的观点，探讨《内经》的精义。

《内经》的精义，是观察物类生成的自然现象，探讨其所以生成之理。自然界的组成，天体星象的运转，非人力所能为，而一切生物寄生于天地之间，各有其形象与性能，方以类聚，物以群分，都是随着自然气化而形成。老子谓道法自然。天体运转，阴阳升降，水火蒸化，产生了自然界的气化。《素问·天元纪大论》上说："夫五运阴阳者，天地之道也，万物之纲纪，变化之父母，生杀之本始，神明之府也。"故物生谓之化，物极谓之变。"大气运行不息，万物生化无已，在天成象，在地成形，在天为玄，在人为道，在地为化，在天为风，在地为木，在天为热，在地为火，在天为湿，在地为土，在天为燥，在地为金，在天为寒，在地为水，在天为气，在地成形。形与气形成一个统一的整体，气以形为用，形以气而生，每一物类都是气与形相结合的小体。一物之生成变化，都有自身机能与外在气化相联系之关系，自身机能产生自身气化，所谓"根于外者命曰气立"。自身失去生化机能则不能维生，自身机能不与外在气化联系亦不能维生。因而说神去则机息，气止则化绝。物体以运动规律而成生化之宇，不动则静止而不生化。《素问·六微旨大论》上说，"成败倚伏生乎动，动而不已，则变作矣。"人体以呼吸吐纳而成升降，内外交流而成出入，出入升降之机无时或息，息则不生不化，不能保持生命，经谓"出入废则神机化灭，升降息则气立孤危"。物体之运化不能离开升降出入之机，经谓"升降出入，无器不有。故器者生化之宇，器散则分之，生化息矣"。且谓"无不出入，无不升降。化有大小，期有近远，四者之有，而贵常守，反常则灾害至矣"。这些物体生化之机，是《内经》对人体生理机能与外界气化相结合的整体概括，具有探本穷源的科学深义。

《内经》取数之义，是用以推天地万物生成之理，以一二三四五为生数，六七八九十为成数。生数之上加五即为成数，加五之义是物类皆载于大地，物类都是秉土而生，离开大地则无以生存，《素问·五运行大论》谓："地者，所以载生成之形类也。虚者，所以列应天之精气也。形精之动，犹根木之与枝叶也。"天一生水，地六成之，地二生火，天七成之，水火相交，蒸水化气，即是产生气化之根源。气化充周于太虚，物类因之而生化。物类之生成，皆不能离开气化。天三生木，地八成之。在气化鼓荡之下，物类相继而生，所谓生木是指物类初生之始，木代表春阳生发之意。地四生金，天九成之。金成坚成之气，物类秉秋金之气而坚成。《素问·天元纪大论》谓："金木者，生成之始终也。"由水火蒸化而生大气，由大气运化生成物类，物类载于大地，都不能离开土气以生，土为生长物类之基础，天五生土，地十成之，即是此意。数取五与十者，是推测天地万物生成之义。宇宙形成之后，轻清在上者为天，重浊在下者为地，天地之间，气交之中者为物类，形成了形形色色万有景象。《素问·六微旨大论》谓:"天枢之上,天气主之;天枢之下,地气主之;气交之分,人气从之,万物由之。"一者为天,二者为地,三者为人,称为三才,天地人物类三者之气互相交感,因之三才之中皆有三才之气,所以三而三之即合为发。九以方位来分又有九野之义,九野有测天体运行之意,亦有观察九野气候不同之别。一年三百六十五日分为四时,地面东南西北分为四方,加中央分为五方,所以四有四时四方之意,用以分方位与气节。五六之气,更为复杂,五以五方五行为主,六以三阴三阳六气为主,五六相合主要以纪天地运行和气候变化,用于人体之上,有根于中与根于外的关系。人体五脏拟于五行,脏腑经络十二经之气化合为六气,说明脏器机能与气化的内在关系,所谓自身生理之神机与气化。自然界的五运六气产生自然界的气化,此种气化又与人体生理有密切的关系,人体生理必须与此种气化交流而后能维持生命,所谓根于外者命曰气立,气止则化绝,形成了人的生命活动与自然界的气化有不可分割的关系。自然界的气候变化又对人体产生诸如生病之类的影响,所以五运六气学说用于医学之上有其精深的意义。

阴阳学说,矛盾而统一,虽属对峙两性,在物体之上又是统一作用。前人谓天地只此阴阳二气,流行而成五运,对峙而为六气,其生成变化之道以两性交感而为用,交感而和则一,相极失调则变,其生成变化之理应于事物之上,是曲居而无穷。《素问·阴阳应象大论》谓:"阴阳者,天地之道也,万物之纲纪,变化之父母,生杀之本始,神明之府也。"《素问·阴阳离合论》谓:"阴阳者,数之可十,推之可百,数之可千,推之可万,万之大不可胜数,然其要一也。"《素问·五运行大论》谓:"夫数之可数者,人中之阴阳也,然所合，数之可得者也……天地阴阳者，不以数推以象之谓也。"说明阴阳之义变化无穷。人身阴阳之理，虽属有象可推，但亦是经络俞府，阴阳会通，玄冥幽微，变化难极。且阴阳之要义，重在生化，人体之一切机能活动，都是依靠生生化化新陈代谢之作用而维持，此种生理机能古人都用阴阳生化之义以赅括之，所以人体生理之微妙现象，都属阴阳变易之理。生理上的生化规律，病理上的变化现象，诊断上的诊察方法，药物上的治疗原则，都贯彻了阴阳之道，不明中医运用阴阳学说之义，则失去中医体系之基础理论。五行生克制化之义，是取法自然，天地之气运，岁序之循环，形成了自然生制之关系，生制关系失常，则产生太过不及之现象，而影响岁序气运之常规。五行之气，春应东方属木，夏应南方属火，长夏应中央属土，秋应西方属金，冬应北方属水，春生夏，夏生长夏，长夏生秋，秋生冬，随四时阴阳升降循环之气而形成定律，因而谓木生火，火生土，土生金，金生水，水生木。相生之中又寓有相制之义，春生夏，夏生长夏，长夏生秋，至秋则木气衰退而金气旺，称为金克木；夏生长夏，长夏生秋，秋生冬，至冬则火气衰退而水气旺，称为水克火；长夏生秋，秋生冬，冬生春，至春则土气衰退而木气旺，称为木克土；秋生冬，冬生春，春生夏，至夏则金气衰退而火气旺，称为火克金；冬生春，春生夏，夏生长夏，长夏则水气衰退而土气旺，称为土克水。《素问·六节藏象论》谓："春胜长夏，长夏胜冬，冬胜夏，夏胜秋，秋胜春，所谓得五行时之胜，各以气命其藏。"如岁序阴阳升降循环失调，则生太过不及之害，太过者制己所胜，而侮所不胜，不及者己所不胜侮而乘之，己所胜轻而侮之，不能保持生制平调而生化的常规，不是五运相袭而治之。《素问·六微旨大论》谓："亢则害，承乃制，制则生化，外列盛衰，害则败乱，生化大病。"结合于人体，亦必是五脏之气生制平调，始能保持机体各组织细胞之相代的生理现象。如五脏之气生制失调，则产生生化失常之病理现象。《金匮要略·脏腑经络先后病脉证》首先提出五脏生制失调之病理与治法，作为治疗杂病之纲领。

六气标本中见之义，是探讨气化产生之根源，和天地气化与生物之关系。六气因阴阳多少和阴阳转变而分为六气，阳气分为三阳（即太阳、阳明、少阳），阴气分为三阴（即太阴、少阴、厥阴）。太阳之气生于寒水之中，故太阳之上，寒气治之，阳明为阳盛燥热之气，故阳明之上，燥气治之，少阳生于木火，故少阳之上，火气治之，太阴为阴湿之气，故太阴之上，湿气治之，少阴因水火相蒸而生热，故少阴之上，热气治之，厥阴为阴尽阳生，春阳动而生风，故厥阴之上，风气治。以风寒热湿燥火六气转变之义，阐明阴阳升降、气候变化之理。阴阳气候之变易，与物类有密切之影响，人亦应之而机体有不同之气化。因此人体亦配合三阴三阳而分六经气化，三阴发于脏，三阳发于腑，手太阳小肠，是太阳膀胱合为太阳经气化，手阳明大肠，是阳明胃合为阳明经气化，手少阳三焦，是少阳胆合为少阳经气化，手太阴肺，是太阴脾合为太阴经气化，手少阴心，是少阴肾合为少阴经气化，手厥阴心包，是厥阴肝合为厥阴经气化。人体气化与天地同纪，所以五运六气学说结合于医学之上，有其重要意义。《伤寒论》发挥了六经气化学说，开创了医学前进之道路，在六经辨证之治法上，根据六气标本中见之义，阐明从本从标从中之治法，气从本者化生于本，从标本者有标本之化，从中者以中气为化。故《伤寒论》之治法，少阳太阴从本，少阴太阳从本从标，阳明厥阴不从标本，从乎中也。少阳之上，火气治之，太阴之上，湿气治之，气化皆从于本，少阴太阳从本从标，阳明厥阴不从标本，从乎中也；少阳之上，火气治之，太阴之上，湿气治之，气化皆从于本，故治从本；少阴之上，热气治之，太阳之上，寒气治之，气化标本不同，故治或从标，或从本，随其气化之变化而治之；阳明之上，燥气治之，厥阴之上，风气治之，阳明燥热之气以得湿济而和，厥阴风寒之气以得少阳为和，故治不从标本而从中气，务使气化调和而后病解。所以中医治病以调整气化为治疗要领，气化不和每影响脏器机能失调而病变丛生，且脏器机能失调亦产生气化病变，因而调整气化与调治脏器是不可分割的。张仲景《伤寒杂病论》的辨治法则，阐明了中医治疗之大法，是《内经》进一步的发挥。

《内经》是现存最古老的医籍，其天人相应，物类相关，人体气机升降出入，根中根外，气化与机能相结合的道理，奠定了医学的基础，历代各家学说的发挥，都是源于《内经》，因而《内经》的精华，仍应深研而发扬之。管见所及，错误之处，希批判纠正之。

谈谈《伤寒论》的辨治

《伤寒论》由东汉张仲景先师所著，是一部继往开来的医学巨著。它在《素问·热论》的基础上进一步发挥六经气化病变之机理，阐明了人身气化与外界气化之相互关系，以及气化在人身的生理作用和病理反应。人体组织，除形体机能之作用外即是气化之作用。形体无气化则无生命活动之机能，气化离开形体亦不能起鼓荡生化之作用。古人谓："气以形为用，形以气为主。"形质与气化是统一的整体，顷刻不能分割。因此，研究医学离开气化即失去所以生化活动之理。《伤寒论》既阐明了气化在生理上之作用，亦阐明了气化在病理上的反应，与《金匮要略》相互发挥，阐明了气化病变与脏腑经络气血等机能病变，将人体的所有病变包括无遗，奠定了临床医学的基础，以辨证施治之大法，建立了理法方药的规律，发扬了中医学的独特体系。

《伤寒论》以六经辨证为提纲，发挥了六经辨证之要义。六经气化学说基于《内经》，古人根据阴阳多少之差异，分为三阴三阳，因阴阳气化之变异，分为六气，阐明了六气产生之根源。太阳之上，寒气治之；阳明之上，燥气治之；少阳之上，火气治之；太阴之上，湿气治之；少阳之上，热气治之；厥阴之上，风气治。所谓治之，即其气化之本，亦即气化之用。自然界之气化因岁时气候变易，分为风、火、暑、湿、燥、寒六气，称为六元正气，为天地之气化，随四时相代而主令。设其气化不和，则可以伤人而害物，即成为六淫邪气。所以邪与正即是和与不和之关系，相和即为正，相乖即为邪。古人根据天人相应之理，以阴阳六气学说，用于医学之上，阐明了人身气化之理，以人体手足三阴三阳十二经之气化，凝为六经气化，与天地气化相合。在气化正常之情况下，即为人体之生理气化，在气化失常之情况下，即为病理气化，就发现病理反应。《伤寒论》根据气化机理，从病理反应上说明了气化在人身之作用，并提出六经病症之纲领，指导后人对气化病变之认识和治疗气化病变之大法，与《金匮要略》相互发挥，开创了医学前进之道路，既阐明了辨证施治之法则，亦具备了理法方药之要义。

《伤寒论》的条文，是以六经分类为辨证基础。六经编次，按六经传变次序排列，一太阳，二阳明，三少阳，四太阴，五少阴，六厥阴。太阳篇篇幅最大，后人或有疑议，以为条文编次有误。根据临床体会和应用，《伤寒论》的精义不在条文的编次上，而重点在于辨证。学古人书应以致用为目的。《伤寒论》的每一条文等于是一个临床症状，如能把条文的精义掌握，自能临症不惑，辨证准确。至于太阳篇的条文较多，盖以太阳与其他经的关系复杂，且太阳病的变症亦较它经为多。因之，把太阳病的传变、转化、正治、救治、救逆诸法都列于太阳篇中，如能掌握太阳病的辨证辨治法则，即与其他经自可联系贯通。学习《伤寒论》要能在辨证、辨治上深刻钻研，掌握其要领，自能在复杂多端的病情变化中得出病理、病因与治法，则不至治疗无绪而兴望洋之叹。

《伤寒论》的辨证精义，在于列举阴阳寒热表里虚实错综复杂之病变于各条之中，使人认识其病理病因，而求得其辨治之法则。所以，读《伤寒论》的条文，即等于临床见症，只要能理解条文的意理，即能指导临床实践。《伤寒论》是一部理论与实践紧密结合的巨著，故后人称之为理法方药备具的全书。

《伤寒论》在治疗气化病变上有精深的发挥。气化在人体之作用，与天地之气相参，天地以天阳之热蒸水化气而生气化，以五方之气交流运转而生气变。因此，天地有四时风火暑湿燥寒之气变。人体亦以心肾相交而起水火蒸化之作用，为人体气化之根源，与脏腑所生之气化交流运转，成为人体之五运气化。天地因五运气化之阴阳各有多少之不同，分为三阴三阳。人体大气布于周身之各部，亦因部位之差异而阴阳多少亦各有不同，分为六经气化，即十二经气化。通于天地之气化，亦以三阴三阳、风火暑湿燥寒之六气分属之，阐明天地气化与人体气化相应之关系。人体气化在生理之正常活动下，无异样感觉，但在外邪影响于人体之后，即各经有各经气化之反应，其反应之表现，即是六经气化病变之症状，六经症状因各经之气化部位不同而症状各异。《伤寒论》根据六经气化之机理，创立了六经病辨证之大纲，和六经气化病变之治疗大法，奠定了治病大法，在医学上作出了重大贡献。

人体生理，气化与形质是统一的整体关系，无气化不能保持形骸，无形骸亦不能起气化之作用。在病理上，气化病变可以影响形质，形质病变亦可以影响气化。但是，在治疗上，气化病变和形质病变不能混淆。因气化病而影响形质机能者，以调气化为主；因形质机能病变而影响气化者，以治形质机能为主。治形质病，以调理形体之机能为主，但形体机能是气化与形质的统一作用，所以，治疗总则不能舍离气化，只是致病之因有先后的不同，治法亦当分主次。因此，先气化失调而致病者以调气化为主，因形体损伤而致病者以调形体为主。总的治疗目的，是恢复生理机能。恢复生理机能就不能离开气化。所以，杂病论（《金匮要略》）附于《伤寒论》之后，在治疗上有极重要之意义。故《伤寒论》自序谓："为伤寒杂病论合十六卷，虽未能尽愈诸病，庶可以见病知源，若能寻余所集，思过半矣。"

学习《伤寒论》必须深研《伤寒论》之精义，不能将六经辨证当作分型归类的方法，全书的辨证是与《金匮要略》相贯彻的，以病证而论病理病因和治病之大法。

《伤寒论》之辨病，以症为主。其辨证施治，以求因为主，必求得所以致病之因和发生此症之理，结合病理与病因，施以探本之治，使方与病合、药与症对，故投之而取效。如太阳之为病……即是太阳病的总纲，以下根据症状的不同而分为中风、伤寒、温病……其症状之所以不同，因其病因不同之关系，所以从症状上可以通过病理而求得病因，这就是治病求因的依据。如果不根据症状，则无法求得病因。《金匮要略》论病亦是如此。因此，辨证施治成为中医治病的定律。但辨证论治不是舍病而只论证。中医病名有以病因而定名的，有以部位而定名的，如六经提纲即是以六经部位气化而定名，中风、伤寒、温病即是以病因而定名；杂病定名大率亦以此意。所以，病与证都是辨治的依据，不能辨证而不连系病，亦不能辨病而不结合证。辨病与辨证都必须通过病理求得病因，才能从根本上治疗疾病，如果不能把病与证结合起来，而片面地强调辨证或辨病，即不免有差之毫厘、失之千里之误。《伤寒杂病论》之辨治精义，即是病与证紧密结合，求得所以致病之因，根据病因和病理施以适当之治疗，所以《伤寒杂病论》成为辨证施治之大法。

再者，六气标本中见之义，是探讨气化产生的根源及天地气化与生物之关系的根本，在治疗气化病变上极为重要。气化在人身之作用，与形质机能不可分割，气化失调而生病，必然影响机能与器质。气化之义，是天地之气交流化合而变易，如冬寒之气交春而变为春温之气，春温之气交夏而变为暑热之气等。四时之气相代而交变，成为四时交变之正序，如果时序失调，冬气温而春气反寒，即是岁序之气化失调。更有急风暴雨，骤冷骤热，都是宇宙气化之失常。人身气化虽不同于宇宙气化，但病理现象亦可以或冷或热，寒热交错，内寒外热，上热下寒……如太阳病之发热恶寒，阳明病之但热不寒，少阳病之寒热往来，太阴病之中寒外温，少阴病之阳虚四逆，厥阴病之厥热胜复，都是气化病变之表现。如经气交并、合病，则病情更为复杂，而成气化病变之复杂现象。《伤寒论》根据大气运化之义，阐明经气病变之理，在治疗气化病变上有极深刻之意义。古人根据气化产生之机理，以及气化之作用，阐明气化标本中见之义，以风寒暑湿燥火六气，分为三阴三阳。"太阳之上，寒气治之"，太阳为阳气最大者，布于周身之表而有卫外之作用，其气产生于寒水之中，故太阳气化本寒而标阳，寒盛则病从本化而恶寒，阳盛则病从标化而发热，故治太阳之病，或从本，或从标。"少阴之上，热气治之"。少阴之热产生于水火蒸化，火衰不能蒸水则阴盛而热少，火盛而水不足则阴虚而热盛，标气为阴，本气为热，标本之气不同，故治少阴之病亦是从本从标，适调阴阳水火蒸化之机。"少阳之上，火气治之"。少阳中见厥阴，少阳之火属于木火，以木生火而得少阳之化，则成阳和之用而生养万物，如木火过盛，则火盛而为病。少阳失其阳和之用，火盛亢而成邪，少阳标本同气，阳从火化，故治少阳之病当从本而抑火。"太阴之上，湿气治之"。太阴本湿而标阳，阴从湿化则为阴湿，阴湿内盛则不运化，标本气同，阴从湿化，故治太阴之病，亦是从本而化湿。"阳明之上，燥气治之"。标本气同，阳从燥化则成燥热之气，燥热过盛则消灼水谷而成燥结之症，中见太阴，得湿可以济燥，故治阳明之病可以从中而清燥。"厥阴之上，风气治之"。风从阴化则为寒风，风从阳化则为热风，风以阳和为用，厥阴中见少阳，少阳为阳和之气，风得阳和则成鼓荡生物之阳气，故治厥阴之病，亦当从中而保阳和之气，所以厥阴以得少阳为欲愈。总之，六经气化以平为正，太过、不及皆可为病。所以，治疗气化病变，务使气化平调为原则，标本中见之义是治疗气化病变的探本穷源之治法。

部位的分界也是诊断治疗的重要依据。十二经各须其道，各有所主之部位。程郊倩（清代人，著有《伤寒论后条辨》）谓："经犹界也，六经署而表里分，阴阳划矣。"三阳经发于六腑，三阴经发于六脏。《素问·热论》谓："巨阳者，诸阳之属也，其脉连于风府，故为诸阳主气也。伤寒一日，巨阳受之，故头项痛，腰脊强；二日阳明受之，阳明主肉，其脉夹鼻络于目，故身热目疼而鼻干不得卧也；三日少阳受之，少阳主胆，其脉循胁络于耳，故胸胁痛而耳聋；四日太阴受之，太阴脉布胃中，络于嗌，故腹满而嗌干；五日少阴受之，少阴脉贯肾络于肺系舌本，故口燥舌干而渴；六日厥阴受之，厥阴脉循阴器而络于肝，故烦满而囊缩。"此虽与《伤寒论》提纲稍有不同，但《伤寒论》亦是结合经气循行之部位而立辨证之依据，气化与部位联系起来，即是《伤寒论》辨治之大法。

略谈《傅氏女科》精义

傅山工于书画，兼精医理，生当明清之际，坚持民族气节不仕清廷，鸿才博学奈无所用，蕴匮藏珠志不能达，刚毅正直不畏权势，富贵不淫，贫贱不移，不为良相而为良医，磅礴之志寄于方技之中，悬壶济世借抒利民之心。其所著医方师古而不泥古，变通化裁自成格局，其于女科更为精湛，发《内经》任脉通，太冲脉盛，月事以时下，阴阳和故能有子之微义，阐肝脾肾与冲任督带相关之机理。

女科全书，分带下、血崩、调经、种子、妊娠、小产、难产、正产、产后九篇，论理简要，立方精巧，能握病理之要领，阐明治疗之大法，制方不重用药之多，而重用药之精。治病以清理病本为主，消除症状为辅，使病源消除，症状自愈。因虚致病者补虚为主，因邪致病者驱邪为先。特别于胎产之病，必以培补气血为要，纵有他邪兼以治之；调经种子以调理肝肾冲任为主，兼理气血；妊娠产后以补益气血赞助生化之源，补气血以荫胎元，助生化以资化源；治带下侧重于带脉，兼调肝脾肾之机能；治血崩以调肝肾为主，兼固冲任之脉。

一、带下

1. 其论带下，谓："脾气之虚，肝气之郁，湿气之侵，热气之逼，安得不成带下之病哉。""夫白带乃湿盛而火衰，肝郁而气弱，则脾土受伤，湿土之气下陷，是以脾精不收，不能化营血以为经水，反变成白滑之物由阴门直下，欲自禁而不可得也。治法宜大补脾胃之气，稍佐以舒肝之品，使风木不闭塞于地中，则地气自升腾于天上，脾气健而湿气消，自无白带之患矣，方用完带汤。"

2. 论青带谓："夫青带乃肝经之湿热，肝属木，木色属青，青带下流如绿豆汁，明明是肝木之病矣。"治法"以解肝木之火，利膀胱之水，则青绿之带病均去矣"。方用加减逍遥散。逍遥散最能解肝之郁逆，郁逆之气解则湿热难留，而又益之以茵陈利湿，栀子清热，肝气得清而青绿之带又如何自来？

3. 论黄带谓："夫黄带乃任脉之湿热也。""一带脉横生通于任脉。"治法"宜补任脉之虚而清肾火之炎，则庶几矣"。方用易黄汤。

4. 论黑带谓："夫黑带者，乃火热之极也。"治法惟以泻火为主，火热退而湿自除矣。方用利火汤。

5. 论赤带谓："肝经之郁火内炽，下克脾土，脾土不能运化，致湿热之气蕴于带脉之间，而肝不藏血，亦渗于带脉之内，皆由脾气受伤，运化无力，湿热之气随气下陷，同血俱下，所以似血非血之现象现于其色也。"治法须清肝火而扶脾气，则庶几可愈。方用清肝止淋汤。

二、血崩

血崩之病由来多端，但以冲任损伤为主要病源。治法当清其源而塞其流，不清其源，流亦难塞。故篇中论治皆是各求其因而止其崩。

因血崩而昏暗者，方用固本止崩汤，补气血固冲任以止血而生新。

因郁结血崩者，用平肝开郁止血汤以舒肝解郁、凉血消瘀而止血。

因闪跌血崩者，用逐瘀止血汤以消瘀而止血，使瘀血消而新血复生。

因血海太热血崩者，用清海丸以滋脾肾、清血海、养阴凉血而止血。

因血瘀经闭，瘀热结于少腹者，方用荡邪汤之类，以补气血、泻瘀血而消瘀结之块。方中用雷丸，有除邪消结之效。其制方之妙有发前人所未发。

细玩方义，自知其理法之精，实为诸家女科所未及。

三、调经

调经之治，更为女科之难事，善于调经则女科之病可以迎刃而解矣。妇女经调则身体健康，身体不健则影响月经不调。妇女月经之调与不调，关系着气血循行代谢之机能，以及脏腑阴阳之和与不和，所以，任脉通，太冲脉盛，月事以时下，阴阳和则能有子。冲任为肝肾所主，阴阳为生化之基，肝主生发之气，肾为元气之根，肾元之气充足则精生而血旺，肝阳之气条达则脏气之生化无阻，所以人身生生化化之机肝肾极关重要。而阴阳又为人身之纲纪，人身生化之机，必须阴平阳秘，阴阳不和则生化机息而百病生。因此，妇女之月经调与不调，实为生化之机能有无滞碍之标志，所以治疗妇女疾病以调经为要领。篇中调经之方：

1. 经水先期而来多者，用清经汤清冲任之火，并舒肝滋肾而摄经。先期而来少者用两地汤滋水清热以调冲任之脉。

2. 经水后期而来多者用温经摄血汤温脾肾而调冲任。

3. 经来先后无定期者，用定经汤补脾肾舒肝郁而调冲任之脉。

4. 经水数月一行者，用助仙丹补脾肾舒肝郁调补冲任之脉以助生理功能，不能用通经之药致损气血，阐明调经之大法。

5. 经水忽来忽断，时疼时止，用加味四物汤，舒肝补血以调冲任之脉。

6. 经水未来腹先痛者，用宣郁通经汤，舒肝补血而泄火，以通冲任之脉。

7. 行经后少腹疼痛者，用调肝汤，补肝肾益精血以和冲任。

8. 经前腹痛吐血，用顺经汤，滋肝肾之阴而平肝逆之气，使冲任气和而腹痛吐血之症自愈。

9. 经水将来脐下先疼痛，用温脐化湿汤，渗脾湿以通冲任之脉。阐明了寒湿下阻而致痛经之理。

10. 经水过多用加减四物汤，补肾和肝以摄冲任之血。

11. 经前泄水用健固汤，渗脾湿而和冲任之脉。

12. 经前大便下血，用顺经两安汤，补脾肾理肝血调冲任而止大便之血。

13. 年未老经水断，用益经汤，补肝肾调心脾以益冲任之血而通经水，使癸水足而经血自生，不取攻破之药以行血，此为治病求本之要点。

四、种子

不孕之症原为经水之不和，癸水足，经血旺，自然经调而受孕矣。所以种子之治必须与调经之法相结合，经血不和而欲种子，恐是徒劳而难能为功。治法当于调经方中加种子之药，则经调而孕可受矣。篇中种子之方，皆是探本穷源之治，故可为后世法。深思而细玩其义，变通化裁，自可收显著之效。

1. 下部冰冷不受孕，用温胞汤，补脾肾而温子宫兼生精血，则冲任脉和而能受孕矣。

2. 胸满少食不孕，用温土毓麟汤，温脾土而补肝肾，助火生土，则胞宫温而带脉可固，精血充足；阴阳调和，自可育麟而无堕落之虑。

3. 少腹急迫不孕，用宽带汤，补肾肝精血以和冲任之脉，建脾土之运以宽带脉，则冲任带脉皆和而可受孕。

4. 肥胖不孕用加味补中益气汤，补脾益气兼除痰湿。阐明肥胖之因实由于脾虚生湿，湿盛生痰，痰湿留阻而胞宫之精血不化，故不可受孕。

5. 骨蒸夜热不孕，用清骨滋肾汤，滋肾之阴而清骨髓之热，兼清脾土以助生化之机，则胞宫之热清，冲任之脉和，所谓阴阳和故能生子也。

五、妊娠

妊娠是生理之正常现象，当是安和而无病，但有妇人身体虚弱，肝脾不和，运化功能失调，以致妊娠之期食欲改变，恶心呕吐。或因受胎之后冲任之脉受阻，血液之生化不足，以致荫胎之气血不足而发生小病，或因其他因素影响，致使胎养不足，亦可发生疾病。所以妊娠有病当调治母体，使母体康健则胎养自足，胎儿可以正常发育而无胎萎胎死之患。因而，篇中以妊娠保胎列为重点。以下，妊娠病之治法已扼其大纲，若师其方而化裁，自有左右逢源之妙。

1. 妊娠恶阻用顺肝益气汤。"于平补肝血之中加健脾开胃之品以生阳气，则气能生血尤益胎气"。补气血而调脾胃，使脾胃健运，胎得所养，自然肝胃和而呕恶止矣。

2. 妊娠浮肿用加减补中益气汤，补气血而升脾胃之阳气，加茯苓利水除湿而助化水行气之功，则中气健运，水湿下行，而浮肿自消。

3. 妊娠少腹痛，用安奠二天汤，补脾肾而固带脉，使胎得所养，带脉有力，则胎固而安，自无堕胎之虑。

4. 妊娠口干咽痛，用润燥安胎汤，补肺肾之阴而益金水之源，则津液生而口干咽痛之症愈，少加清火益血之品，则火熄而胎自安。

5. 妊娠吐泻腹痛，用援土固胎汤，补脾肾以安胎，助元阳以温土，使冲任带脉皆和，则胎可固而腹痛可愈。

6. 妊娠子悬胁痛，用解郁汤，补气血而解肝郁，使肝气不逆，胎得所养，则胎安而胁闷痛之症愈。此方之妙，重用归、芍以养血，少加砂仁、枳壳以和胃降逆，使栀子之苦寒泻火而不伤胃。此则古人舒肝理脾之法。

7. 妊娠跌损，用救损安胎汤，重用补血之药，少加活血止痛之品，更以人参、白术补脾胃而固带脉，则胎可安而瘀可行，不致有跌损伤胎之虑。

8. 妊娠胎漏，小便下血，用助气补漏汤，补气血清火邪而止漏安胎，使气固热清，血自养胎而不外漏矣。

9. 妊娠子鸣，用扶气止啼汤，补气血润心肺，使胎得润养，自不啼于腹中。

10. 妊娠腰腹痛，渴汗躁狂，用熄焚安胎汤，发挥二阳之病发心脾之义，于大剂滋阴益水清热方中加补心脾之品，使水旺以制火，补心脾而安胎，则胎自安而火自平矣，汗狂躁渴之症自愈。

11. 妊娠多怒堕胎，用利气泄火汤，重用养血平肝之药，少佐健脾泻火之品，使肝木得养而条达，肝脾相和而不侮，自然肝条土疏，冲任和带脉固而胎可安矣。

六、小产

妇人小产，多有外因，但以任督亏虚、带脉无力为致胎堕之根源，所以固胎之法当去其诱因，调补任督带脉，则所伤之气血可复而胎儿可固。以下诸方已阐明保胎之大法，善师其义则可以安胎而免小产之患，自无习惯性流产之虑。篇中治小产之方用之多收显效。

行房小产用固气填精汤，补气血固冲任而止血，妙在补气自能摄血，补精自能止血。

闪跌小产用理气散瘀汤，补气血消瘀血，去瘀生新而止晕。

大便干燥小产，用加减四物汤，补血涩精而清血中之瘀热，使火清血止而精血复生。

畏寒腹痛小产，用黄芪补气汤，补血温胞以固冲任之脉。

大怒小产，用引气归血汤，平肝解郁、凉血养血以止血，且加白术、甘草补脾而固带脉，加麦冬补肺而清肺热，使肝气不逆，血自归经矣。

七、难产

难产之症，自新法接生以来，已不多见，但亦有产中困难需要服药调理者，亦当佐以药力之辅助，则孕妇自可顺利生产，减少产中之痛苦。以下诸方，临症可以选用。

血虚难产用送子丹，补气血以润胞脉，清肺气以降气逆，使胞中濡润，肺气清降，则胎易产矣。

交骨不开难产用降子汤，补气血开交骨以降子，少佐红花以行活血之功，使气血充足，交骨自开，则胎自易产。

子死腹中难产用疗儿散，补气血而下死胎。近来以新产法取胎，此方已很少用，但方意以补气血下死胎，对子死腹中不产者亦可采用。

八、正产

正产治法近来多行手术，因而服药很少，但产中疾病药物效用很著，不可偏废。产中结合服药较单用手术为好。以下方药可收良好效果，临症可选用。

胞衣不下用送胞汤，补血消瘀而通胞络之气，则胞衣自下。如产妇气血太虚而胞衣不下者，则用补中益气汤补气升清以降浊，使气血充足，胞脉通畅，而胞衣自下矣。

正产气虚血晕，用补气解晕汤，大补气血而消瘀，使旧去新生，速复生化之机，自然心有所养而不昏晕矣。

正产血晕不语，用针刺眉心以通脑舌心气，再进参汤与当归补血汤以生新血，使心脑之血足，则舌窍自通，语言自出矣。

正产败血攻心晕狂，用安心汤，补血兼清心火，使新血生而心得所养，虚火清而瘀热可除，则晕狂之症自愈。

正产肠下，用补气升肠饮，在大补气血之中佐健脾升阳之品，使新血遂生，阳气可升，脾土健运，带脉自固，下降之肠自可升举矣。

九、产后

产后之病，率多危重，调理失当每有死亡之危，即是轻病亦多延绵难愈，故产后之病当急速治疗，不可延误。以下诸方皆是经验良方，不可忽视，若能师其意而调治，可收转危为安之效。

产后少腹痛，用散结定痛汤，生新血而消瘀结，诚产后消瘀之善法。如属虚痛，即用肠宁汤，补气血以和冲任之脉。

产后气喘，用救脱活母汤，补肺肾养心血，少加肉桂以固元阳之根，加黑芥穗以理血分之瘀，启后人救治产后虚脱之大法。

产后恶心呕吐，用温肾止呕汤，补脾肾而温胃止呕吐，使脾肾之气不虚而呕吐自止。产后血崩，用救败求生汤，补气血、益肾精、养心脾以救冲任之损伤。

产后四肢浮肿用转气汤，补脾肾益气血兼理肝脾之气，使气血生复，肝脾不忤，脾肾行制水之功，则浮肿自消。

产后肉线出用两地汤，补任督带脉以固腰脐之气，使气血升举而肉线自收。

产后气血两虚乳汁不下，用通乳汤，补气血清肺气，使乳汁生而乳自通下。

产后郁结，乳汁不通，用通肝生乳汤，舒肝理脾补血以生乳，则乳汁自行而可通矣。

论产后治法遵丹溪、太仆之论，以大补气血为主，少佐行瘀之药。纵有外邪，亦当在补气血之方中少加驱邪之品，万勿攻邪过急而致伤正。对生化汤之运用颇有发挥，方以生新为主，少佐消瘀之品，使瘀血去，新血生，速复生化之机，则产母自可复原。如能善师其意而化裁，对症加减，则产后之病治无不效。

保产无忧散为保胎顺产之效方，安胎去红花，催生去蕲艾，陈氏（陈修园）极赞其妙。妊娠疾病可师其意而调理。方中当归、川芎、芍药以养血，黄芪、枳壳以理气，川贝母、荆芥穗、厚朴、艾叶、菟丝子、羌活、甘草、生姜疏风和中以调冲任督带之脉，使气血充足，胞脉通畅，自然安胎而易产，故誉为胎前之良方。

以上所举《傅氏女科》方剂，仅是一斑，远非全璧，细玩方义，有发前人所未发，特别于肝脾肾冲任督带之关系有独到之见解，对女科病之治法已扼其要领，故《傅氏女科》成为后世之法。

谈六味地黄丸

六味丸是从八味丸化裁而来的，二者意义基本上相同。八味主要是治阳虚。《金匮要略》上用八味的地方不很多，在水气病上用它是利用其温阳化水的作用。根据王冰的解释，后家多认为六味是壮水之主，八味是益火之源，但总以调理肾脏的功能为要。肾阳不足用八味益火之源，肾阴不足用六味壮水之主，这是后人用法。原来《金匮要略》是以八味为主，名肾气丸。宋代钱仲阳治小儿病是用六味，小儿稚阳之体，纯阳之体，阳常有余，阴常不足。

六味基本上是助肾脏的功能。肾脏的功能主要是生化，但是利水也是其主要作用，肾司二便嘛。故用茯苓、丹皮、泽泻，不能纯用补药，纯补不能赞助它的整个功能。补精的药，以熟地为主。肾所以能生化，主要是"精"嘛。肾主藏精，固藏五脏六腑的精气。现在解释的"精"，有点单纯了，精就是五脏六腑之精，精就是精气。道家佛家就讲精气神，精不足气也不足，神也不足。

熟地、山萸、山药三味药，山萸是补肝肾的，山药是补脾的，熟地是滋阴补肾的。原用干地黄，因性寒，后世用九蒸九晒。山药理脾，这是很重要的。补肝肾之药，肝是升的，肾是藏的，肝肾都在下焦，而肝以升为用，它以少阳之气为主，故厥阴之治疗以得少阳为欲愈。肾里藏的也是相火，它亦产生阳气，它的这一功能不是直升直降，而是循环式的，要通过中焦脾胃的运转。厥阴所以厥，亦是脾胃不转运。脾胃不转运，肝肾之气就郁滞。肝肾之气要想运转，必须通过脾胃的功能。茯苓是化水气的药物，不是利水药，但用得多了，剂量大了，也是利水的药。四君子汤中也用茯苓，不是利水，是行水化气的作用，气化则自然行水，水一化就变成气。如在五苓散中亦是化水行气，但是水不利，加猪苓。茯苓加上泽泻就利水，茯苓加上桂枝化水，茯苓加上白术是健脾，配伍不同则功用不同。丹皮有清相火、清肝的作用，制相火太过。

肾主蛰，为封藏之本，但它不是固藏不泄的，它还有利的一面，如果只是固藏那就不生了。所以治肾脏病不能只让它封藏固密，不让它疏泄。既然肾在生理功能上又藏精气又有疏泄，因此，只有既能补又能利，才符合肾脏的生理功能，才是赞助肾脏功能。

谈桂枝汤

桂枝本是温散风寒的药，这是不变的，用在杂病上是温散风寒的药，用在伤寒上亦是温散风寒的。所以麻黄汤中用桂枝，桂枝汤中不用麻黄。芍药和桂枝合在一起可以和营，桂枝虽然能散风寒但它不能和营，加芍药可以和营，所以桂枝汤中加芍药。生姜也可以用，它是温通阳气的，只要是阳气不通都可以使用。它和甘草是解不开的，甘草是滋补汗源的。发汗都得有汗源，人吃饭以后发汗这是有汗源，如果中焦虚了，没有汗源了，则发不出汗，虚人即无汗。用桂枝汤时不是因人虚得无汗了，而是一定要补助中气以滋汗源。桂枝汤既能调和营卫又能发汗散风寒，其整个方意是鼓动春阳之气以散风寒，所谓春风解冻嘛！这样，里边的阳气充足了，外边的寒气自然就消解了。所以，桂枝汤就是散风寒的药。感冒了，用点桂枝汤。

阳旦汤和桂枝汤情况不一样。桂枝汤立方是以桂枝为主，阳旦汤以升阳为主，用附子，如它不加附子，阳气就无源生发，加上附子，就有肾阳了。

小建中汤中亦用桂枝汤，用它加上些饴糖固中，就把发散的性质变成了温中的性质。再加上些白芍，白芍是舒肝脾的（腹痛加白芍嘛），加上些白芍，肝脾就调和了。这样把桂枝汤温阳的作用变成温中的作用，不让它往外发了，让它温中，这不就建了中了。所以叫小建中汤。建中是建中阳之气，而不是补中，和四君子汤不一样，四君子汤是补哩！

桂枝加龙骨牡蛎汤，是把温充肝阳的药和收敛性的潜阳补肾的药合在一起，叫它返回来补充肾阳。它补肾阳，和桂、附不一样，只能振发，只能辅助阳气生发，阳气生发出来，肝阳充盛了，肾阳自然充盛。人身上的阴阳循环，就是阳气上升阴气下降，反过来阳气下降阴气上升又成了阳气了。现在人们弄不通阴阳升降的道理和作用，认为阴只是阴，阳只是阳，不知道大气的循环就是冬季阳气亦变成阴的了，夏天阴气也变成阳（热）的了，这就是阴阳升降的作用。所以到了夏天地下是凉的，到了冬季地里头是温的，阳气收敛在内了。如阳气发散在外，地里亦就冷了。讲桂枝汤，不懂阴阳转化的问题，桂枝汤就讲死了。光知道它调和营卫、散风寒，中风了用个桂枝汤，伤寒了用个桂枝汤，弄通了这不是可以随意加减嘛！桂枝助阳，芍药和营，它的发汗不发汗是在生姜那儿呢！重用姜就可以发汗，不用姜就不

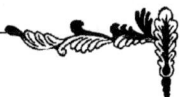

发汗。

麻黄汤中为什么不用姜呢？它是利用麻黄开表，它有桂枝的热力助动，就可以发汗。而麻黄汤中用杏仁，杏仁是降逆理气的，理肺气开表就得理气，肺主皮毛嘛！

只要把阴阳表里循环的关系弄通了，药物自然就好办了。主要是以生理为主，生理弄通了，病理自然就通了，病理通了，治疗就随着病理来，寒则热之，热则寒之……多会儿也不变。

后世人称"桂枝汤"为众方之祖，为什么呢？

众方之祖，一个就是表证，大部分都是先有表证，"风为百病之长""百病皆属于风"。中风了用点桂枝汤。就咱们一般治病也是先治感冒，后治杂病。《伤寒论》《金匮要略》的排列亦是先治感冒。人身上要是不外感，杂病亦就少了。现在为什么病复杂了，很多情况就是最初外感时他们不会治，失治误治治复杂了。只要把感冒能掌握好，杂病就少了。这是众方之祖的一个意思。

另一个意义是人身上的生发之气都是源于春阳之气的振发。如果说肝阳之气不生了，万物就不能生发，所以有厥阴证。厥阴证要转不出阳气来，厥则不生，厥则死了。厥阴里头热多为病退，寒多是病进。热多虽亦病，但是它以阳为主，只要厥阴的阳气充足，即自自然然地生化就产生出来。如厥阴的阳气不足了，就厥在里边了，厥在里面就不能生发出来了。这样说来振发肝阳也是"祖"。这一点在治病上很重要，桂枝汤即是鼓动春阳。桂枝汤的意义主要是调和阴阳，只要把阴阳能调和了，会调和阴阳了，那就会治病了。所以说桂枝汤是众方之祖。

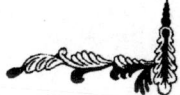

谈生化汤

生化汤主要是在生化的意义上。这个方剂弄不清是谁的，有人说是张景岳的，不管谁的吧，这个方剂很好。

生化汤主要是生化血液，一般治血病都可以用生化汤，现在治肿块亦用生化汤，意思就是使血液活动了。

血的生化，《内经》谓："中焦受气取汁，变化而赤，是谓血。"生化功能以脾胃运化功能为主。运化功能离不开肝，肝气是既能生发又能疏通。真正要化成血呢，则必须是心，肾脏不能成血。治血不生化，大部分是补血助心的药，现在亦是补血，当归、白芍、茯神等。

生化汤的逐瘀之药，只有桃仁。在无病的情况下，生了孩子以后，有些停留下的旧血没有化了，新血受到一定的影响，用生化汤，赞助生血功能。这都是赞助，不是补助，赞助和补助不一样，如现在的输血，那就是补助，不够了，补助些。中医治疗贫血是赞助，不用什么纯补的药，纯补的药不起什么作用。要补血一定得懂生化的道理。生化汤，这一方名起得很好。用生化汤，主要在于它生化的意义。药中当归、川芎不只在生化汤中用，在很多药中都用，产前产后、佛手散、开骨散、催生药亦用。当归是补血的，川芎是活血的，川芎是温散性的药，生血得有一定的阳气才能生。川芎真正是有生化血的作用，不过它没有当归不会补血，当归、川芎合在一起即是生化。至于其他药配伍，桃仁是为消瘀，姜炭是有特殊作用的，干姜是散的。注解家谓"干姜守而不走"，不过它是温中的药，与生姜不同，生姜是散寒解表的药，干姜是温中的药，它并不是守而不走，而是温的部位不同。而姜炭呢？姜炭里边有生化作用，补阳气，炒成炭即止血。它巧的地方就在助阳而不影响出血。如用上热性的药则影响出血，温阳则起到止血的作用。姜的温性再加上些川芎，则血就不滞了，自然就生了。

子宫肌瘤的形成，一定是有瘀滞。《金匮要略·妇人杂病脉证并治》曰："因虚、积冷、积气，为诸经水断绝……"那是妇科最精华的一段，人们都看不出来，学妇科的亦不学那一段。"因虚、积冷、积气"，虚嘛！病都是个虚，"邪之所凑，其气必虚"嘛！积冷、积气，冷了亦可以积，气了亦可以积，气不疏通亦可以积，受了风寒冷热都可以积。因虚、积冷、积气以后又引致经水断绝，这里头不就有了瘀了。

用生化汤治，这就是变化，不一定用到产后，产前亦可以用。因虚用上当归、川芎，这不是补了血了，积冷的加热的药，积气的加疏（舒）气药，这不就是生化汤的化裁嘛！唯主经水断绝，这就积得厉害了，这就需要通经活络。生化汤无论用在什么地方都可以。

为什么成了肿瘤了？就是积冷、积气而起了组织上的改变，它就是肿瘤。气血里面的瘀滞，不是积气，就是瘀血。血瘀气滞如影响组织细胞起了变化，那就是肿瘤，那就看你是良性的还是恶性的。生化汤消肿块只能消良性肿瘤，恶性肿瘤消不了。如是恶性的，就得加攻毒的药。

童便后来都用于活血消瘀，实际上它是自还生化，在自还生化的基础上它可以活血。酒它是叫药力行快，醋它是叫药力行得慢。酒在活血消瘀的药里多用，不过是用黄酒，不用白酒，白酒是气分药，黄酒可以入血分。

为什么这几味药就叫生化汤，反过来四物汤就不叫生化汤呢？古人立方都有很深刻的方意呢！

谈少阳与小柴胡汤

少阳居于半表半里，少阳的半表半里是阴阳之界的半表半里，不是阳经里面的半表半里。阳明证的所谓里症，它是针对太阳来说，不是针对三阴三阳来说的。从阴阳来说，里是指三阴，表是指三阳。所以少阳的半表半里，它内入的是阴经，外边的是阳经。不过少阳为枢的枢，比少阴为枢的枢要重要些，因为它是在半表半里阴阳之界上哩！所以通不通主要在三焦，主要在少阳哩！少阳一不通，可以影响到三焦的不通，可以影响到上下表里的不通。从《伤寒论》上来说，表里是重要的，因为它是外邪影响的关系，它是由外而内的，如果要是表里不通了，伤寒有憋死的，出不了汗憋死的，憋死则是不通了。所以在少阳这一部一定是要叫它疏通！邪气传到少阳的时候，就阻滞少阳之气了，就要不通了，所以出现胸胁憋胀。实际上往来寒热不是不通，是正气与邪气有斗争的关系，如果是正气不能抗邪了，就不通了。能往来寒热，还是正气和邪气相争哩，邪入阴中则寒，邪入于阳中则热。在这个时候，就要借小柴胡的力量叫它由内而达外，疏通少阳之气。从它的治法上来说，小柴胡汤中不是有黄芩吗，其根据是"少阳之上，火气治之"。少阳属于相火。《难经》上说："相火游行于三焦。"可是如果相火过盛，厥阴以得少阳为欲愈，但是它有个过盛哩，相火过盛就变成热证了，因热生火嘛！唐容川说"空中有火，离中之木"，离木生火就成火了。人身上木火是燃烧的，正经心火可是不至于燃烧。所以少阴之上是热气治之，少阳之上是火气治之。在治疗少阳的时候，注意不要郁住火，要表里疏通。少阳之上火气治之，寒证比较少，热证比较多。如果是寒气不解而阳气不足了，属于厥阴，阳气转不出来，这时要注意它的火。所以小柴胡汤中用柴胡，柴胡是疏通的，柴胡是由内达外的，它不是发汗解热，而是疏解剂，是疏通表里的，黄芩是去热的，清相火的，其他是针对性的，如半夏是降逆的，有时可以去半夏。但柴胡汤不能去柴胡，一般黄芩也不去，去了黄芩就不能去火了。柴胡汤治胸胁苦满，但还有口苦、咽干、目眩呢，这几个症状应该结合在一起，在口苦的时候就加黄芩，胆经有火亦口苦哩！现在胆经有火不是亦用黄芩嘛，这个都是属于少阳的。生姜、大枣是和营卫的，桂枝汤中也用，一切调和营卫的方剂中都用，而且它可以助其发汗，是助汗源的。生姜可辛散开表，大枣可健脾固中，助汗源。发汗剂里，张仲景方剂中大部分都用甘草和大枣，纵然不用大枣，也要用甘草，它是健脾哩，脾不是为胃行其津液嘛！所以这是一个关键的地方。人参的问题要注意一下，古代的人参和现在的人参不一样。《伤寒论》上都是津液不足了加人参。后世津液不足加人参会口干舌燥，起火哩，可用辽沙参、太子参，如身体虚可少用些，党参也可以。

柴胡汤的用法很多，只要掌握住这个原则，是通表里寒热的。从少阳经说它是以火为主，不是以寒为主，可是阴阳之界呢，它疏通表里以后，寒热自然就和了。所以厥阴证的四逆散里头也用柴胡，而不用专门解表，表自然就解了。逍遥散加了些血分药是和肝哩，仲景对于入肝经的和入血分的病都加白芍。用芍药可以舒肝理脾，但单用则只舒肝不能理脾，是间接地理脾。

大柴胡汤是一种变法。大柴胡汤是向里疏通，小柴胡汤是向外疏通，它用上大黄，有的时候加芒硝，它是里边不通了，木火郁于内，即向里解，木火郁于外，就向外解，总的情况是叫表里疏通哩。

《内经》上的枢，是按阴阳分开了。按阳经来说，太、少、阳，中间有个疏的；按阴经来说，太、少、厥，中间也有个疏的。疏就是户枢的枢，它的气化是往出转运，不是直上直下，也不是直内直外的。只要是在中间的都属于枢，这是按其作用来说。如太阳在表，阳明在里，至于少阳之气是属于疏通的性质，而不是少阳之气就疏通太阳和阳明。少阴经在阴经也是属于疏通的。不过少阴的枢和少阳不一样，少阳可以由内达外，少阴的枢并不能这样，但太阴和厥阴中间总有个转的东西哩，这就属于少阴。按少阴来说，太阴是阴气最大的，不过太阴合的有表，手太阴肺，肺不是合皮毛嘛，所以太阴主外。厥阴是阴尽阳生，实际上是转哩。少阴是冬藏之气，应该是不转哩，但是没有冬寒之气就转不出春阳之气来。太少厥，厥是在少阴之后，不能以厥阴为枢，如厥阴为枢就是整个阴经的枢，在这个时候厥阴也是枢，但厥阴的疏，不借少阳它不能疏。厥阴是厥热胜复，不是热闭就是寒闭，借上少阳它就可以疏，寒热就可以和。所以厥热可以偏亢，内里的热也可以转出来，内里的寒也可以转出来，整个来说是少阳为枢。就是从阳经和阴经上说这中间也有个枢，中间的都是枢。《内经》上说："天枢之上，天气主之。天枢之下，地气主之。"中间也是枢，"气交之中"中间每是枢。"上焦如雾，中焦如沤，下焦如渎"。渎是往下走，雾是往上走，至于中间，中间的气是上下转运哩，所以中焦如沤。沤了的东西或是上行或是下行，它不能停留在中间，这是转化、运化的作用。即这个东西的变化作用它是在中焦哩。这和人身饮食的作用一样，你吃东西，吃到胃肠里，不能吃到胸膈里也不能吃到少腹，是在中焦哩，可是中焦运化了以后的这个水谷之气呢，不是上行就是下行，所以精气上行，渣滓在下。在这个过程中，上焦的精华也要下达，下焦的东西也要上达，不过清浊不能乱了，如清浊乱了就乱于中焦了，不是正常的运化了。运化是要化成精微，化成精微以后才可以运化，浊气不能运化。霍乱病就没有化成精微，它里头的清浊之气乱了，那就是藿香正气汤证。

柴胡汤的疏，针对的不是中焦乱，而是表里不通和。它化也化了，但是表里之气不能通和。

谈补中益气汤

学《脾胃论》，第一是要结合《伤寒论》的六经气化。六经气化要注意厥阴的转化在于脾，厥阴病的死证大部分都是脾阳败绝，脾阳败绝以后，阳气就不会转了，厥阴就厥了。厥阴要转，厥阴本身固然是阴尽阳生，但它的转运是在中焦，中焦是转运的作用。后人说脾胃是后天之本，讲后天之本只是讲水谷，没有讲到转运的问题。在五行关系上，转运是主要的，六气的转变，中焦也是很重要的。李东垣在这方面没有说清楚，只是说脾胃很重要。第二点就是脾胃是后天，人身生化是在先天，滋养是在后天，脾胃为后天之本。但五行之间的运化（《金匮要略》就讲这一点，每一篇都结合五脏的生克与制化关系），脾胃如果不转运了，五脏的制化亦不会平衡，气化的升降出入也受到一定影响，所以中焦一不运化，百病就都来了。生化的功能虽然是以五脏为生化的基础，但也离不开运化的功能。只有生化，没有运化，不会长久存在，所以生化和运化是结合在一起的，脾胃自然就很重要了

从治疗上说，朱丹溪这派以肾为主，以生化为主，肾是基础的根源，肾脏的功能不行了，一切就都不能生化了。以李东垣来说，他重点是以脾胃为主，如果脾胃的营养不够了，生化的功能亦就不会生化了。这两个学说是矛盾统一的，看起来矛盾，实际上是统一的。只要是生化和运化的功能紧密地结合在一起，即所谓"生生化化，品物咸章"，如果生化和运化的功能不协调，就不会生生化化了。

李东垣的补中益气汤大概与时代有关系，可能他生活在金元时期不安定的年代中，一些人受饥饱劳累的损伤，脾胃就更虚弱了，所以他用调理脾胃的药。后来亦有人论李东垣走的是富贵的门，富贵人大多是消化功能不太好，中运不健康，所以他补养中气为主。这个方法，《伤寒论》上用的是小建中汤，他的办法是补气血为主。从补中益气汤来说，他用的是参、芪、术、陈、归、升、柴。参芪是补气的，陈术是理脾的，当归补血，升柴那就是转运的。升柴正是助转运之气，要不然，升柴他就用那么一点儿，如果要用得多了，那就成了升散了，而不是补中运了。只有用这么一点儿，只叫中运之气起一个升降循环的作用。看他方子里头，补气的药，补血的药，加上健中的药，这样，气血是由水谷生出来

的，脾胃健运了，不就产生气血了。反过来气血不足了，也影响脾胃的健运，所以加上补气血的药，加上健中运的药，再加上升肝阳的药，肝阳左上，自然胃气右降，不就起到了左右升降循环的作用了。研究脾胃论，主要要注意这个道理，不是光说脾胃是后天，不吃饭不能活，这谁也知道，很简单。但补中益气汤的意义不是那么简单，它是在赞助运化哩。古方都是"参天地，赞化育"嘛。其怎么变，药物可以变，但健中运不能变。李东垣的变呢，亦是在建中汤上变化出来的，亦是围绕那个意义。但那个是振中阳之气，他这个是助脾胃的功能。知道这个，补中益气汤的应用就会广泛了。为什么他不单用柴胡，而又加升麻？加升麻就可以把阳气升起来，如单用柴胡，那就外散，散就也伤中气了。中气不足，不能用柴胡，中气下陷可以用升麻。

谈百合病

百合病，就是百种病合至一起，形容其多呢，并不就是一百种。"百合狐惑阴阳毒总于阴阳"原文本来就解得很好。百合病包括了植物神经失调、癔病等，全身许多地方都不舒服。百合病就是阴阳虚，因阴阳虚而失调，引起阴阳病变。阴阳不能平衡时，神志也不能平衡，阳虚也有，阴虚也有，所以"见于阳者，阴法治之，见于阴者，阳法治之"。就是见于阳病，滋阴济阳，见于阴病，补阳济阴，不能用攻伐的药，不能见阳攻阳，见阴攻阴。见阳攻阴、见阴攻阳亦是错误的，都不能用攻药。但也不能用大补药，温补不行，清补也不受。

为什么百合病不和虚劳病合在一起呢？百合病是病阴阳而不是病于气血，虚劳病是病于脏气病于气血，虽然也影响于阴阳，但病本不在阴阳。基本东西不一样，故分类不同。狐惑亦是病于阴，病于阳。病于阳的在上部，病于阴的在下部。阴阳毒，中了阳毒或毒中于阳经称为阳毒，中了阴毒或毒中了阴经的称为阴毒。为什么阳毒用升麻鳖甲汤，阴毒反而去了蜀椒、雄黄？注家不好理解，认为应该阴毒加上蜀椒、雄黄，蜀椒、雄黄这是解阴气的。但它不是那意思，它是看先中于阳分还是先中于阴分。先中于阳分，蜀椒、雄黄去阳分的邪，阴分的邪即不需要了。这就和人们外出中了邪气，晚上中的在阴分，白天中的在阳分，它是那么分的。

"百脉一宗，悉致其病"，都解释成"肺朝百脉"了，不知百脉都统于阴阳。"治病必求其本，本于阴阳"，为什么不理解为百脉统于阴阳呢？这就是发挥《内经》上的本于阴阳。《伤寒》《金匮》都是发挥《内经》哩。不读《内经》不会解释《伤寒》《金匮》，《伤寒》《金匮》全是《内经》上的发挥。

古人写书与今人不同，今人参考许多书，参考综合。李时珍《本草纲目》虽是用这种体裁，但有不同。李时珍是收集药物呢，药物的主治、性味、功能。李时珍不是创作家，而是收集家，收集是越多越好，如把世界上的都收集上那就是药物大全，它是收集的，故参考书多，整理归纳系统了一下。

仲景在《内经》的基础上是发挥，而且是发微，是发挥了微义，而不是发挥了语句。所以从语句上找不出《内经》的话，而实质上都是《内经》上的东西。如"上工治未病"

《内经》上是预防性的上工治未病，他就发挥了治疗上的上工治未病，这不是发挥吗？临床上这个治未病当然亦有预防性，一脏的病不能再传他脏，所以"见肝之病，当先实脾"。如果这一脏要不防止他传，如肝传脾，脾传肾，那不就都成了相克的了吗，相克即是死证。所以他治未病就是把相克的东西变成相生的，杜绝脏邪一直传变，这不是发挥嘛！

百合是平补性的药，而且众瓣结合在一起，是调剂阴阳的东西，百合开的红花，瓣是白的，由气而产生变成血，气血均补嘛！用百合主要是取其性，而不是取其味。

年　谱

1907 年　农历九月二十四日出生于山西省定襄县镡村。名耀久，字子亨，号一樵。四子，另有兄长三人。父邢仰恋，在原籍以耕植为主，兼裱糊纸业、绘画为生。

1914～1921 年　在 7 岁时入本村初小就读，四年初小毕业后，因家庭经济困难，无力升入高小，年幼又不宜就业，即在本校跟从本族叔翁学习"四书"，兼学医书。

1922 年　15 岁时跟随本村开业医生邢庭芝先生学习临床知识。

1926 年　19 岁时考入山西医学专门学校中医班学习。

1930 年　四年毕业后因父母年事已高，无人侍奉，即返回家乡行医，种田，侍奉双亲。

1937 年春　双亲相继去世。同年冬季，日寇入侵定襄，烧杀抢掠，经常骚扰乡民，日不安宁。

1938 年秋　因生活所迫，背井离乡来太原寻找两位兄长谋生，从此便在太原开始行医，先后在太原百万恒、大生恒、体信堂药店坐堂。

1948 年春　太原解放前夕，蒋阎独裁，挑起内战，省城太原重陷水火，难以度日，遂在亲友帮助下，避难异地，在北平悬壶行医，养家糊口。

1951 年　太原解放后，于 1951 年夏由北京返回太原，在太原红市街住所挂牌行医，维持生活。

1954 年　响应政府号召，组建太原市第一联合诊所。

1956 年　应召入山西医学院第二附属医院中医科工作。

1958 年　被任命为中医科副主任。

1967 年　被任命为中医科主任。

1978 年　任中华全国中医学会第一届理事，山西省中医学会常务理事。

1981 年　11 月获山西省科协优秀学术论文奖。

1982 年　由山西人民出版社出版发行《邢子亨医案》一书，11000 册短期内售完，供不应求。

1984 年　山西省卫生厅以晋卫中字［1984］40 号文件确认邢子亨为山西省第一批名老中医，并报卫生部备案。

1985 年　1 月被聘为山西中医编辑部顾问。

3 月被聘为山西中医业余大学顾问。

改任中医科主任顾问。任山西省卫生系统高评委员会评委。

2 月 3 日获中华全国中医学会表彰状，内容如下：

邢子亨同志担任本会第一届理事会理事期间对学会工作做出贡献，特给予表彰。

1986 年　10 月 20 日被聘为"光明中药函授学院山西分院"顾问。

1987 年　3 月 17 日被请为山西中医学院筹备处中医学科评议组成员。

1990 年　8 月 27 日中华全国中医学会山西分会第三届全省会员代表大会授荣誉证书，具体内容如下：

邢子亨同志任本会第一、二届理事及常务理事期间对促进我省中医学发展有贡献，特此表彰，并敦聘为本届名誉理事。

1992 年、1993 年　被评为太原市健康老人，市老年协会授荣誉证书。

1995 年　荣获第二届世界传统医学大会暨"超人杯"世界传统医学优秀成果大奖赛国际优秀成果奖。

1999 年　7 月 15 日因年老体弱，病逝于原籍。

后记

　　《中国百年百名中医临床家丛书·邢子亨》由邢子亨先生之女，山西医科大学第二医院邢睿贞女士编著完成，总结了邢老先生的学术思想及其七十余年之临床经验，其独到之处，又有前人所未发。

　　本书在编写过程中得到山西省卫生厅有关领导、山西医科大学第二医院领导的大力支持，以及山西省作家协会焦祖尧主任、山西纺织厂医院麻及第大夫的热情帮助，在此深表谢意。

编者

2001 年 10 月